"十二五"职业教育国家规划教材

经全国职业教育教材审定委员会审定

HUSHI RENWEN XIUYANG

护士人文修养

（第2版）

史瑞芬 主编

任伟 关鸿军 陈瑜 副主编

编 者（以姓氏汉语拼音为序）

陈 瑜 范 真 关鸿军
任 伟 史瑞芬 于冬梅
张涌静 郑舟军 周柳亚

高等教育出版社·北京

内容提要

　　本书是"十二五"职业教育国家规划教材。作为普通高等教育"十一五"国家级规划教材修订版,全书以高等护理院校学生为对象,根据护士应具备的人文修养,从当前护理人文教育涉及的基本领域中,精选了普遍认为较为重要的内容进行了整合,包括文化修养、社会学修养、美学修养、人际关系修养、人际沟通修养、科学思维修养、信息与学习素养。全书以开阔的视角、清新的笔触、例论结合、深入浅出地论及人文领域的知识点,并将其与护理专业紧密联系,阐述了相关人文知识、人文技能在护理工作中的运用,不仅具有理论性和学术性,同时具有较强的实用性和可读性。

　　本书将人文特色及护理专业特色兼收并蓄,不仅可作为高等护理院校人文教育的基本教材或参考书,也可供各级护理人员自学之用。

图书在版编目（CIP）数据

　　护士人文修养 / 史瑞芬主编 . -- 2 版 . -- 北京：
高等教育出版社，2014.8（2016.12 重印）
　　ISBN 978-7-04-040478-4

　　Ⅰ . ①护… 　Ⅱ . ①史… 　Ⅲ . ①护士 - 修养 - 高等职业
教育 - 教材　Ⅳ . ① R192.6

　　中国版本图书馆 CIP 数据核字（2014）第 147240 号

策划编辑　肖　娴	责任编辑　肖　娴	封面设计　李小璐	版式设计　范晓红
责任校对　张小镝	责任印制　田　甜		

出版发行	高等教育出版社	网　　址　http://www.hep.edu.cn
社　　址	北京市西城区德外大街4号	http://www.hep.com.cn
邮政编码	100120	网上订购　http://www.landraco.com
印　　刷	固安县铭成印刷有限公司	http://www.landraco.com.cn
开　　本	787mm×1092mm　1/16	
印　　张	17.25	版　　次　2008年12月第1版
字　　数	410千字	2014年 8 月第2版
购书热线	010-58581118	印　　次　2016年 12 月第 6 次印刷
咨询电话	400-810-0598	定　　价　32.00元

出 版 说 明

　　教材是教学过程的重要载体,加强教材建设是深化职业教育教学改革的有效途径,推进人才培养模式改革的重要条件,也是推动中高职协调发展的基础性工程,对促进现代职业教育体系建设,切实提高职业教育人才培养质量具有十分重要的作用。

　　为了认真贯彻《教育部关于"十二五"职业教育教材建设的若干意见》(教职成〔2012〕9号),2012年12月,教育部职业教育与成人教育司启动了"十二五"职业教育国家规划教材(高等职业教育部分)的选题立项工作。作为全国最大的职业教育教材出版基地,我社按照"统筹规划,优化结构,锤炼精品,鼓励创新"的原则,完成了立项选题的论证遴选与申报工作。在教育部职业教育与成人教育司随后组织的选题评审中,由我社申报的1 338种选题被确定为"十二五"职业教育国家规划教材立项选题。现在,这批选题相继完成了编写工作,并由全国职业教育教材审定委员会审定通过后,陆续出版。

　　这批规划教材中,部分为修订版,其前身多为普通高等教育"十一五"国家级规划教材(高职高专)或普通高等教育"十五"国家级规划教材(高职高专),在高等职业教育教学改革进程中不断吐故纳新,在长期的教学实践中接受检验并修改完善,是"锤炼精品"的基础与传承创新的硕果;部分为新编教材,反映了近年来高职院校教学内容与课程体系改革的成果,并对接新的职业标准和新的产业需求,反映新知识、新技术、新工艺和新方法,具有鲜明的时代特色和职教特色。无论是修订版,还是新编版,我社都将发挥自身在数字化教学资源建设方面的优势,为规划教材开发配备数字化教学资源,实现教材的一体化服务。

　　这批规划教材立项之时,也是国家职业教育专业教学资源库建设项目及国家精品资源共享课建设项目深入开展之际,而专业、课程、教材之间的紧密联系,无疑为融通教改项目、整合优质资源、打造精品力作奠定了基础。我社作为国家专业教学资源库平台建设和资源运营机构及国家精品开放课程项目组织实施单位,将建设成果以系列教材的形式成功申报立项,并在审定通过后陆续推出。这两个系列的规划教材,具有作者队伍强大、教改基础深厚、示范效应显著、配套资源丰富、纸质教材与在线资源一体化设计的鲜明特点,将是职业教育信息化条件下,扩展教学手段和范围,推动教学方式方法变革的重要媒介与典型代表。

　　教学改革无止境,精品教材永追求。我社将在今后一到两年内,集中优势力量,全力以赴,出版好、推广好这批规划教材,力促优质教材进校园、精品资源进课堂,从而更好地服务于高等职业教育教学改革,更好地服务于现代职教体系建设,更好地服务于青年成才。

高等教育出版社

2014年7月

第 2 版前言

千年护理,伴随人类生老病死;百年专业,打造天使毓秀美名。奈何斗转星移,科技人文失衡,医学人文流失。在加强护理人文教育的千呼万唤中,"护士人文修养"课程及配套教材相继问世。自本书 2008 年(第 1 版)问世以来,护理界对护士人文修养的教学和研究在不断发展,我们也一直在学习中探索,在探索中前进。为适应新形势对护理人文教育的需求,我们在第 1 版的基础上进行修订增补,使之更加完善丰满。

本书修订的指导思想是以护士的岗位需求为基,以有助于护生通过护士执业考试为底;以人文精神为经,以人文知识技能为纬,完善提升"护士人文修养"的课程内容框架。

此次修订,我们参考了全国护士执业考试大纲,增补了近年来护理人文教育领域拓展较多、实用性较强的知识,如护理美学的进展、护理人际关系的分析、常见的护理失误的补救技巧、安慰技巧、应答技巧、护理礼仪规范、护理信息学的基本概念等;为使本书更加实用、好用,我们在每章后增补了"实践演练";为使本书更加简明、清晰,我们在广泛调查的基础上,删去了一些在教学中较少涉及的段落。

修订后的教材使原教材的三个特色更加鲜明:护理与人文结合的内容特色、教材与学材兼顾的体例特色、独立与合用均可的结构特色。做到人文学科知识点与护理专业的有机结合和相互渗透,既有较强的知识性,又有较强的专业性;教学内容既考虑到工作需要,又兼顾了护士个人发展的需要;教材体例既有助于学生自主学习,也便于教师开展"学导式"教学活动;各章节内容既相对独立成章,又相互关联渗透,便于各院校酌情进行选择性教学。

本书的修订团队由医学本科院校和高职院校的护理专业教师、人文社科专任教师及医院的临床护理人员组成。编写分工如下:

第一章　史瑞芬、范真(南方医科大学、南阳医学高等专科学校)

第二章　史瑞芬(南方医科大学)

第三章　周柳亚(杭州师范大学)

第四章　张涌静(山西医科大学汾阳学院)

第五章　任　伟(清远职业技术学院)

第六章　郑舟军(浙江海洋学院)

第七章　关鸿军(哈尔滨医科大学)

第八章　陈瑜、于冬梅(南方医科大学、第二军医大学长征医院)

本书在修订过程中,得到了高等教育出版社和各参编院校的大力支持,在此深表感谢。

护理人文领域浩如烟海,囿于编者水平有限,才学不足,虽在修订中尽心尽力,艰此百忍,仍难免有缺憾和疏漏,恳请广大读者提出宝贵意见和建议。

史瑞芬

2014 年 4 月

第1版前言

世纪之初,护理事业正以前所未有的速度向前推进。随着护理模式从以疾病为中心逐步向以人的身心健康为中心转变,护理的理论体系、功能任务、工作内容、活动空间等方面都在发生变化,表现为:在护理实践中更加注重人文精神,护理服务领域在不断扩展和延伸,护理管理科学化和标准化水平进一步提高,护理科研开始引领护理实践等。这些无一不向社会昭示了护理学科的价值和作用,体现了护理是科技性和人文性完美结合的专业。

然而,由于各种原因,我国护理教育体系中人文底蕴的先天不足,在很大程度上制约了护理专业的提升。因此,近几年来,加强护士的人文教育已成为护理教育界的共识,护理美学、人际沟通、社会学等课程在很多院校相继开设。但是人文科学的涉及面相当广泛,如果这些内容都作为课程开设是不现实的,且有些知识点在相关课程中容易出现重复。因此深入探讨护士人文教育的途径、内容和方法,是护理教育改革的重要切入点。《护士人文修养》这本书就是作为加强护士人文教育的一种尝试。

本书编写的指导思想是:以适应社会对21世纪护理人才的需求为宗旨,以培养护士的综合素质为目标,以人文知识与护理专业有机结合为特色。尽可能做到:① 体现护理岗位对专业人才人文知识和素质的要求——针对性;② 体现护士应掌握的人文学科的基本知识点——理论性;③ 体现教材对提高护士人文素质修养的指导帮助作用——实用性;④ 体现人文学科知识点与护理专业的有机结合和相互渗透——创新性;⑤ 体现人文教材所特有的文字色彩——可读性。

本书的主要特色是:

1. **内容优选,实用与发展兼顾。** 在编写内容上,根据护士应具备的人文修养要素,对本书的内容进行了精选和整合,重点阐述护士人文知识教育中较为重要、且在本系列教材中未单独成书的六个内容,即社会学、文化学、美学、人际关系和人际沟通、科学思维及信息学习素养。这些内容的选定,既考虑了护理临床的工作需要,也考虑到护理人员自身的发展需要,具有实用性和发展性的特点。

2. **结构清晰,护理与人文结合。** 本书从理论与实践的结合上阐述了护士应掌握的人文学科基本知识点,各部分内容相对独立成章,也有交叉渗透。各章节不过分追求理论深度和系统性,重在基本知识介绍以及在护理工作中的应用。这种"提纲挈领""点到为止"式的教材,既荟萃了当代护理人文教育的基本内容,也给教师在教学中留有很大的发挥余地。教师可根据教学对象、学时数等实际情况对内容进行选择、增删或调整。

3. **体例新颖,教材与学材兼备。** 为便于教学,在编写体例上,将课堂教学的导入、案例讨论、课堂互动等多种教学手段引入教材,正文中穿插内容丰富的知识库、典型案例、背景资料,章后附有题型灵活多样的"思考与拓展",既有助于提高学生自主学习的兴趣,也便于教师在教学中采用"学导式"模式,体现了人文教育的过程性。

4. 语言生动,隽永与严谨同在。作为人文教材,本书的语言力求做到既生动有美感,又严谨有逻辑。前置副标题与导入内容相关,插入文本框与主题内容紧扣,夹叙夹议,旁征博引,行文流畅,体现人文教材所特有的文字色彩,有助于学生在阅读过程中提高语言文字素养和文学艺术素养。

本书的写作团队由护理专业教师和人文社科专职教师组成,统稿由主编史瑞芬、副主编周柳亚、关鸿军完成。编写分工如下:

第一章　梁　立(杭州师范大学)

第二章　周柳亚(杭州师范大学)

第三章　史瑞芬(南方医科大学)

第四章　张涌静(山西医科大学)

第五章　郑舟军(浙江海洋大学)

第六章　关鸿军(哈尔滨医科大学)

第七章　陈　瑜(南方医科大学)(兼秘书)

人文科学知识浩如烟海,本书辑入的只是其中的一朵浪花,难免挂一漏万;加之对护理专业人文知识的整合没有成熟的经验可以借鉴,更由于编者的水平所限,错误和疏漏在所难免。我们真诚地期望广大护理界同仁予以斧正,以便进一步修订和完善。

本书编写过程中,得到了编委会和高等教育出版社的大力支持,得到了九江学院医学院院长涂明华教授的具体指导,在此深表感谢。

人文,为护理学注入灵魂;发展,让中国护理与世界同行。我们相信,通过我们的不懈努力,这一天并不遥远。

编　者

2008 年 5 月

目　录

第一章

守护生命,精彩人生
——护理、护士与人文

【学习目标】

1. 熟悉人文、人文学科、人文修养的概念和人文学科的特征。
2. 掌握人文精神的内涵、医学护理的本质。
3. 掌握科学与人文相融的必要性,表现出对人文课程学习和实践的积极性。
4. 了解医学人文精神流失的现状、原因以及医学人文精神回归的必要性。
5. 了解护士提高人文修养的重要性,自觉进行人文修养。

20世纪以来的医学仿佛从自然科学的"上帝"手里拿到了金钥匙,一个个疑难病症被攻克,一个个科学神话在创造。"人活七十古来稀"已成为历史,现在是"六十七十小弟弟,八十九十不稀奇,一百多岁笑嘻嘻"。医学堪称现代科学殿堂中最耀眼的明珠之一。

医学是一项古老的社会活动,也是最古老的学科之一。面对今天如此成功和骄傲的医学,人们为什么还有诸多不满?为什么"白衣天使"几千年的神圣,竟在市场经济的冲击下濒于崩塌?国人在思考,医者在探索。究其原因,是研究生命的医学本身的"生命感"正日渐衰落,原本起源于人文的医学却逐渐发生"人文贫血"。随着人文流失,醉心于追求"终极真理",长此以往,将会把医学引上一条困惑与畸变之路。

人文,在人们的千呼万唤中重新走进了医学的殿堂。

第一节　古老的命题,时代的思考——人文概述

自古以来,当人们开始用哲学眼光来探寻人的内涵时,就一直努力去求解德尔斐神庙中"认识你自己"的旷世格言。古希腊哲学家苏格拉底把"认识你自己"从庙堂镌刻变为哲学命题,普罗泰戈拉留下"人是万物的尺度"的名言,亚里士多德认为"人是政治动物",富兰克林说"人是制造工具的动物",黑格尔将人的本质解释成自由。中国人把人比作"万物之灵",孔孟推崇"天人合一",荀子立论"天人之分",刘禹锡呐喊"天人交胜"。

站在21世纪入口,当我们再次思考"人"究竟是什么时,我们不禁要问:如果说人是万物的尺度,那么什么是人的尺度?科学告诉我们,人一问世,便从生物学角度获取了作为人的身份证。但真正意义上的人,更需要持有作为人的资格证,这个资格证就是人在后天养成的

人文素质,这是做人的根本尺度。

一、由"观乎人文以化成天下"说开去——走进人文世界

中华民族的经典文献《易经》中说:"刚柔交错,天文也;文明以止,人文也。观乎天文,以察时变;观乎人文,以化成天下。"两千多年后的今天,"人文"一词正以越来越高的频率冲击我们的眼球、撞击我们的鼓膜。

那么,何为人文?就让我们循着先哲们的脚步,走进人文的世界,认识人文。

(一) 什么是人文和人文学科

在汉语里,人文的含义有两种。上述《易经》中的"人文"指的是"诗""书""礼""乐"等人类文明和文化;而《后汉书》中"舍诸天运,征乎人文"的"人文"指的是人为的,即一切要依靠人力。在西方,人文一词源于拉丁文 humanus,用它来表示与正统经院神学研究相对立的世俗人文研究。英文中,humanity 表示"人文",它含有人性、人类、人道或仁慈几层意思,强调以人为中心,重视人生幸福与人生责任。

在《辞海》中,对"人文"一词所作的解释是:人文指人类社会的各种文化现象。那么,人文学科(humanities)的内涵又是什么?

不管一个人受教育程度、家庭出身、个人经历如何,他(她)除了考虑吃、穿、住、用等问题外,或多或少也会有诸如人为何而活、应该怎样活着等思考,这些思考并不是为了满足现实的物质需求,更多的是为了追求心灵上的超越与升华。归结起来,其实就是人生的价值是什么? 生活的意义是什么? 而这正是人文学科力求回答的核心问题。一般认为,人文学科就是关于人的学科,是研究人类价值判断和精神追求的学科。人文学科的研究对象是人的精神文化活动和社会文化现象,其通过对人的精神文化活动和社会文化现象进行研究,探求人生的价值和寻找人生的意义,为人生提供积极的、理想的标准和模式,有助于人们树立正确的世界观、人生观和价值观,最终使社会和人生趋于和谐完美。

人文学科具有以下特征。

1. 涵盖性 人文学科就其内容而言,包括哲学、历史学、文学、美学、伦理学、逻辑学、宗教学、人类学、社会学、政治学、心理学、教育学、法律学和经济学等,甚至还涉及了哲学和自然科学中与人性有关的学科知识,特别是与生命科学有关的知识,涉及面相当广泛,是一个宏大的学术集群。但是,不论人文学科涵盖多么广泛,它涉及的所有知识都是与人和社会相关的。

2. 综合性 随着边缘学科和交叉学科的发展,人文学科的学科结构发生了很大变化,跨学科和多学科综合现象非常普遍,如医学伦理学、医学法学、护理社会学、护理心理学、护理教育学、护理管理学等都是跨学科的。人文科学这种多元取向,为新学科的形成与发展提供了广阔的前景和道路。

3. 主观性 由于人文学科的研究对象是人的精神活动,所以决定了它将人作为社会存在物作探询式的价值研究。人文学科不但涉及人的自然属性,更重要的是赋予其社会性和精神性。当我们在学解剖学、生理学等课程时,我们强调人是世界上结构最精密、功能最完美的机器;而人文学家则认为,人的精美不仅在于其拥有完美的生物机体和各种生物需求,更因为他(她)拥有各不相同的人生经历和细致入微的情感体验,因而产生了自己独到的思想见解。人文学科由于强调个人体验、个人理解和个人化的表达,所以带有浓厚的主观性。

4. 感化性　人文学科对人类实践活动的影响主要是通过改变人的情感、思想而发挥作用。很显然,它的这种影响和作用是间接的,作用方式复杂多样,作用效果内隐模糊。因而有人认为人文学科是空谈,没有实际用途。但是必须看到,人文学科与自然科学的不同之处就在于后者看重结果,而前者更注重过程。就其社会作用而言,一个人学习和积累人文知识的过程就是个体和群体对社会文明认同的过程,就是人的心灵不断净化和人格不断升华的过程。而在此过程中,人文学科对个人、社会显现出来的影响具有潜移默化的特点,且其效果评价不易量化,这就是它的感化性。如果认识到这一点,我们就不会去追求人文学科急功近利、立竿见影的实用功效,同样也不会忽视和淡化人文学科的作用。

（二）什么是人文修养

人文修养是指一个人在人文知识、人文方法和人文精神等方面的综合水平。判断一个人人文修养的高低,就要看他(她)是否具有丰富的人文知识,是否能熟练地运用人文研究的方法,是否拥有人文精神。一般来说,人文修养水平高的人,在人格方面具有稳定性(可靠、可信),在情趣方面具有多彩性,在个性方面具有独立性,在处事方面具有预见性,在工作方面具有计划性,在思维方面具有辩证性,在方法方面具有创新性,在写作方面具有理论性。

为了便于把握人文修养不同的表现状态,可将人文修养大体分为三个层次来比较,即基本层、发展层和高端层。

基本层的人文修养主要表现为:珍惜生命,有同情心、羞耻感、责任感,己所不欲勿施于人,愿助人,有一定的自制力,做事比较认真;能熟练运用母语,思维顺畅清楚,有逻辑性和个人见解,言行基本得体;懂得一些文、史、哲基本知识等。

发展层的人文修养表现为:积极乐观,崇尚仁善,热情助人,热爱生活,有较强的责任感,有明确的奋斗目标和较强的自制力,做事认真;能准确、流畅地运用母语,思维清晰、灵活,逻辑严密,有独到见解,言行得体;有一定文、史、哲知识或文艺特长,会品评艺术等。

高端层的人文修养则表现为关爱所有生命和自然,厚德载物,道济天下,有高度的使命感,百折不挠,奋斗不息;能生动自如地运用母语和熟练应用一门外语,思维敏捷、深刻,善于创新,言行得体且优雅,有魅力;对文、史、哲、艺有较高的造诣等。

这三个层次并不与年龄、学历成正比。任何年龄段、任何学历的人都有人文素质培养和修炼的问题。

人文修养的三个方面不一定是绝对均衡发展的(最好是和谐发展),有的方面可能已达到高端层,有的方面则还处在基本层,但任何一项一定是逐层发展的,必须具备基本层,才可能上升到发展层,必须通过发展层,才可能进入高端层。

（三）什么是人文精神

人文精神是指一种注重人的发展与完善,强调人的价值和需要,关注人的生活世界存在的基本意义,并且在现实生活中努力实践这种价值的精神。简言之,人文精神就是以人为本,或者说是人文关怀。人文精神,是在历史中形成和发展的由人类优秀文化积淀凝聚而成的精神,是一种内在于主体的精神品格。这种精神品格在宏观方面汇聚于民族精神之中,在微观方面体现在人们的气质和价值取向之中。

人文精神是人文修养的核心,学习了人文知识并不等于拥有了人文精神。前者是知,后者是行,只有将人文知识内化、发展为人的生活方式、生活态度、生活习惯,才能真正体现出一个人所具有的人文修养,折射出人文精神的光辉。在人与自然、人与社会、人与科学等关系面前,人文精神强调的是关心人、尊重人。

人文精神既是对人的价值、人的生存意义和生存质量的关注,对他人、社会和人类进步事业的投入与奉献;又是对生存的自然环境的关心和改善的态度,对个人发展和人类走势的高度关切;也是对人类未来命运与追求的思考和探索。总之,人文精神就是关心"人之所以为人"的精神,这种"人之所以为人"的理念和追求是人类以文明之道大化于天下的生命智慧。由此可见,人文精神是人类最终的精神家园。

（四）什么是人文关怀

人文关怀(humanistic care)是一个哲学范畴的概念,又称人性关怀,是对人的生存状态的关注,对人的尊严与符合人性的生活条件的肯定和对人类的理解与自由的追求。人文关怀是当今社会发展的一个重要特征,它要求关注人的生存状况,维护人的尊严,促进人的全面发展。

护理人文关怀是指在护理过程中,护士以人道主义精神对患者的生命与健康、权利与需求、人格与尊严的真诚关怀和照护,即除了为患者提供必需的诊疗技术服务之外,还要为患者提供精神的、文化的、情感的服务,以满足患者的身心健康需求,体现对人的生命与身心健康的关爱。护理人文关怀是实践人类人文精神信仰的具体过程,其基本要素包括两个层面,即护理人文精神的观念意识层和护理人文关怀的主体实践层。

 【相关链接】

这些大学生,你们怎么了?

药家鑫,西安音乐学院大三学生。于2010年10月20日驾车撞人后,因怕伤者看到车牌号,用尖刀连捅伤者数刀,致其当场死亡。2011年4月22日,法院以故意杀人罪判处药家鑫死刑。

李启铭,河北传媒学院毕业生。于2010年10月16日醉酒驾车撞倒两名女大学生,致其一死一伤,事故发生后李启铭态度蛮横,叫嚣"有本事去告我,我爸是李刚。"2011年1月30日,法院判处李启铭有期徒刑6年。

2011年4月1日,上海浦东国际机场大厅,赴日留学5年的23岁男青年汪某对前来接机的母亲顾某连刺9刀,致其当场昏迷。对于行凶原因,汪某称是因为母亲表示不会继续给钱支助他留学。

二、人类通向进步的"两扇门"——科学与人文

打开"人文"之门,观人生价值和人生意义;打开"科学"之门,探自然奥秘和宇宙神奇。"两扇门"是人用来认知外部世界和自身的两种基本方式,目的都是为了使世界和人生更美好。正是科学与人文的融合与共通,才促进了社会的不断进步与发展。

（一）近代科学与人文的分裂

1. 科学与人文分裂的背景 随着近代科学的建立,自然科学开始居于人类认识世界的主导地位,科学主义由此出现。科学主义把科学绝对化,认为理性是世间所有知识的源泉。科学主义把科学捧到人类文化至尊的地位,成为文化之王。它藐视其他知识与理性,排斥人

文科学所倡导的普遍价值,制造科学能解决一切问题的神话,结果引起了事实与价值的分离、智慧与道德的分离。与之相对应,人本主义则宣扬和夸大人的意志、情欲、生命和潜意识等非理性主义,反对科学主义主张的理性至上。科学主义和人本主义从两个极端割裂了科学与人文。

20世纪是科学与人文的冲突更加尖锐的年代。科学技术的飞速发展,使人类走上了幸福之路,但地球也在人类借助科技手段的摧残下,变得伤痕累累、满目疮痍。与此同时,社会问题日益尖锐:核武器这把达摩克利斯利剑时刻高悬于人类的头顶,克隆技术对人类伦理道德的挑战,基因技术对人类生命和道德潜在的威胁,信息技术的迅猛发展和计算机黑客产业的泛滥,生物种类减少速度加快,有毒化学品的污染和越境转移,生态环境的持续恶化和自然资源的日趋紧缺……同时科技的发展诱发了一系列精神危机:亲情淡漠、道德滑坡、信仰迷失、尔虞我诈等。人的外部生存环境和内部精神世界都陷入了危机。

2. 科学与人文分裂的表现

(1)自然科学技术愈演愈烈的学科分化和扩张,使人文学科的领地日见狭窄。科学与人文的分裂在近代并不是两个旗鼓相当的阵营之间的分裂,而是作为传统知识主体的人文学科日渐缩小成一个小的学问分支。文理科的发展极度不对称,理工农医科的规模越来越大,而人文学科越来越小。不仅在学科规模方面人文地位越来越低,而且在教育思想方面,科学教育、专业教育、技术教育也压倒了人文教育。

(2)学科普遍的科学化和功利化倾向,使人文学科的地位进一步下降。近代以来,运用自然科学的方法来解决社会问题的学科即社会科学日渐兴起,它们进一步挤占了传统人文学科的地盘。社会"科学"的概念取代了"人文"的概念,"功利"的概念取代了"理想"的概念。

(3)自然科学自诩的道德中立,使科学研究中的道德评价和人文精神淡化。英国皇家学会的学会章程里说,"我们不关注伦理道德这些东西,我们只讲事实。"在科学界有一种潜意识,那就是只管进行科学研究,至于研究成果如何用,则与己无关。这种所谓的道德中立,其实是科学研究背离人文精神的借口。

(二)走向融合的科学与人文

全球性问题的出现,对科学和人文的交融提出了客观要求,科学的自身发展成为科学与人文交融的内在动力。21世纪将是科学技术高度发达的新世纪,现代科学已呈现出综合化、整体化的发展态势,自然科学和技术与人文社会科学正在汇合成一个富有生命力的整体,人们热切盼望科学与人文从分裂走向融合,实现人类可持续发展。

科学与人文牵手是人心所向,大势所趋。

1. 世界离不开科学与人文 世界是由人和物组成的。人从一生下来,就开始了对人身外和人自身的探索。人通过探索身外之物以及各种现象,逐渐形成了认识各种事物和现象本质与规律的知识体系,科学由此而产生。科学以宇宙为尺度,追求客观真实,推崇理性至上,探索无禁区,对事物侧重于做"事实判断",所要解决的就是"是什么"的问题,所以它是求真的。人探索自身,逐步形成了人恰当把握人自己以及人与人之间关系的学问,这就产生了人文。人文以人性为尺度,向往美好,推崇感性和多样化,认识有禁区,对事物侧重于做"价值判断",所要解决的就是"应当怎样"的问题,所以它是求善的。

对于人类社会而言,没有科学的世界是无法想象的,它渗透进我们的生活、思想、情感和一切领域之中。然而,科学求真,却不能保证其本身方向的正确,科学需要人文导向。另一方面,人文要解决"应该是什么"的问题,但"应该"一定要合乎"真",也就是说人的一切活动必须建立在合乎客观规律的基础之上,否则必遭失败。可见,人文求善,但不能保证其本身基础的正确,人文需要科学奠基。

2. 人生离不开科学与人文 人生同样离不开科学和人文。人活在世,总希望自己能有一个充实而有意义的人生,虽然每个人的人生不尽相同,但做事和做人是其亘古不变的内涵。做事离不开科学,做人离不开人文。

科学和人文如同硬币的两个面,或是圆规的两只脚,它们的相互协同和相互支撑,不仅对人类社会,而且对人自身的协调发展都有着至关重要的作用。

对个人发展而言,科学与人文同样重要。研究表明,人的左脑主要从事严密的逻辑思维,同科技活动有关;右脑主要从事开放的形象思维,直觉、顿悟、灵感在其中,同人文活动有关。研究还表明,大脑的左、右两半球是不可分割的统一体,人的两类思维也同样组成一个思维整体。科学教育主要促进左脑发育,人文教育主要促进右脑的发育,所以单纯的科学或人文教育都不可能使人脑得到协调发展,只有两者的融合才能够培养出知、情、意、行和谐发展的人。

综上所述,科学和人文是人类生活的两大重要领域,尽管它们的关注对象、研究路径不同,追求目标也有差异,但是两者共生互动、互通互补才能达到和谐创新。作为人类活动,无论是科学还是人文,都是人类本质力量的表现,它们都有助于人类精神层次的提升和发展。科学与人文,相融则利,相离则弊。科学与人文相融,是社会发展之必需,是人的发展之必需。

三、历史的脚步,发展的必然——科学教育与人文教育相融

近几年来,不少大学以中学语文教材和高考试题为基础对学生进行语文水平测试,令人瞠目结舌的是,"人像研究生,文像中学生,字像小学生"的现象比比皆是!有人拟了这样一副对联来描述大学生写的文章:

上联是"无错不成文,病句错句破残句,句句不堪入目"

下联是"有错方为篇,别字错字自造字,字字触目惊心"

横批是"斯文扫地"

对联写得或许略有偏颇,但它却发出了"教育呼唤人文"的呐喊!

有人说,在科学远未普及的中国,科学与文化的分离似乎比西方更严重。在李四光、竺可桢、苏步青那一代科学家那里,我们尚能听到优美的琴声,看到流畅的诗篇和遒劲的书法,此后的科技人才却离人文越来越远。

人类的可持续发展需要可持续发展的人才,这有赖于科学教育与人文教育的相融。

（一）相对薄弱的人文教育

中国传统的教育是人文主导型教育,具有丰富的人文精神资源。进入现代以后,却逐渐形成了工具主义教育观,把人首先看成是促进社会发展的工具,把教育的目的看成是为国家社会培养劳动工具。早在洋务运动时期,现代教育的创立者们就把培养大量实用性的人才看成是当时兴办新学堂的主要任务。中国的现代教育从一开始就带上了强烈的功利色彩和实用主义的思想背景,重工程技术教育而轻人文历史教育,实际上形成了"重理轻文"的教育

格局和教育理念。据统计,1949 年,在校大学生中,文科类学生共占 33.1% ;1953 年院系调整以后,文科类学生所占比例下降为 14.9% ;1962 年降到 6.8%。这在世界上是绝无仅有的。更为严重的是,"重理轻文"的观念在教育界乃至整个社会中被广泛认同,"学好数理化,走遍天下都不怕"成了许多学生的至理名言。

 【相关链接】

男婴"被死亡"说明了什么

2011 年,广东某医院曝出初生男婴"被死亡"事件。在没有值班医生参与接生的情况下,23 岁初为人母的刘某在这家医院两名护士的帮助下,早产下一婴儿。护士告知家属是女婴,生下来已死亡,并将婴儿装进塑料袋丢进厕所。半个多小时后赶到的亲属要求查看,却发现"死婴"居然还在动,"肚子一上一下,鼻孔里有气泡冒出",并且是一名男婴。婴儿被抱回救治后存活。"弃婴门"让人感到震惊和痛心,再次把医患关系推上风口浪尖。卫生厅厅长斥责当事医护人员"视规范制度为儿戏,对生命的起码价值观念都没有达到";钟南山院士的诊断是":医患关系是一个综合的问题,不能等制度的完善,而是首先提高医生的人文素养。在我国,人文医学的教育很是不够。"

重视培养专业人才的教育体制,人为造成了科学与人文之间的疏远。有人认为文科、理科是对立的,以为专业与专业之间完全是孤立的,看不到人文教育的思想性与哲理性对人生感悟的重要性。事实上,文、理两科都是反映大自然秩序的语言,它们均在人类文明的高山之巅闪烁,正如 19 世纪法国大文豪福楼拜所说,它们也许会"分手在山麓,但回头又相聚在顶峰。"人们不禁感叹:能参与这一壮丽汇聚的人是幸福的,能从远处眺望这一壮丽汇聚的人,则可分享幸福。

(二)科学教育与人文教育相融,培养可持续发展人才

科学是"立世之基",没有科学,人就无法生存、生活与生产,因而科学教育长期以来是教育的重要内容。通过科学教育,可以使受教育者积累科技知识、学习科研方法、培育科学精神。人文是"为人之本",没有人文,人充其量就是脚踏实地地完成某一项工作,但他们不知人为何物、社会具有什么样的性质。他们可能既缺乏高远的理想,也没有宽广的胸怀;既无智者的机智,也乏仁人的儒雅,当然人生的意义和价值也必然在他们的视阈之外。这样的人人格非理性化,世界观、价值观平庸化,缺乏责任感和使命感。因而,重视和加强人文教育已成为教育工作者的共识,通过人文教育,可以提高受教育者的人文修养。

科学教育和人文教育相融,可以培养高素质的新型人才。这是因为:第一,有利于受教育者奠定完备的知识基础。前已叙及,世界和人生都离不开科技和人文,所以一个只有单一的科学或人文知识的人,不是完整的"人",因而也很难有大的作为。第二,有利于受教育者形成正确的思维品质。科学思维主要是严密的逻辑思维,这是正确思维的基础;而同人文文化有关的思维主要是开放的形象思维,这是创新思维的主要源泉。要成为创新型人才,两者缺一不可。第三,有利于受教育者的身心健康。一个人的生理健康与物质生活密切相关,主要取决于科学;心理健康与精神生活密切相关,主要取决于人文。生理和心理健康又是互相影响的。第四,有利于受教育者与外界建立和谐的关系。一个人要想充分体现自身的价值,

就必须与包括他人、集体、社会和自然界在内的外界建立和谐的关系,并凭借外部条件发挥个人的作用。科学承认外部世界,人文关怀外部世界,只有承认外界和关怀外界,才能达到"天人合一"。在这方面,爱因斯坦为我们树立了一个光辉的典范。

【相关链接】

爱因斯坦的人文修养

爱因斯坦是人类有史以来最伟大的科学家之一,但同时他又有着深厚的人文修养。他的小提琴具有专业水准,他常常在英国的王宫里参加室内音乐会的演奏。这种音乐上的修养对他的科学研究有着很好的促进作用。用他自己的话说:"我喜欢物理,也喜欢音乐。物理给我以知识,音乐给我以想象。知识是有限的,而想象力是无限的。"

(三) 医学(护理学)人文教育的发展趋势

医学教育历来被视为精英教育,社会的复杂性、个体的多样性、医学的严谨性、学科的开拓性都是当代医学教育过程中必须体现的内容。医学教育不仅集中体现了科学技术的进步,更融入了人们对生命、疾病、健康等社会文化现象的哲学思考。

目前,一些发达国家和地区结合社会经济文化状况和医疗卫生发展目标,建立起了较为规范统一的医学教育标准。在诸多的国际医学教育标准中,重视人文精神与价值的培养、重视人文技能的培训是共同的鲜明特征。2001 年,世界医学教育联合会首次制订了《本科医学教育国际标准》,提出"医学教育必须包含生物医学、行为科学和社会科学内容,要培养医学生的决策技能、批评精神、交际能力和医学伦理等全面素质。"同年,国际医学教育研究所(IIME)公布了《基础医学教育全球最低基本要求》(GMER),其中包括医学知识,临床技能,职业态度、行为及伦理,沟通技能,公众健康及卫生系统,信息管理,以及批判性思维和研究 7个领域。这一标准在我国受到广泛重视,并在部分医学院校中进行了试验性推行,从而走出了与国际医学标准接轨的第一步。

第二节 "科学的,更是人文的"——医学本质特征之反思

科学与人文交融,是人与社会发展的动力之必然,对医学更是如此。几乎每名医务工作者,都在忙忙碌碌的工作中度过自己的一生。对其中大部分人而言,繁忙的医疗护理工作常常使他们专于术而疏于道。他们或许很少自觉地去做一件事,那就是……

一、叩问职业母题——"医学是什么?"

神秘的狮身人面兽斯芬克斯,用一个著名的谜语概括了人的特点:早上用四条腿走路,中午用两条腿走路,晚上用三条腿走路。但人的属性毕竟不是用几条腿走路能概括的,既然如此,以人为研究对象的医学,也应该以认识"人的本质属性"为起始点,开始探索之旅。

(一) 人的本质属性

人和千千万万的生命体共同生活在地球上,世世代代繁衍生息,但人的生命存在却有

其独特性。考古学家发现,近 100 多万年来,各种生物是通过身体进化来适应环境而生存的,但人类的身体却没有发生特别的进化。人类不仅适应了地球各种严酷的生存环境,而且还成为大地的主宰。究其原因,乃是因为人类发明了新的适应方式——文化。由此人的生命存在具有了双重属性,一是所有生物体所共有的自然生命,二是人类所特有的文化生命。

自然生命是生命的物质实体,文化生命是生命的精神结构。完整意义上的人,就是这两个方面的统一。没有自然生命,生命无从谈起;没有文化生命,人只是生物学上的一个类别,并不是可以大写的"人"。文化的创造源于人的活动,文化又内化于人,创造了文化生命。每一代人都生活在前人创造的文化环境里,他们必须学习,才能获得这些文化,并进一步形成自己的文化生命。人的文化生命既赋予人的自然生命生与死的意义,也决定着人的文化世界的创造与发展,因而它规定了人的本质。正如马克思所说,"人的本质并不是单个人所固有的抽象物,在其现实性上,它是一切社会关系的总和。"从对人本质属性的分析中,我们可以认识到,完整意义上的"人"是由自然生命和文化生命这一撇、一捺两笔组成的。

（二）现代医学模式的聚焦点

何谓医学?《辞海》的定义:医学是"研究人类生命过程以及同疾病作斗争的一门科学体系。"

在自然哲学医学模式中,医学只是疾病的治疗,关于"医学是什么"的哲学追问在于人的自然生命部分。在当时,医学将人的文化生命从人中离析出来,仅研究人体——人的自然属性、生物——生理属性,健康的含义就是人体器官健全、身体完整。

现代医学模式则认为,医学是处理健康相关问题的一种科学,以治疗、预防生理和心理疾病及提高人体自身素质为目的。医学的科学面是应用基础医学的理论与发现,来治疗疾病,促进健康。然而,医学也具有人文与艺术的一面,它研究的不仅是人体的器官和疾病,还包括人的身心健康和生命。在现代医学模式的视阈中,医学不但关注人的自然生命,也关注人的文化生命,其人文性日益凸显。因此,不管把医学定义为一门科学、一项综合的应用技术或技艺,还是视为一类知识、一种文化,从本质上说,医学就是人学。

何谓人学?《哲学大辞典》的定义:人学是"以整体的人为研究对象的科学。主要研究人的本质、人的形成和进化、人的生存和发展等问题。"众多学科中,我们很难找到比医学和人文更有内在联系的学科了。原因很简单,医学和人文聚焦的都是"人","人是目的"是医学和人文的共同指向——研究的都是"人",服务的也都是"人"!

因此,医学与人,两者之间有着天然的联系,这点毋庸置疑。医学原本就不是纯粹的科学,它必须有博爱精神的支撑、文化之根的奠基、艺术之光的启迪。

（三）医乃仁术

医学自其诞生之日起,充满仁爱的人道主义就是它最为显著的标志。中国传统文化在伦理道德方面的核心是"仁",而行医正是施仁爱于他人的手段。历代医家都认为,医乃人学,是关乎人心、人性、人情的学问;同时医乃仁术,是医护工作者用仁爱之心去救助患者的技术和艺术,是"除人类之病痛,助健康之完美"境界的追求。"医乃仁术"是中国传统医德的精华所在,它揭示了医学的核心和特质。在医学科学飞速发展的今天,我们重提"医乃仁术",是为了探索其内涵和现代价值,进而达到弘扬国粹,继承优良传统,提高当今中国医学道德水平的目的。

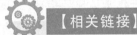

"杏林春暖"的由来

三国时期,吴国有一位高明的中医董奉,他给人治病不收钱,只让病人重症愈后种5棵杏树,轻症愈后种1棵杏树。如此10年,10万余株杏树蔚然成林。每年董奉都用杏树果实换取粮食,赈济穷人。后来有人写了"杏林春暖"的条幅挂在董奉家门口,感激他的德行。从此,"杏林春暖"成为人们盛赞医生的词语,"杏林"也逐渐成为中医药行业的代名词。

唐代大医家孙思邈在《大医精诚》中,对"仁术"的具体内容作了充分的阐述:"若有疾厄来求救者,不得问其贵贱贫富、长幼妍媸、怨亲善友、华夷愚智,普同一等,皆如至亲之想,亦不得瞻前顾后、自虑吉凶、护惜身命。见彼苦恼,若己有之,深心凄怆,勿避崄巇、昼夜寒暑、饥渴疲劳,一心赴救,无作工夫形迹之心。如此可为苍生大医,反此则是含灵巨贼(大害)。"他又说,医生若凭借医术"邀射(猎取)名誉""经略(谋取)财物",是"甚不仁矣",是"人神之所共耻,至人之所不为"。虽时隔1 300多年,但今天读来,仍是振聋发聩,感人肺腑!可谓圣人之言,历久弥新。

从古到今,仁医仁者,不乏其人,李时珍、孙思邈、林巧稚、裘法祖、华益慰等,他们以仁心化医术为仁术,不愧为医乃仁术的楷模。

艾滋病患者的知心大姐

作为北京地坛医院红丝带之家的护士长,王克荣从事传染病护理工作30年。她护理过的霍乱、乙型肝炎、出血热、重症急性呼吸综合征(又称非典型性肺炎,简称非典)、获得性免疫缺陷综合征(简称艾滋病)等26种传染病患者近5万余人;她的手机里存储了700多名艾滋病患者的电话号码,24小时开机,随时解答、解决他们遇到的各种问题;她的电话成了艾滋病患者的求助热线,她被喻为"艾滋病患者的知心大姐";她总结了一套适合中国国情的"生理支持监测-心理情感支持-社区关怀管理"的艾滋病门诊护理模式;她的足迹遍及中国14个省、市、自治区,培训艾滋病基层护理人员近万人。王克荣在平凡的岗位用自己的行动诠释着"人道、博爱、奉献"的红十字精神和"燃烧自己,照亮别人"的南丁格尔精神,荣获了第44届南丁格尔奖。2013年8月,在人民大会堂接受了中共中央总书记、国家主席、中央军委主席习近平的颁奖。

二、什么使医学的神圣光环变得暗淡——医学人文精神流失

深圳某医院,连续数日医生、护士全体戴着钢盔上班。原来医院与一死亡患者的家属发生纠纷,患者家属多次组织多人到医院,拉上横幅,在医院烧纸,谩骂医生、护士,多次与医护人员发生肢体冲突。院方没有办法,只有让医护人员戴上头盔等防护工具,加强自身防护。

时至今日,医学技术的发展,使得现代诊疗过程日趋自动化、信息化、快速化,大大提高了医疗质量,缩短了诊疗时间,并为防病治病提供了多方面的服务。但是成功的医疗技术却与医患矛盾的加剧构成了不和谐音符。

（一）医学人文精神流失的表现

现代医学人文精神流失主要体现在以下三个方面。

1. 技术化　技术化就是治病不治人,仅仅把患者看做是病的载体,是医疗技术施与的对象。在现代医学面前,人是肉体的物质、是 CT 的图像、是基因的组合,疾病被看做是细胞或分子结构和功能的异常,死亡被看做是分子的瓦解、代谢的停止。医务人员更加关注躯体的问题而忽视患者的情感,医务人员相信如果躯体问题解决了,其他问题都将迎刃而解。简而言之,现代医学试图以技术去消解医学的非技术维度。

2. 市场化　当患者被看做是一个消费主体时,患者到医院就是来消费的,这就是医院赚钱的机会。医院、制药商、中间商、广告商组成利益共同体,诱导医疗消费,制造就医市场,追求利益最大化,导致医学边界无限扩张、医疗负担加重。过度医疗成了世界性问题,强大的市场效应,消磨着医患并肩作战的互信。

3. 人性淡漠化　医学正日益失去昔日对人的温暖而变得冷漠。淡漠人性有多种多样的表现,如只注重躯体症状,忽视患者的精神心理及众多其他需求;对一些有风险的医疗难题的推诿、拒绝,对责任的回避;不尊重患者的权益(如隐私权、知情权、选择权);对贫困患者的冷淡歧视;对绝症患者或高龄老年患者就医权的忽略;医患对话中医务人员"惜语",不愿作出必要的解释,不愿多与患者进行语言沟通等,均属其类。

（二）医学人文精神流失的原因

医学人文精神的流失,有其深刻的社会、文化等多方面的原因。

1. 医学高新技术的异化　首先,医学高新技术的过度使用,扩大了"医学技术主义"的影响,导致现代医患关系物化。先进的检查手段和诊疗技术使人们对人体和疾病的认识越来越深入,由此在某种程度上,人被视为一部机器,医生的任务则是对坏损的"零件"进行维护修理甚至更换。诊断治疗的机械化、自动化、计算机化导致了医疗程序的非人格化、装配线化、超市化。其次,医生对高新技术的依赖,妨碍了医患之间的思想情感交流和沟通,不断更新的诊疗技术导致了医务人员花费更多的时间在仪器旁,而不是在患者床边聆听患者的陈述和与患者交谈,使医患情感淡化,从而弱化了医学的人文关怀。再次,医学高新技术在某种程度上成为某些医生的牟利工具,导致部分医务人员过分追逐经济利益,而无视个人职业道德操守。

2. 医学人文教育的弱化　新中国成立初期,学校改革和院系调整中,许多综合性大学改为专业学院,并大大压缩了人文课程,造成了我国大学人文教育衰落,以至于医学院校的学生与医学人文的内涵渐行渐远。我们培育了许多高水平的医生,但其中不乏"手术匠",或是只把眼睛盯在钱上的生意人,这不能不说是医学教育的悲哀。近些年,虽然开始重视人文教育,但对于人文教育的内核和人文精神的渗透还停留在较浅的层面,这使得医学生的"硬科学"和"软科学"水平仍处于不平衡的"跛脚"状态。

3. 社会功利倾向的影响　处于改革开放转型期的中国社会,医学、医疗的功能定位还不甚明了。医疗在公益和功利间摇摆,再加上部门利益驱使,有意无意地助长了纯技术论、纯指标论。有的医院以医生接诊的人数、开具检查化验单的多少和药价的高低来计算医生的工作量和报酬,甚至要求所有患者在预检时就做完全套化验,而不管其是否需要。由于要提高效率,给予患者个人的时间被压缩到最少。试想,在这种管理模式下工作的医务人员,让他(她)给予患者更多的关爱是多么困难。

鉴于当今社会医学对人文的远离,一个来自社会各个层面的呼声日趋强烈,那就是:医学人文精神的回归。

三、这是心的呼唤,这是爱的奉献——医学人文精神的回归

在海边的沙滩上,每一次涨潮都会把很多鱼冲上来,无数翻白肚皮的鱼在跳动。一个小男孩就沿着沙滩把冲上来的鱼一条一条捡起来扔回海里。有人对他说:"别费力了,你看,这么多,捡不完的。"小男孩头也不回,弯腰捡起一条鱼,扔回海里,"至少我可以救这一条"。又弯腰捡起一条鱼,扔回海里。"至少我可以救这一条"……

一个孩子为抢救一条条小鱼的生命,可以锲而不舍。作为医生从这个故事中得到何种启示?对患者生命的救护是否也应该同这个孩子一样锲而不舍?从中我们不由想到,如果一个人能对动物怀有怜悯敬畏之心,那么对人就更会有善待之意了。

(一)敬畏生命:医学人文精神的内核

有位学者曾经说:"热爱生命是幸福之本,同情生命是道德之本,敬畏生命是信仰之本。"

面对医学科学技术飞速发展而医学人文精神日趋衰落的现状,很多医院的管理者和工作者已经开始把"以人为本"作为医院的管理理念,并出台了相关的人文关怀措施。然而,医学人文精神回归的内涵,绝不仅是停留在表象上的简单形式,它更需要发自医护工作者内心的自省和感悟。只有加强"敬畏生命"之生命哲学信仰的文化建设,才能使医学人文精神走出符号化、形式主义化的流弊,复归其神圣性,才能使之不被设计成一个个活动,而回复其"润物无声"的自然常态,并成为未来医学前进的动力。

1. **"敬畏生命"的提出** "敬畏生命"的哲学思想是由诺贝尔和平奖的获得者阿尔贝托·史韦泽提出的。其主要观点是关于善恶的定义:善的本质是保存、促进生命,使生命达到最高度的发展;恶是毁灭、损害生命,阻碍生命的发展。他认为,只有立足于"敬畏生命"的观点,我们才能倾其所爱,与这个世界上的其他生命建立一种灵性的、人性的关系。敬畏生命伦理的目的,就是要扩大人类的道德责任范围,克服盲目的利己主义世界观,关怀自己周围所有生物的命运,并给予它们真正人道的帮助,最终通过所有人的共同努力,使人类得到自我拯救。据了解,在英国、日本等国的不少大学,向实验动物默哀致敬已成为惯例。我国的武汉大学、南京医科大学等学校也专门立碑,纪念在研究抗非典疫苗和药物的实验中以及在医学解剖实验中死去的动物。

 【相关链接】

"敬畏生命"的提出者和践行者

阿尔贝托·史韦泽1875年生于德国,30岁时就获得哲学和神学两个博士学位。他才华横溢,集哲学家、音乐家、医生、神学家、慈善家于一身。30岁时他看到一篇关于非洲人民生活十分艰苦没有医生救助的报道后,毅然决定放弃所有的地位,开始攻读医学博士学位。8年后,他拿到医学博士学位,就到加蓬共和国创办了一所丛林诊所,一辈子在那里行医,直到他90岁过逝。1952年他获得诺贝尔和平奖。

2. 医学领域里的"敬畏生命" 在所有的科学中,医学是最应该体现"敬畏生命"伦理思想的学科,因为医学本身就承载着关爱生命、救人命于危难之时的崇高使命。生命是人生最宝贵的东西,生命是有尊严的,没有任何等价物,也没有任何东西能够代替它。宇宙是无限永恒的一个过程,但每一个人作为一个生命体的形成机会只有一次,失去了就不可复得。而且人类的生命价值还在于它是人类创造和实施一切价值的前提与先决条件。因此,生命的价值要求我们必须关注生命、热爱生命、敬畏生命、珍惜生命。

面对患者、面对人类,失去敬畏之心的医学是冰冷的、有缺陷的。医学人文精神回归就是要找回这份敬畏,它的意义不是为医学的知识和技术部分添砖加瓦,使之更科学、更进步,而是转换其坐标,使之体现更多的人伦温暖和更多的人性理解,就像撒拉纳克湖畔的墓志铭所说的:"有时,去治愈;常常,去帮助;总是,去安慰。"

(二)大仁大爱:医护人员人文精神的最高境界

"敬畏生命"的伦理思想是医学人文精神的核心,而"仁者爱人"则是体现医护人员人文精神的最高境界。医护人员的人文关怀只有抵达了"大爱"之境,才会迸发出内在的、没有任何附加条件的"敬畏生命"之情。

1. 大仁大爱是中国传统文化的核心 古往今来,人们一直都把"爱"作为人类精神的主旋律。人需要爱,家庭、社会、自然需要爱,整个世界都需要爱。中国儒家文化的核心之一"仁爱",也就是"仁者爱人",即爱他。在孟子看来,"仁"就是人,"仁心"就是人心,就是仁爱之心、爱人之心,仁爱应该成为人的天性。墨子则讲得更为深刻,他的思想体系核心是"兼爱"。"兼爱"思想以人格平等为前提,倡导人与人之间,不论官民、不讲贫富,都要互相帮助、理解、宽容、平等。墨子还强调,爱人不是为了个人名誉,而是为了利人,爱人并非把自己排除在外,自己也在所爱之中。

2. 医护人员的大仁大爱 毫无疑问,对生命仁爱的道德情怀,能引发人们对生命、生物、自然的一种心灵关怀和一种行为庇护。博爱是人道主义的核心,医学之博爱又具有其鲜明的职业特征,这就是源自于对生命的敬畏、热爱和尊重而产生的对患者的同情、关心和爱护。医学是建立在爱心和责任心基础之上的道德事业,爱心是医学的起点,是医德的深邃内涵。可见,医护人员只有达到大爱之境界,才能实现真正意义上的医学"以人为本"。

(1)医护人员的大仁大爱,就是对生命的珍视。生与死的界限也许很模糊,有人一时冲动便跨过了那条分水岭;生与死的概念也许很清晰,面临绝症时,活着就是幸福。医者就是希望,医乃生死所寄,性命相托,一个饱受病痛折磨的人,对爱的祈盼更为迫切和强烈。在这里,爱已不单纯是一种说教,而是医学行为本身。

(2)医护人员的大仁大爱,就是对人性的尊重。不仅尊重生命,也视每一名患者为平等,尊重患者的权利。在医疗护理实践中处处为患者着想,言语热情、谨慎,保护患者的隐私,不做不必要的检查,操作前给患者以耐心的解释,操作中不忘盖一条温暖的毛毯,操作后给一份仔细的叮咛。

(3)医护人员的大仁大爱,就是对名利的淡泊。"淡泊明志,宁静致远"是许多人修身的名言警句和座右铭,如今似乎鲜有人践行了。医护人员的宁静就是心灵的平和、目标的坚定,就是替患者做事不求回报、尽心尽力。心存大爱者不求金榜留芳,只为杏林春暖。

（4）医护人员的大仁大爱，就是对病误的宽容。勇者能战，仁者能容。富有仁爱精神的人，也必定心存恕道、宽容大度。一名精神病患者闯进了一位医生家里，用刀砍了他一双花样年华的女儿，他却仍为那精神病患者治好了病。非大仁大爱者，何以为之！医护人员的大爱，是境界的崇高，是精神的提纯。

（5）医护人员的大仁大爱，就是对医术的追求。凡心存大爱者，必定会刻苦钻研医术，工作中严格执行各项制度和操作规程，有高度的责任心，腿勤、眼勤、脑勤，善于发现问题、解决问题。

"爱在左，同情在右，走在生命的两旁，随时撒种，随时开花，将这一径长途，点缀得香花弥漫，使穿枝拂叶的行人，踏着荆棘，不觉得痛苦，有泪可落，却不悲凉。"冰心老人的一席话，道出了医学的真谛，赋予了医学无穷的人文意味。

【课堂活动】

小小故事会——我们身边的南丁格尔

课前将学生分组派到学校附近的医院（或本校附属医院）去调查了解该院优秀护士的先进事迹，看看医院的护理人员是怎样践行"医乃仁术"的，并将这些典型事迹编成小故事，每组汇报 5 分钟。

第三节　让"人文"为护理学注入灵魂——护理与护士人文修养

领悟医学的本质，探求医学的内涵。当我们的目光在白纸黑字间穿梭，思绪在医学的科学性与人文性之间漫步时，护理的科学性、人文性和"护士人文修养"的拷问，再次令我们驻足思索。

一、科技人文相融　精湛仁爱与共——护理专业的永恒品质

翻开沉甸甸的医学史，我们发现：凡大医者，皆始于大爱，成于精湛。当医者用人文精神撑起医学的天空时，这片天才回归到本源本色。精益求精与满腔热情的叠加，科学技术与人文精神的相融，能让华佗再世，让扁鹊重生，也必将让天使重振英姿。

（一）护理——极具人文特征的专业

1. 护理学的本源：关爱生命　自从有了人类，也就有了护理工作的萌芽，可以说，护理是贯穿于人的生老病死全过程的。作为认识生命、认识自然的探索，医学和宗教、文学、哲学等几乎同时产生，并相互影响与渗透。比如人类对自身起源、疾病、死亡、繁衍以及梦境等产生的思考，特别是采用催眠、催吐、导泄、心理暗示等方法驱病祛邪，不仅是早期医学活动的开篇之作，更是许多历史上哲学、文学、宗教活动赖以存在的主要形式。照顾老弱病幼，是护理最早的萌芽，追溯医学发展史，护理学的本源中仁爱与医术从来都是并驾齐驱的。

2. 护理学的性质：自然科学与人文科学的耦合　护理学是一门关于人的学科，它研究的是护士如何去关怀和照顾患者。护理学不仅要在个体、系统、器官、组织、细胞、分子等微

观层面上,而且还要从家庭、社会、生物界、地球乃至宇宙等宏观环境上,去揭示和把握生命、健康、疾病、衰老、死亡等基本现象的本质和相互联系。因此,护理学不可避免地涉及哲学、社会学、经济学、法学、伦理学等人文社会科学的学科内容,并以其作为实现护理目的的学科基础。可见,护理不仅关注疾病,更关心人。它既是一门科学,又是一门艺术。

3. 护理学的目的:帮助健康　就护理学本质而言,其核心目的只有一个:帮助健康,满足人对健康的需求。而人对健康的需求是多方面、多层次的,当人类对"健康"的认识和理解不再局限于"没有疾病和病症"的狭小范围,而是扩展到"一种个体在身体上、精神上、社会上完全安宁的状态"时,护理作为与人的生命质量密切相关的专业,强调的就是关怀和照顾患者(或需要关怀照顾的人)。关怀和照顾是护理学不同于其他专业和学科的根本所在,护理专业就是以关怀他人为目的,是关心他人、发扬人道的专业。

由此可见,护理学本身具有人文内核和人文追求。护理学的人文特征是内在的,而不是外部强加给的。

4. 护理学的未来:人文精神领航　近些年来,中国的护理事业发展很快,很多医院都在推进整体护理,提倡"以人为本"。但现阶段的整体护理仅仅注重了形式上的完整,却忽视了内涵上的建设。如果说整体护理是棵大树,那么人文精神则是其赖以生存的土壤,是其内在发展的动力和灵魂。严格护理管理、完善护理程序、强化护士的责任心等,都是促进整体护理向纵深发展不可缺少的要素,贯穿这些要素的就是人文精神这根主线。在护理实践中,人文精神体现在对患者的价值,即对患者的生命与健康、权利和需求、人格和尊严的关心和关注,它既可以体现为整体护理内部环境所需的人性氛围,也可显现为护士个体的素养和品格。

由此可见,护理既是高科技、高技术含量的知识密集型行业,又是一项最具人性、最富人情的工作。它不仅是一门科学,更是一门艺术,是科技性和人文性的完美结合和统一。护士则是融知识技术和人文素养为一体的高素质专业工作者。

(二)护士——极需人文精神的人

护士首先是一名普通的社会成员,在接受科学和人文教育后成为一名合格的公民。护士所从事的最具人文关爱的护理工作,又决定了他们应该具有更高水平的人文修养。从护士的工作性质来看,过去那种认为护士仅仅是医生的助手,他们没有权力和能力对患者的关怀和照顾做出决策的观念也正悄然改变。护士不单纯只致力于疾病和病症护理,而是转向从整体的人的角度出发,使护理涵盖人的生理、心理、社会、精神、环境等诸方面的健康需求,护士的角色也相应地从护理的实施者拓展为教育者、咨询者、健康生活方式的倡导者等。在此过程中,要求护士必须全面观察人、认识人、理解人、尊重人、关爱人,而后方能运用整体护理去服务于人。

但是与国外相比,我们在人文护理上还有很大的差距。在国外,当护士看到有焦急等待的患者时,尽管他(她)正在紧张地忙碌,他(她)也会轻轻拍拍患者的肩膀,温和地说声:"请你等一等,我肯定会帮助你的。"但在国内碰到类似情况时,护士一般不会予以关注,如果患者催促,有的护士甚至会说:"吵什么,没看见我正在忙吗?"从这个简单的例子中,你一定能悟出差距之所在。我们的护士在医学基础知识、护理理论和操作技能上一点不亚于国外护士,许多高难度的技术操作都令国外护士刮目相看。但是,我们的护士却不善于体会患者的感情,当然也就缺乏与患者的情感交流。

那么造成这个差距的原因何在？是护理理念与职责内涵的内化障碍。尊重生命、尊重个人尊严和权利，理解国籍、种族、肤色、性别、政治、宗教信仰的差异，无论在什么场合、什么时候，护士都应尊重患者，善待生命，这是全世界护理共有的信念。但是在中国，这个看似简单的理念做到位却不容易，因为理念并没有内化为"第二本能"。

我们会问，内化障碍是怎样产生的？这不能不追究到我们的教育。中国教育中人文教育的相对薄弱导致护士缺乏人文精神，这是造成护理理念与职责内涵内化障碍的主要原因。护理技术的正确应用，护理程序中各项工作的有效实施，患者身心需求的合理满足，都需要护士的人文修养加以保证。可以想象，一支缺乏人文精神的护理队伍，是无法适应整体护理的发展并提供高质量的护理服务的。这也正是我们要加强护士人文教育的出发点。

二、德技双馨，"文""武"兼备——护士的人文修养

南丁格尔说过，"护士，是没有翅膀的天使"。那么如何让每位护士都不负这一圣洁、美好的赞誉，德技双馨，"文""武"兼备，成为真正的天使呢？

加入世界贸易组织之后，中国护理要迎战更加激烈的竞争，要与世界护理同步，关键是提升护士的综合素质，提高护士的人文修养成为护理教育的着眼点。

（一）护士人文修养的内涵要求

护士要适应护理事业发展的需要，具备的人文修养至少应包括以下几个方面。

1. 语言文字修养　语言文字可以进行信息传递和人际交往。在信息时代，它是我们生存的重要工具，也是护理事业发展的基础条件。因此，语言文字修养是护理工作者最基本的修养之一。

2. 人际关系修养　人是社会的人，社会是人的社会，良好的社会学修养和人际关系修养有利于提高人的健康水平和群体的凝聚力，有利于提高工作效率和完成工作目标。护士要与服务对象交往，要与团队合作，社会学知识不仅有助于护士明晰自身的社会角色，更有助于提升护士分析患者所处的社会环境以及所扮演的社会角色的能力，并据此运用人际关系知识，提供及时有效的帮助。

3. 伦理道德修养　良好的人际关系必须以双方认同和遵循的伦理观念和道德行为准则为基础。今天，医学和护理都面临着前所未有的伦理道德问题的挑战，在临床护理工作中，要面对患者的健康价值、护理的道德价值及经济价值之间的冲突，面对平等、公正、权利、信仰、尊严、需要等伦理问题，所以提高护士的伦理道德修养已迫在眉睫。

4. 文学艺术修养　文学艺术修养是通过它的审美活动逐步培养的。它的提高，有助于学生学会观察人、认识人和理解人，有助于学生学会欣赏美和创造美，有助于学生陶冶情操、丰富情感、健全人格、提升品位，成为美的化身和美的使者。

5. 文化传统修养　优秀的文化传统是人类文明的瑰宝。护士通过提高文化传统修养，可以了解来自社会不同职业、不同阶层、不同地域、不同民族服务对象的社会关系、经济条件、政治文化背景和宗教信仰，领会文化背景对其人生观、价值观的影响，更好地为他们服务。

6. 科学思维修养　这是人文修养中最高层次的修养。科学思维修养主要表现为在观察各种现象时善于发现事物间的内在联系，透过现象看本质，找到规律；在思考问题时善于

进行综合分析和推理概括;在解决问题时善于联想和思维发散。科学思维修养对提出护理问题、进行护理干预和实现护理创新特别重要。

7. 信息学习素养　21世纪,护理事业将有突飞猛进的发展,护士要适应知识经济的要求、专业发展的要求和人群对健康服务的需求,就必须具备不断更新知识、不断提高技能、不断获取信息的能力。因此信息素养和学习素养已成为护士的必备修养,也成为衡量护理队伍整体素质的重要指标之一。

以上7个方面的人文修养既在层次上有所区别,又相互制约、相互联系,并在一定水平上合为一体。

（二）护士人文修养的塑造与提升

1. 加强人文教育　人的行为习惯首先源于其丰富的知识底蕴,然后通过反复思考、慢慢感受和体会其中的内涵而形成。随着认知水平的提高、心理发展的逐渐成熟和社会经验的日益丰富,人们将会体悟这些知识,并将其转化成自己的科学精神和人文精神,最终自觉地运用这些精神指导自己的工作和生活。这个过程需要环境和氛围,人文教育也应该遵循这个规律。

（1）人文知识教育是提高学生人文修养的首要途径。人文知识可以通过学人文课程、听人文讲座、读人文书籍而积累。学校开设的护士人文修养、哲学、思想品德、法律基础等课程就是基于此目的。通过系统的学习,学生可以掌握有关人文学科的基本理论,奠定一定的人文功底。

（2）除人文课程外,所有专业基础和专业课程教学的课堂和实验室都是进行人文教育的场所,所有的课程内容都渗透着人文教育。例如,当我们在进行护理个案分析时,就要学会分析综合和推理概括,学会合作学习和互帮互助,学会语言沟通和信息交流,这无疑有利于学生理性思维、人际关系和语言文字修养的提高;当我们在进行护理操作练习时,不但要学技术,同时要学会尊重、关爱患者,养成严谨作风,这无疑有利于学生伦理道德修养的提高。

2. 积极参加课外实践活动　通过文学作品和艺术作品鉴赏、校园文化活动等,可以深深触动人的情感,使人从美的享受中获得教育,提高文学艺术修养。通过参观博物馆、阅读报纸杂志、观看影视节目、外出旅游、社会实践等,可以了解不同地域和不同民族的政治文化背景,提高人的传统文化修养。

3. 投身护理实践　护理的人文精神、护士的人文修养都是直接反映在护理实践中的。在护理过程中,护士可以观察到职业道德、人际关系、理性思维等抽象概念的具体表现,可以体察到人的社会性及文化与健康、护理的关系,可以感悟到美和丑的真谛,可以找到自我完善努力的方向,可以检验自我提高的效果。所以,护理实践是提高护士人文修养的必由之路。

人文修养的提高是一个潜移默化、终身教化的过程,护理教育工作者必须充分认识到自己承担的人文教育的责任,并把人文知识和人文精神贯穿于教育的各个环节中。护理专业的学生必须充分认识到自己是人文教育的主体,并主动融入人文教育的过程当中去,在积累人文知识的同时,学习人文研究的方法,培育自己的人文精神,真正成为适应护理事业发展的新型护理人才。

本章小结

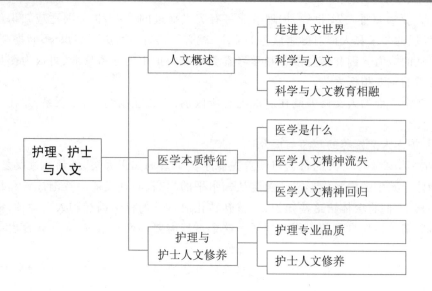

护理、护士与人文
- 人文概述
  - 走进人文世界
  - 科学与人文
  - 科学与人文教育相融
- 医学本质特征
  - 医学是什么
  - 医学人文精神流失
  - 医学人文精神回归
- 护理与护士人文修养
  - 护理专业品质
  - 护士人文修养

思考与练习

【思考题】

1. 认识人文学科的感化性,对你今后人文学科的学习有什么启迪?

2. 你对医学和护理专业的本质特征是如何认识的?

3. 如何理解"护理既是一门科学,更是一门艺术"?

4. 你对提高自身的人文修养有哪些思考?

【实例分析】

有研究表明,1975—1995年,是人类社会科学技术发展最快的20年,科学已渗透到人类生活的方方面面,我们可以尽享科学技术的各种成果。然而这20年,对生态环境的破坏却是自恐龙灭绝以来6 500万年的总和。

请据此例,对"科学需要人文导向"做出评析。

【能力提升】

1. 认真观察你周围的人,并运用人文修养的理论对不同人的人文修养水平进行判断分析。

2. 以小组为单位,收集2～3名"南丁格尔奖章"获得者的事迹,交流作为一名护士,应该如何理解"人文关怀""博爱"?在实践中如何体现?

【实践演练】

1. 学生分组,根据自我见闻与学习内容搜集材料,编排主题为"医者有爱"的情景剧,表现医院环境下,医生、护士和患者之间的故事。

2. 作为未来的"白衣天使",每位同学为自己设计制作一张职业名片,内容包含个人基本信息、爱好、性格以及个人未来职业座右铭。

【网上练习】

以"人文""护理"作主题词,在"中国期刊全文数据库"中检索期刊论文,从检索到的众多论文标题中了解"人文护理"的现状,归纳当前的研究热点。

【思维拓展】

说起"以人为本",很容易使人联想起"人道""人本""人文""人权"等一系列非常熟悉而又十分遥远的概念。著名的斯芬克斯之谜,以及"认识你自己"的呐喊,都折射出人类对自身的疑惑以及追求主体张力的期望。医学和人学强调最多的莫过于"人"!而"人"则可以作多角度的"透视"。如:man? person? human? people? being? 你认为上述哪个单词最能代表"人"的本质含义。

结合自己的临床(就医或见习)经历,谈谈你对医学和护理"以人为本"的认识。

（史瑞芬 范 真）

第二章

人生因你而多彩
——护士的文化修养

【学习目标】

1. 掌握文化、医院文化、服务文化的概念。
2. 了解传统文化、先进文化、文化软实力的内涵。
3. 熟悉文化的结构与功能。
4. 掌握文化对价值观、生活方式、健康行为及护理的影响。
5. 熟悉医院文化建设的要素。
6. 掌握新的护理服务理念及以人为本的护理服务文化。

护理的对象是人。什么是人？在历史的长河中，这个问题牵动了多少人为之思索、为之困惑。

据说，古希腊著名哲学家柏拉图曾给"人"下过这样一个定义：人是无毛的两足动物。这种说法立即遭到了一些哲学家的反驳。有人指着一只拔光了羽毛的鸡对众人说："你们看，这就是他所说的人！"

人与千千万万种动物一起生活在地球上，所不同的是，人一生下来就处于一定的文化传统和文化情境之中，人被看做是文化的存在，诚如文化哲学家兰德曼所言："谁想知道什么是人，那么他也应该，而且首先应该知道什么是文化。"

第一节 无处不在的你——文化概述

万古奔流的江河、坚实广袤的土地，养育了不同种族的人类，也孕育了璀璨多彩的文化。老子在《道德经》中曾感叹无形文化的神奇："天下万物生于有，有生于无。"文化，通古贯今，似无形，却无所不在，为一代代先师所造就，为一代代后生所传承，是生生不息之根本。

一、掀起你的盖头来——文化的概念

近年来，"文化"一词越用越多，有新文化、旧文化、饮食文化、服装文化、茶文化、酒文化，如今又有了企业文化、医院文化、网络文化；人们的家里又有了厨房文化、厕所文化、阳台文化，乃至床上文化、性文化……有人说"文化是个大箩筐，什么都能往里装"；有人言"文化真

是多极了！人类迷失了文化"。文化与我们相伴相随,形影不离,但若问"文化"究竟是什么,确实很少有人能准确回答。让我们掀起"文化"的红盖头,重新认识既熟悉又陌生的"文化"究竟为何物。

(一)文化与文化学的概念

1. 什么是文化 文化是一种最令人眼花缭乱的社会现象,它在整体上的复杂、在细节上的繁芜无以复加。正因为如此,关于文化的意蕴,众说纷纭,莫衷一是。迄今为止,对文化没有一致的定义,文化是人类语言中最难廓清内涵和外延的概念之一。

 【相关链接】

"文化"在汉语文献中最早的用例

"文化"一词最早出现在中国西汉时期刘向《说苑·指武》中,原文为:"圣人之治天下也,先文德而后武力。凡武之兴为不服也。文化不改,然后加诛。"

从词源学意义上看,"文化"一词古已有之。"文"字中的一横代表着"天",上面的一点代表天意,下面是一个"乂","乂"是代表古代先人占卜智慧的方法。"文"就是说古代先人占卜天意的变化,从而把握人与自然的关系,表现了古代先人"天人合一"的朴素唯物论思想。"化"字由"人"与"七"组成,"人"指人、人群、社会;"七"在古代数术观念上,是神秘、变化莫测的变数,"化"即是指人、人群、社会的变化。"文化"简而言之就是:化文。孔子曰:"文而化之。"文化是人类对人与天道自然运行规律的认识,并且自觉地应用于人类改造社会的实践。

在西欧,文化(culture)一词来源于拉丁文,原意是指对土地的耕作。后来,文化一词有了转意,引申为对人的身体和精神两方面的培养,指培育人参加公共生活所必需的品质和能力。由此,文化具有了培养、教育、发展、尊重的意思。现代文化学的奠基人 E. B. 泰勒在《原始文化》(1871 年)一书中说:"文化是一个复杂的总体,包括知识、信仰、艺术、道德、法律、风俗及人类在社会里所取得的一切能力与习惯。"该定义被后人称之为具有划时代意义的定义。

中国《辞海》(1999 年版)对文化的释义是:"广义的文化是指人类在社会实践过程中所获得的物质、精神的生产能力和创造的物质、精神财富的总和。狭义的文化指精神生产能力和精神产品,包括一切社会意识形式:自然科学、技术科学、社会意识形态。有时又专指教育、科学、文学、艺术、卫生、体育等方面的知识与设施。"

由此可见,文化是一个内涵深邃、外延宽泛的概念,既有广义与狭义之分,也有宏观与微观之别。广义的文化观,从社会与自然区分的角度来定义文化,认为人类历史创造一切,无论是物质产品还是精神产品都是文化。狭义的文化观,把文化限定在精神领域,认为文化是包括哲学、宗教、科学、技术、文学、艺术、教育、风俗等观念形态的东西。

因此,"文化"一词在实际运用中具有多义性,可分为 4 个层次:一是指人类社会生活中物质文明和精神文明的总和;二是指与经济、政治等社会生活并列的思想理论、道德风尚、文学艺术、科学教育精神内容的总和;三是指精神生活内容中的科学、教育、文学艺术、新闻、出版等方面的内容,即文化建设;四是指人们的文化知识水平,如"四有"公民中的"有文化"。

2. 什么是文化学 人们对文化现象并不陌生,但是将文化现象作为一个整体性课题来研究,明确提出建立专门的独立的"文化学"学科,则是最近一百多年的事,它是从文化人类学中分化出来的。"文化学"这个术语是德国化学家、哲学家威廉·奥斯特瓦尔德1909年创造的,他把文化学定义为研究文化本质规律的科学。他指出:"把人类种系与其他动物物种区别开来的这些独特的人种特性,都被包括在文化一词中。因此,对这门关于人类特殊活动的科学可能最适于称作文化学。"

文化学是研究人类文化现象及其产生、发展规律的科学,其任务是探讨文化现象的起源、演变、传播,文化的形态、结构、功能、本质、规律以及诸文化的相互关系。当前和平与发展成为时代主题,全球文化交流不断加速,各种文化的融合、碰撞、矛盾与冲突日益增多,文化问题已成为人类普遍关注的焦点。因此,现代意义的文化学的创立,不仅是时代的需要,而且必将随着世界文化的大发展,日益成为一门世界性的显学。

【相关链接】

护理专家给"文化"的定义

跨文化护理的创始人马德兰·雷林格对文化的定义是:指特定人群学到的、共有的、世代延续下来的价值观、信念与信仰、规范以及生活方式,并指导这一特定人群的思考、决策和行动方式。

(二)对文化本质的基本认识

为了正确理解文化的概念,我们借助描述性方法,把对"文化"的理解概述如下:

1. 文化是人的非生物性组成部分 文化是人猿相揖别的标志物,是人类对自然开发的结果,是人类超越动物的标志。文化不能与人画等号,人体的血液不是文化,到了"我以我血荐轩辕"的诗句中才成了文化。文化使人在改造世界的活动中让自身得以全面发展,得以自我实现,文化的本质是人的本质力量的对象化。每个人都是文化的载体,每种行为也都是文化的体现。

2. 文化是人类社会特有的现象 人们使用渔船、渔网等多种工具捕鱼,借助电话、互联网等多种通信设备传递信息,而动物则主要靠天然工具和本能来活动。文化是人改造自然的行为模式,是人类改造客观世界与主观世界的实践活动,以及在实践活动中创造的一切物质财富、精神财富的总和。人类创造了文化,发展着文化,文化也塑造着人,改变着自然,推动着社会的进步。

3. 文化是人类创造的复合体 文化是人化的自然、自然的人化的有机统一体。文化有别于自然,太阳、月亮不是文化,在夸父和嫦娥的故事里才是文化;野草荒苗不是文化,在餐桌上成为佳肴才是文化。人与自然的关系是人类一切文化现象得以产生的最基本的前提,文化创造活动又必须在人与自然的统一中展开。

4. 文化是由生产方式决定的 在马克思主义唯物史观看来,文化是被决定的。经济、政治和文化是社会生活的三个基本领域,其中,经济是基础,政治是经济的集中表现,文化是经济和政治的反映。生活在平原上的人们,发展了男耕女织的生活方式,创造的是五谷栽培、织布绣花的物质文化,看风水、望天象的精神文化;生活在水边的人们,撑篙扬帆、出海祭神、呼喊对歌,创造的是船只、渔网、风帆之类的物质文化,也创造了渔歌、龙王之类的精神文化。可见,一定的社会生产方式决定一定社会文化的形成,而社会文化又对社会生产方式产生重大影响。

5. 文化常以文化产品作为物质载体　文化不仅存在于人们的主观世界中,而且文化载体常以文化产品的形式出现。如各民族都有不同的服装,服装上的花纹、饰物及融合在其中的典故、观念、情感就承载着这个民族的文化,正如郭沫若所说:"衣裳是文化的表征。"紫禁城的宫殿、苏州的园林、齐白石的国画、王羲之的书法,都是文化珍品。

（三）对文化有关概念的认识

1. 文化与文明　文化与文明都是人类社会所特有的,它们是两个既相互联系又有不同含义的范畴。文化是与自然相比较而言的,它是人类实践活动的全部结果,既有积极的内容,也有消极的成分。文明是与野蛮相比较而言的,它反映着人类社会的状态和进步程度,是人类改造客观世界和主观世界的积极成果,文明是文化当中的积极方面和有益成果。文化不仅包括人类活动的结果,还包括人类活动本身;而文明则主要是指成果。

2. 文化与宗教　宗教是人类社会发展到一定历史阶段的产物。当人们对巨大的外部力量感到无奈时,便努力在精神上追求一种反抗,追求一种对"支配力量"的解脱,于是人们创造了宗教。因此,宗教是被压迫生灵的叹息,是无情世界的感情,它通过宗教意识、宗教信仰影响人们的思维方式及价值观。目前,世界性宗教主要有三个:佛教、基督教和伊斯兰教。宗教本身就是一种文化,是文化的一部分,一种存在形式,而文化则包含着宗教。

3. 文化与护理　护理学与文化人类学均起源于19世纪,直到20世纪50年代才初次交融。护理学是探讨对人群的健康照护,而文化人类学是探讨人群的社会、文化与行为的相关性,这两门学科整合而成的护理人类学,则是以人类各个群体的健康照顾及其有关的价值、信念、象征、意义及认知等相关现象为主要研究对象。护理人类学的兴起是为了广大民众的健康需求,因此已被发达国家护理院校列为主要课程之一。

 【课堂活动】

课堂讨论——你真的理解文化的本质吗?
请学生发表见解,判断下列哪些属于文化现象:
① 九寨沟神奇的自然风光　② 西双版纳的植物王国
③ 敦煌莫高窟的飞天壁画　④ 大汶口文化遗址
⑤ 宗教活动、宗教教义和宗教建筑　⑥ 克隆技术
⑦ 伦理道德观念　⑧ 生产资料所有制和分配制度

二、"四面楚歌"中的潜台词——文化的结构和功能

琵琶曲"十面埋伏"为我们讲述了这样一段历史:公元前202年,西楚霸王与汉王刘邦在垓下(今安徽灵璧县东南)展开最后的大决战,刘邦起用韩信为大将,以30万汉军的绝对优势把10万楚军紧紧包围在垓下楚营内。夜间,刘邦的谋士张良令会楚地方言的汉兵用箫吹楚曲,唱楚歌,以此动摇楚军军心。项羽听到楚歌声以为西楚已失,被困的楚军则思乡心切,

斗志瓦解,纷纷逃散。一代霸王,10万楚军,顷刻在四面楚歌中瓦解。

真是"不战而屈人之兵,善之善者也!"靠什么?靠楚歌中隐含的楚文化对军心的动摇——这就是文化的力量。

一位经济学家曾经这般诠释文化的功能:"文化,就是那个能使一个国家、民族、个人摆脱机械、平庸生活,更富有教养、想象力与创造力,更具有附加值的东西。"所谓成亦文化,败亦文化,并不为过。

（一）文化的基本结构

结构是指一个事物各个部分的配合和组织,如工程结构、文章结构、学科结构、知识结构。文化的结构,指的是把文化的要素组合起来的方式。我们可以把文化分为物质文化、行为文化、制度文化、精神文化这四大部分,它们之间既有相对独立性,又有相互制约性,构成一个有机整体,一个有丰富意义与价值的文化世界。

1. 表层的物质文化　物质文化也称为文化物质,居文化结构的表层,故又称显性文化,是以满足人类物质需要为主的那部分文化产物,包括饮食文化、服饰文化、居住文化、交通文化、劳动工具文化等。比如吃饭时中国人用筷子,西方人用刀叉,所用的器物不一样。与制度文化、精神文化相对而言,物质文化是物质性突出的文化,其本质在于物质性。与自然物质相对而言,物质文化是人工创造的物质产品,其本质在于人工创造,是自然物质的人化,是自然性与人工创造的结合。

2. 浅层的行为文化　行为文化是人们在认识和改造自然、社会和自身的文化活动中产生的主体的行为方式和关于行为方式的思想、观念,其表现形式或以主观观念的形式承载于个人、社会主体,或承载于个人、社会主体行为本身,或承载于物质形态中。行为文化属实践文化、现象文化,它是在意识与行为的统一活动中生成的文化,是以动态形式作为存在方式的活动文化。在医疗实践中,包括服务态度、服务技术、服务风尚、医院宣传、群体活动中产生的文化现象,是医院员工的精神风貌的动态体现,也是医院价值观的折射。

3. 中层的制度文化　制度文化又称方式文化。制度是人类处理个体与他人、个体与群体关系的文化教育产物,制度文化的特点是以技术"软件"（各种技术规范、岗位责任）和精神"软件"（各种管理制度、行为准则）的形式而存在。制度文化是管理文化的一种有形载体,它更多地强调外在监督与控制,是行业倡导的文化底线,即要求从业人员必须做到的,往往以各种规章、条例、标准、纪律、准则等的形式表现出来。制度文化对人的调节方式主要是外在的、硬性的调节。行业所倡导的管理文化,需要被全体从业人员普遍认同,变成从业人员的自觉行为,这一认同过程需要经过较长的时间,而把这种管理文化装进制度,则会加速这一认同过程。

4. 深层的精神文化　精神文化是意识因素占主导地位的文化,通常称为社会意识,主要包括社会心理和社会意识诸形式。社会心理包括的主要内容有朴素的社会信念、流行的社会价值观念、社会风俗、社会情趣等。社会意识形式如科学、艺术、哲学、宗教、道德和政治法律思想等,是理论形态上的意识文化。精神文化对人的调节主要是内在的文化自律与软性的文化引导。

文化这个大系统,就是由以上四个子系统组成,各子系统之间相互影响、相互制约、相互渗透。物质文化、行为文化、制度文化、精神文化这四部分之间,可以说是一个由表入里的同心圆结构,物质文化最为具体实在,居于表层,是文化的基础;行为文化是一种活动文化,处在浅层,是文化的外壳,是最活跃的因素,它是物质文化、制度文化和精神文化动态的反映;制度文化位属中层,是观念形态的表现形式,它把物质文化、行为文化和精神文化统一为整体;精神文化是观念形态和文化心理,居于核心,是文化的灵魂,往往表现为极稳定的状态。制度文化中积淀着精神文化,精神文化是特定的制度文化的前提。精神文化既有自身的独立性,又受物质文化所规定,并反作用于物质文化和制度文化。四者构成统一的文化整体。

（二）文化的功能

文化是诸多要素构成的复合体。这些要素相互联系,相互作用,产生了文化功能。文化对社会发展起着促进和推动作用。没有文化,人类社会就不会发展,在一定意义上,文化是除社会物质生产之外的人类社会的最重要的推动力。

1. 文化塑造人　文化最大的功能在于对人的塑造。一个刚出生的婴儿,并不是完整意义上的人。正是有了人类文化,大多数人才会降生在一个早已准备好的文化环境中,在家庭、学校这些社会生活的单元里,经受着人生最初的文化熏陶,获得人生最起码的文化素质。人在社会这个人类文化的汪洋大海中,不断接受新的文化滋养,增长才干,规范行为,形成复杂的社会关系,并在社会文化的大舞台上去进行文化创造,真正实现人的文化价值和社会化。

2. 文化凝聚人　一个国家、民族、单位的文化对其内部会有一种或大或小的向心力、凝聚力,其优秀文化会将其内部成员凝聚起来,形成坚不可摧的力量。如沃尔玛坚持"尊重每位员工,服务每位顾客,每天追求卓越"的基本信仰,诺基亚信守"科技以人为本"的价值观,这些著名企业的独特文化无疑凝聚了其员工,是其兴旺发达的重要因素。同种、同文之间的文化交往具有很强的凝聚功能。如中华文化植根于所有华人的血液中,中华儿女无论走到哪里,都不会忘记自己是炎黄子孙、龙的传人。

3. 文化改造自然　物质世界在未出现文化事物之前只有自然物质,是纯粹的自然世界,它们凭借自然界的客观规律自发地变化发展。由于人类文化的产生和发展,使自然界由"自在世界"向"为我世界"转变,不断由自然物质向文化跃迁,变成人类文化世界的组成部分。如旅游业的蓬勃兴起,充分地体现出文化改造自然景观的价值。

4. 文化改造社会　社会是文化之母,文化通过社会获得、贮存、生产和传播,同时促进着社会的物质文明、制度文明以及精神文明。文化的发展尤其是技术文化的发展,形成了社会与自然之间的文化作用关系。可见,社会从本质上说是实践的和文化的,文明是文化发展到一定阶段的产物,文化中的积极成果不断发展,使人类社会由野蛮走向文明。

5. 文化整合社会价值规范　文化的社会整合功能包括价值整合和规范整合。社会中的人们,经由相对统一的文化熏陶,会在社会生活的基本方面形成大体一致的观念。在此基础上,规范个人的行为准则,进而把社会成员的行为纳入一定的轨道和模式,以维持一定的社会秩序。社会的异质性越强,分化的程度越高,文化的整合功能越重要。文化的整合功能是创造和谐社会秩序的基础。

6. 文化创造财富　一张白纸,书法家能挥毫泼墨,使之成为一幅龙飞凤舞的书法极品;画家能点缀江山,使之成为多姿多彩的美术佳作;文学家能在上面嬉笑怒骂;史学家能在上面评点千秋;诗人能在上面题诗撰联,流芳百世;作曲家能在上面吟咏谱曲,绝唱千古……文化征服和改造了这张纸,创造出极富价值的产品。在这里,文化作为生产力,表现得真是鬼斧神工!文化还能够创造高附加值,任何产品都离不开文化的包装,文化作为生产力渗透到每一产品的生产过程中,创造出不等的高附加值。

7. 文化改变科技用途 文化是科技的基础。科技具有两重性,即自然属性和社会属性,会自觉或不自觉地受到包括文化在内的社会属性的制约。科技的两重性如果得到先进文化的武装,它便会造福社会和人类;反之,则会祸害社会和人类。

三、美丽的传说告诉我——文化的演进和特征

斗转星移,月升日落。时间如逝水,如白驹过隙,她带走了生命,留下了文明。小时候,我们听过许多美丽的传说故事:中国的盘古开天辟地、女娲炼石补天、黄帝大战蚩尤、神农尝草鞭药、精卫填海、夸父追日、羿射九日、刑天舞戚、共工怒触不周山,外国的普罗米修斯、亚当和夏娃、诺亚方舟、丘比特、阿波罗、维纳斯、缪斯……

这些美丽的故事给我们以思想上的教益、艺术上的享受、情感上的丰富、思维上的灵感。我们在故事的世界中徜徉,故事伴随着我们的成长。故事的魅力来自何方?原来,每个流传的故事都是在讲述着一种文化,体现着一种文化的特征,散发着一种文化的光彩。

(一) 文化与人的演进

人类从浑然一体的自然状态中分化、觉醒过来之后,最大问题是从自然界摄取食物、生存下来。拿什么区别最初的人和动物呢?人类史告诉我们:是文化。当20世纪初在非洲发现距今300万年的南方古猿时,由于当时尚未发现石器文化,这些南方古猿究竟是人还是猿,人们曾经打了50年官司,直到前些年发现了南方古猿创造的石器文化之后,这场官司才算了结。

人类作为猿群从赤手空拳地生活在地球上,到创造出第一根木棍,从最初的石器文化开始,经过了一两千万年的进化,他们是怎样从饥寒交迫中走过来的,我们无法想象。但是,自从人类创造文化之后,就为自己从自然界通向人类社会架起了一座文化桥梁。这座桥梁没有把人类超度到天国去,而是一步步把他们从动物界的群落中超度到了人的世界。恩格斯说:"最初的、从动物界分化出来的人,在一切方面都是和动物一样不自由的,但是文化上的每一进步,都是迈向自由的一步。"最初,粗糙简单的文化所架设的桥梁是歪歪斜斜的、又狭又窄的,人颤颤巍巍地沿着这个桥梁前进攀登,后来,人类用愈来愈复杂的文化把这座桥梁铺宽、加大,这就完善了自己的条件,也加快了人的实现的速度。

摩尔根说,人类发展的"每一阶段都包括一种不同的文化,并代表一种特定的生活方式"。我们还可以说,不同的文化和特定的生活方式还标志着每一阶段人类发展的本质和特征。人类在蒙昧社会中先使用木棒、石器显示自己与动物不同的本质和特征,接着是用火,特别是弓箭的发明和使用显示了自己特殊的智力和本领。到了野蛮时代,人类学会了制陶术以及驯养、繁殖动物和种植植物,这就高傲地把动植物置于自己的奴役之下而成为"万物的灵长"。

人的文化创造愈丰富多彩,就使人离开动物愈远,愈对自然界有支配作用。人正是沿着这座文化的桥梁把自己超度到彼岸。这个功能,不是上帝,也不是神仙皇帝,而是人类为实现自己所创造的文化。

自直立人时代,至现代文明时代,在整个人类的演化过程中所经历的时间,仅占极短的比例。在人类历史最后的数千年,文明的演化加速进行,且有愈来愈快的趋势。科学的昌明,技术的发展,使地球上的环境及人类的生活起了剧变。如何善用智能,创造出理想的环

境及进步的文明,这正是我们这一代的责任。

 【相关链接】

"文化危机"与"文化紧张"

鸦片战争以来,中国面临着生存危机,同时也是文化危机、文化紧张。我们一方面要对抗帝国主义的文化侵略,另一方面要对抗传统积习的抱残守缺。随着我国社会的进一步改革开放,理想文化与现实文化的冲突也越来越突出。比如,在健康文化中,人人都希望健康、长寿,但现实中的人们却又经常明知不可为而为之,做着损害健康(如酗酒、抽烟,食用高脂肪食品、垃圾食品等)的事情;在婚姻文化上,人人都希望爱情忠贞、白头偕老,但现实文化中却充斥着外遇、婚外恋、离婚率上升等悖论现象……体现在人们信仰中的理想文化与体现在实际生活中的现实文化存在着的巨大差距和背离,这是造成中国乃至世界范围内的文化紧张状态的重要原因。

（二）文化的特征

1. 民族性　民族性是文化的基本特征。文化的民族性是指体现在特定民族文化类型中,并作为其基本内核而存在的民族文化心理素质的特征。任何文化都是由处于共同地域、具有共同语言、共同心理的群体创造的,这种共同的血缘、共同的地理环境、共同的语言、共同的文化传统,决定了这个群体在文化观念上具有不同于别的民族的基本特点。

2. 群体性　文化是社会群体共有的,文化具有超个体的性质。行为、语言、文字作品或其他产品虽然都是个人或少数人所为,但它们总是体现所属群体的精神特征。文化表现为某一群体一整套共有的理想、价值观和行为准则。这套文化得到了这一群体的确认和遵守,并在其成员中起着沟通思想、交流情感和增强凝聚力的作用。

3. 时间性　文化的时间性指的是文化有自身的起源、演化、变迁的发展过程。例如,生产工具这种物质文化,我们通常区分为石器时代、青铜器时代、铁器时代、蒸汽机时代和电力时代等。任何时代的文化都是在前代文化的基础上形成和发展起来的。人们常用"文化变迁"来表述文化的发展变化,展示文化的不同时代特点和阶段性。从人类最早的狩猎－采集文化到今天的文化发展便证明,文化变迁是不断的、必然的。

4. 空间性　文化的空间性指的是文化随着空间区域而形成的不同文化类型。按区域的大小,可区分为文化群、文化圈、文化区等。文化群是以社会群体为基础而形成的文化层,如作家群、艺术群等;文化圈是许多地带的文化群相连接,并且文化性质相似或相同,具有综合性;文化区是比文化圈更大的文化层次,它不仅是个空间概念,也是一个文化类型的概念,不同类型的文化,往往覆盖许多不同的国家,但它们在文化渊源上有密切联系。

5. 自由性　自由性被认为是人类的特性。而人类之所以能获得自由,就在于文化成为人的重要组成部分。人有动物的一面,作为动物的人,由于动物本能的限制,是不自由的,人要获得自由,就必须通过创造文化,用文化去获得自由。一部人类史,就是一部追求自由的历史,也是一部创造文化的历史。没有文化,就没有人类的自由。文化事物的丰富性、多样性和多变性等,都是自由性的表现。

6. 开放性　文化是一个开放的世界。纵观世界文化发展史,可以看出,不同地区、不同民族的文化,互相开放、互相交流、互相引进、互相吸收,同时又不断分化,是文化发展的一条规律。发展中国的现代文化,不能脱离中国传统文化的有机系统去营造没有根基的空中楼阁。一味西化,失去了赖以支撑的文化根基,文化系统将失去有序的平衡,把人置于一个完全陌生的环境,最终将导致民族文化的崩溃。但死抱传统,形成封闭的文化层,不能与外界的异质文化进行能量和信息交换,最终也将导致文明的衰落。

 【相关链接】

城市与文化

　　一座城市的文化可以通过它的空间表现出来,如古希腊的城市广场、威尼斯的水路、北京的四合院、上海的里弄、纽约的摩天楼、巴黎的凡尔赛宫、悉尼的歌剧院;也可以通过它的人文特色来体现,如伦敦的戏剧、博物馆和大学城,巴黎的服饰、咖啡馆和文学,维也纳的音乐,纽约的传媒、自由女神像和百老汇;而在更深的层次上,一座城市的文化,又是一种独特的精神气质,如巴黎的浪漫、纽约的自由、伦敦的绅士风度、北京的皇皇大气。

四、传统文明与时代精神的牵手——文化修养与先进文化

　　万里长城,绵亘巍立,崛起民族的脊梁。母亲黄河,千里滔滔,滋养民族的血脉。中国传统文化历史悠久,博大精深,是民族精神的灵魂与精髓,是中华民族五千年来生生不息的强大精神动力。树无根不活,人无根不立。只有把民族精神融入自己的血液中,我们每个人才有奋斗的激情和动力;只有在传统文化中注入时代的精神,我们才能实现中华民族的伟大复兴。

　　时代要求新时期护理人才必须具备良好的文化修养。有人以为,长于写作、精于表达就是有文化修养,这是误将"文化修养"与"文学素养"画了等号。

(一)文化修养与人文精神

　　1. 何谓文化修养 文化修养是指掌握科学知识和人文知识,崇尚科学,反对迷信和伪科学,对人文文化、科技文化中的部分学科有了解、研究、分析、掌握的技能,可以独立思考、剖析、总结并得出自己的世界观、价值观的一种素养。

　　20世纪中叶,美国学者提出"文化能力"的概念。Rew认为,文化能力是4个方面的有机组合,这4个方面即文化意识(情感)、敏感性(态度)、知识(认知)、技能(行为)。文化意识是个人认识到他人因文化背景不同产生的差异性,敏感性是个体尊重并欣赏文化差异的程度,文化知识是个体能积极吸收有关人的文化背景信息,文化技能是个体与他人沟通、收集其文化背景资料并进行文化评估等。了解"文化能力"有助于我们理解"文化修养"的内涵。

　　2. 人文精神中的文化根基 文化是"社会人"行为的无声指令,文化的沉淀决定了人的素质。伟大的古希腊文化、古罗马文化造就了以希波克拉底为代表的西方医学文明,伟大的黄河文化孕育了中医学的精髓。博大的中华文化是造就中国医护人员人文修养的源泉,我们随意翻开一本论医护道德品质的书,便会发现字里行间浸透了传统文化的墨迹韵律,新时代的医德修养无不根植于中华民族丰富的历史文化之中。如传统文化中的诚信观、人和观、

仁爱观等均深刻影响着中国医学界的人文精神,即使经历了风风雨雨,医学界的血脉中仍流淌着中国传统文化的细胞。

（二）先进文化与落后文化

文化不仅有古今和地域之别,还有先进与落后之分。

1. 先进文化与文化软实力　所谓先进文化主要是指科学的、健康的、符合最广大人民群众根本利益的、代表未来发展方向和有利于社会进步的文化。先进文化是人类文明进步的结晶,也是人类精神文明的载体。先进文化能够丰富人们的精神世界,增强人们的精神力量,对促进人的全面发展起着不可替代的作用。

21世纪是文化竞争的世纪。当今社会,文化与经济、政治相互交融的特点日益显著。文化生产力在现代经济总体格局中的作用越来越突出,资源竞争－资本竞争－技术竞争－文化竞争正成为当代国际竞争的总趋势。文化在综合国力竞争中的地位和作用越来越突出,处于弱势地位的发展中国家不仅在经济发展上面临严重挑战,在文化发展上也面临严峻挑战。我国要想在激烈的国际竞争中立于不败之地,必须把文化建设作为社会主义现代化建设的重要任务。

文化软实力是永续竞争力。一个国家、一个民族、一个团队只有做大、做强文化软实力,才能拥有强大的综合竞争力。中国共产党第十七次全国代表大会(简称十七大)第一次把文化建设提到了党和国家发展战略需求的高度,第一次把提高国家文化软实力作为党的重要任务提了出来;党的十八届三中全会公报又一次深刻阐述了加强文化建设的重要性和紧迫性,提出进一步深化文化体制改革。实现中华民族的伟大复兴,离不开中华文化的繁荣兴盛。只有扎实推进社会主义文化强国建设,才能进一步提升民族凝聚力和创造力,增强我国综合国力和中华文化的国际影响力,形成具有核心竞争力的文化优势,为实现中华民族伟大复兴提供强大动力和有力支撑。

【相关链接】　知识库

软　实　力

软实力是"soft power"的中文译名,也译为"软力量",最早是由美国哈佛大学教授约瑟夫·奈(Joseph Nye)在1990年提出的,指的是与诸如文化、意识形态和制度等抽象资源相关的、决定他人偏好的"软性同化式权力"。主要包括文化的吸引力和感染力,对外政策、意识形态和政治价值观的吸引力,塑造国际规则和决定政治议题的能力等,是同国家军事、经济力量等组成的"硬实力"相对应的一个概念。

2. 落后文化与腐朽文化　各种带有迷信、愚昧、颓废、庸俗等色彩的文化,都是落后文化。落后文化是文化糟粕,污染文化环境,危害社会,常以陈腐的传统习俗形式表现出来。封建主义和资本主义的腐朽思想、殖民文化、淫秽色情文化、"法轮功"邪教等,都属于腐朽文化。

文化对个人成长和社会发展的作用具有双重性。先进的、科学的文化对个人成长和社会发展产生巨大的促进作用,反动的、腐朽没落的文化则对个人成长和社会发展起着重大的阻碍作用。对于后者,护理人员必须坚决抵制,否则文化修养无从谈起。

在我国仍然存在落后文化和腐朽文化的原因是:① 我国曾长期处于封建社会,封建思想的残余和旧的习惯势力根深蒂固,封建文化并没有完全退出历史舞台;② 经济全球化和信息网络技术的发展,既为文化传播提供了更广阔的空间,也加剧了西方资本主义腐朽文化对我国思想文化领域的冲击;③ 社会主义市场经济在带来文化活力的同时,还导致不同社会群体价值取向、文化选择的多元化,市场经济自身的弱点,也会反映到人们的精神生活中来,诱发拜金主义、享乐主义、极端个人主义等不良思想。

(三) 文化修养的培养

1. 文化修养的来源 要提升护士的文化修养,需以海纳百川的态度对待一切人类优秀的文化成果。

(1) 传承不息的中国传统文化。中国传统文化指的是以中华文化为源头,由中国境内各民族共同创造的、并且经长期历史发展所积淀的文化。中国的传统文化与中国古代文化是从不同角度来指称的。中国古代文化是针对现代文化而言的,它是对文化的时代划分。传统文化是对文化的传承而言的,它强调的是文化的本源和沿着这个本源传承下来的全部文化遗产,它不局限于古代,而是迄今为止中华民族经过筛选、淘汰、不断丰富又不断增长的人文精神的总和。

一个民族的文化,深刻影响着民族的心理、性格和精神世界。在五千年的悠久历史中,勤劳智慧的中华民族不仅形成了以爱国主义为核心的伟大民族精神,而且创造了举世闻名的灿烂文化。如"国家兴亡,匹夫有责""苟利国家生死以,岂因祸福避趋之"等气吞山河的名言,就是爱国主义的生动体现;"天行健,君子以自强不息""艰难困苦,玉汝于成"是勇敢奋进精神的写照;"和而不同""亲仁善邻""协和万邦""均无贫,和无寡,安无倾"等佳句反映了和谐相处的价值观……正是这些优秀的民族精神和传统文化,使中华民族饱经沧桑而不亡,历尽磨难而新生。它们是文化修养的重要来源。

综观人类文明的发祥地,那些曾经与中华文明相伴而行的古老文明,有的衰落了,有的消亡了,有的融入了其他文明。而中华文明虽历尽沧桑,却延续至今。一个民族的文化越是富有开放性和进取性,就越是经久不衰、丰富多彩,其生命力和凝聚力就越强大,中华文化就是具有这样性质的文化。对于一个民族和国家来说,如果漠视对传统文化的批判性继承,其民族文化的创新就会失去根基。

 【相关链接】

源远流长的中华文化

英国历史学家汤因比认为,在近六千年的人类历史上,出现过 26 个文明形态,但是只有中华文化是延续至今而且从未中断过的文化。就世界范围而论,中国古代文化是世界上最古老的文化之一。在四大文明古国中,印度文化因雅利安人入侵而雅利安化,埃及文化先后因亚历山大大帝占领而希腊化、恺撒占领而罗马化、阿拉伯人迁入而伊斯兰化,希腊、罗马文化则因日耳曼人入侵而中断并沉睡千年,唯有中华文化表现出最顽强的生命延续力。

(2) "五四"以来形成的先进文化。中国共产党在领导全国人民进行新民主主义革命和社会主义建设的伟大事业中,不仅继承了优秀的中华民族精神,而且使之发扬光大,增添了许多新的内容。例如,革命战争年代形成的井冈山精神、长征精神、延安精神、西柏坡精神,社会主义建设时期形成的大庆精神、红旗渠精神、雷锋精神、焦裕禄精神、两弹一星精神,改革开放以来形成的改革精神、法治精神、开拓创新精神。任何时代的文化,都离不开对传统文化的继承,任何形式的文化,都不可能摒弃传统而从头开始。文化创新,表现在为传统文化注入时代精神的努力之中。

(3)人类有价值的文化。西方文化有三个部分:文化垃圾,如拜金主义、享乐主义、邪教、殖民文化、淫秽色情文化等;只适合西方国家的文化,如西方的家庭观念、极端个性张扬等;西方文化中还有一部分是属于全人类的有价值的文化,如竞争、平等、效益、开放等观念,这些文化精华对于推进中国的小康社会建设和提升个人文化修养是相当有益的。

2. 文化修养的培养和形成 每个人所具有的文化修养不是天生的,也不是在后天自发形成的,而是通过对社会生活的体验,特别是通过参与文化活动、接受文化教育而逐步培养出来的。为提高自身的文化修养,应做到以下几点。

一要修身。积极参加健康有益的文化活动,不断丰富自身的精神世界,用正确的人生观、世界观和价值观武装头脑,用正确的理想、信念、法纪去修炼、培养自己高尚的道德情操。一个真正有文化涵养的人,也应该是具有崇高理想和高尚思想道德的人。

二要修知。《中庸》曰:"博学之,审问之,慎思之,明辨之,笃行之。"是指为学应有的学、问、思、辨、行几个阶段,其中尤以博学为首。没有博学,为学就是无源之水。新时期的护理人员应是掌握现代科技和文化知识的学习型、智慧型人才,不可一业不专,也不可只专一业。在文化知识、科学知识、文史知识、艺术欣赏等方面进行学习提高的过程,就是提升文化修养的过程。

三要修智。在智慧修养方面,应该学会对各种知识素材的收集整理,要有结合实际、大胆探索、勇于创新的实践经验积累,具有评估鉴别、去伪存真、去粗取精的能力。

四要修能。当代护理人员的能力培养主要应包括以下几个方面:综合分析能力、沟通协调能力、语言表达能力、计划管理能力、快速反应能力、健康宣传教育能力、观察判断能力以及娴熟的护理操作能力等。

五要修行。护理人员要有识别美与丑、善与恶、真与假的鉴别力,自觉选择美的、善的、高尚的品行,自觉抵制和排斥那些腐朽庸俗的并且有较强腐蚀力的落后文化的侵蚀,努力做到品正行端,光明磊落。

第二节　一方水土养一方人——文化中的人

小明陪从美国来访的汤姆哥哥一起去了趟人民公园的"英语角",回来路上见汤姆面露不悦,便好奇地询问他感觉如何。汤姆答:"好像去了一趟警察局。"原因是人们总爱重复地问"你叫什么名字?""你几岁?""你结婚了吗?""你每个月挣多少钱?"等。小明不懂了,"这样问错了吗?"

原来,看似一样的人,有着不同的文化。东方文化认为是"拉家常"的问话,在西方文化却是"隐私"。"人是文化的动物",这就是人们从马克思主义文化哲学上对人所进行的抽象和概括。对人类基因组的最新分析显示,所有人在遗传学上的相同性达到99.9%,不同的主要在于文化。"一方水土养一方人"是中国人用来形容地方与人之间关系的俗语,有人把这句话说成是一种民间的地理决定论,其实它所隐含的道理,远比地理决定论要复杂。正所谓"橘生淮南则为橘,生于淮北则为枳。"

在文化交际中,我们接触得最多的还是人,中国护理要走向世界,就要更全面地了解多种文化背景下成长的人,必须对他们的生活方式、思维方式、人生观、政治信仰和宗教信仰等有深入的了解。

一、宝石是什么——文化背景与价值观

文化学家提出这么一个问题:宝石是什么?

贵妇人说:宝石是一种象征尊贵的饰物。

化学家说:宝石是一种掺有杂质的氧化铝晶体。

地质学家说:宝石是在地壳运动过程中,经长期高温、高压作用形成的一种矿石。

印度人说:宝石是由天神的鲜血凝结而成的一种神物。

同一个物件,在不同文化背景的人眼中,具有不同的价值。人类文化在发展中具有普遍性或同质的一面,但由于发展背景的差异,不同群体拥有不同的文化准则,形成了不同的价值观。

(一)价值观及其形成

1. 何为价值观　价值观是个人、群体或社会所秉持的原则、标准或品质,是某种事物对于人生的意义或功用。应该说,价值观是一个人对待事物的最基本看法,包括基本信念和价值取向。

价值观是主要的文化变量,它不仅决定着个人的思维活动和外在表现,还影响着群体行为和整个组织行为,许多社会规范都是从特定的价值观中演化出来的。

价值观具有相对的稳定性和持久性。在特定的时间、地点、条件下,人们的价值观总是相对稳定和持久的。比如,对某种事物的好坏总有一个看法和评价,在条件不变的情况下这种看法不会改变。但是,随着人们经济地位的改变,以及人生观和世界观的改变,其价值观也会随之改变。

2. 价值观的形成　价值观是文化的核心。一个人的价值观是从出生开始,在家庭和社会的影响下,逐步形成的。一种文化通过家庭、学校、其他机构将价值观传递给个人,用这种方式,文化将其独特的价值观系统从一代传到另一代,因而保持了文化的相对永久性。一个人所处的社会生产方式及其所处的经济地位,对其价值观的形成有决定性的影响。当然,报刊、电视和广播等宣传的观点以及父母、老师、朋友和公众名人的观点与行为,对一个人的价值观形成也有不可忽视的影响。

(二)文化背景与价值观

在现实生活中,常常有这样的情况,同一件东西,这个人看起来十分有用,而另一个人却觉得毫无价值。这就是人与人之间在价值观念上的差异。例如金钱在拜金主义者眼里重于生命,而孔子云:"不义而富且贵,于我如浮云。"一般说来,同一民族、同一时代,人们的价值观念相对比较接近,反之则相去甚远。

1. 自我认同方面的价值观　自我认同感在不同的文化中是大不相同的。自我舒适和欣赏在一种社会中可能会以谦逊和忍耐表现出来,而在另一种社会中则可能以咄咄逼人的

态度表现出来。东方文化要比西方文化注重谦虚,比如对于"你的文章写得真漂亮"这样的称赞话,中国人大都要答"哪里,哪里",而西方人则高兴地答道:"Thank you"。这是中国人以谦虚为美德,而西方人崇尚个性价值观念的体现。中国人喜欢随大流,不敢标新立异;而美国人则喜欢与众不同,不怕出风头。

2. 社会关系方面的价值观　不同的社会文化在对待个人与集体的关系上会具有不同的价值取向。如日本就是典型的集体取向文化,强调的是团队协作和集体行动,并把成功和奖励授予集体而不是个人。相反,美国则比较强调个人成就和个人的创造性,荣誉和奖励常常是授予个人而不是集体。

不同的社会文化,在对待年龄的价值取向上也存在差异。中国传统文化赞许尊老的行为,因此重要的社会角色和地位是属于老年人的。对年龄的敬重表现在许多方面,如"姜还是老的辣""老将出马,一个顶俩"等。朝鲜社会由于受中国儒家思想的深刻影响,也具有较强的尊老倾向。而在美国,由于处于一种高度技术化的时代,社会关注年轻人,人们千方百计保持青春,殚精竭虑延缓衰老,对年龄守口如瓶。

3. 事物认知方面的价值观　社会文化不同,对待传统和文化变革的态度也会不同。有的社会非常重视传统,只因为是祖宗遗留下来的习惯,任何人便不得侵犯;有的社会则能够比较容易接受改革,允许人们打破传统,建立新的模式。例如,在中国人的意识中,借债是贫穷和无能的表现,所以中国人一般羞于借债;而美国人则认为借债是社会信誉良好的表现,是一个人的能耐。在夫妻关系上,孟姜女哭倒长城、王宝钏苦守寒窑等被中国传统文化视为忠贞美德;而在美国,夫妻分居半年就被视为自动离婚。在思维方式上,中国人重形象感悟,不露声色;西方则重逻辑分析,重语言传达。在事物认识方面的不同观念直接影响着不同群体的行为方式,影响着人们语言文字作品及其他文化产品的表达形式。

二、假如啤酒中有只苍蝇——文化与生活方式

假如出现这样一种情况:酒吧服务员端来的啤酒中漂着一只苍蝇,不同文化背景的人会怎样?法国人会大声把服务员叫过来,说些不三不四的话,然后扬长而去;英国人则默不作声,再要一杯,饮后付了两杯酒钱就走;美国人会叫来服务员要求换一杯,付一杯酒钱饮了就走;德国人会冷静地判断,酒精有杀菌作用,于是将苍蝇挑出来,一饮而尽;俄国人根本不会发现苍蝇,一口将酒全部喝光;日本人则会把店员叫来发一通脾气,希望店里结算时少算一些钱……

看来,人们总是遵循他们已经习惯了的行为方式,而这些方式决定了他们生活中特定规则的内涵和模型,社会的不同就在于各自文化模式的不同。因此,许多学者对文化的看法是:文化就是人们的生活方式。

(一) 什么是生活方式

人们生活在地球周围薄薄的一圈大气层里,说到底只干两件事情:一件是生产(包括人口生产、物质生产和精神生产),一件是生活。于是就有了生产方式和与之对应的生活方式。简单地说,生活方式就是人们在一定条件下生活的样式和方法。人们说到生活方式的时候,往往会更多地想到自己的物质消费活动和其他支配闲暇时间活动的方式。其实,生活方式并不限于日常的消费活动,它还包括人们社会生活各个领域的全部活动的形式和特征,如人们的精神生活、物质生活、社会生活、政治生活等。生活方式也不仅是指个人的行为方式,而

且包括全社会、民族、家庭的生活活动的形式。

（二）文化对生活方式的影响

生活方式是社会文化赋予的一种社会活动方式。生活方式不仅仅是一种生物本能的要求，更多的是在一定的社会文化教化之后所采取的行为方式。只有当生物的人接受了某种社会文化教化后，他（她）才会按照某种社会文化的样式去生活。如在封闭的深山里长大的孩子与在大都市里长大的孩子，其生活方式会有很大区别。

文化的创造和发展决定着人们生活方式的状况。人们怎样生活，首先与他们创造什么、生产什么有关。例如，同样是吃，原始人茹毛饮血，现代人海味山珍；同样是穿，原始人兽皮树叶，现代人绫罗丝绸。

文化是生活方式的中介和导向，它不仅教会人们生活，而且教会人们应该怎样生活。进步的文化可以引导人们建立科学合理的生活方式。不同的社会文化教养，其生活方式也有雅俗之别、高下之分。如有人食不厌精、吞啖肥膏、不稼不穑而大腹便便，有人则粗茶粝食、素餐微饮、栉风沐雨而胼手胝足。

可见，文化对生活方式的影响是多方面的，关系到整个社会生活系统。

（三）不同文化背景下的生活方式

文化背景对生活方式产生着久远的影响。文化传统使世界各国各民族的生活方式五彩缤纷，使生活方式的个性更加突出，因而出现不同的生活风格。不同的文化背景使人们的情趣、爱好、嗜好、价值取向不同，因而其生活习惯、风度、气质也会有所差异。

1. 服饰仪表　服饰仪表包括外表的服饰、装饰、身体装饰（如文身）等。这些都是因文化而异的。如我们所熟知的日本和服、非洲人的文身、英国人的礼帽与雨伞、爱尔兰男人的裙子等。在墨西哥，制服是一种流行的式样；而在以色列，作为对纳粹的一种心理反应，制服会遭到反感。

2. 饮食习惯　食品的选择、加工以及饮食的方式也是因文化而异的。一种文化的宠物在另一种文化中则成为美味佳肴，狗就是如此；美国人喜食牛肉，而这在印度是被禁止的；猪肉在伊斯兰和犹太文化中是禁食的，而在中国和其他一些地方则成了大众化食品。以游牧业为主的民族，如蒙古族，以牛羊肉和奶制品为主要食品；从事农业生产的民族，如汉族，则以粮食为主食，肉食、蔬菜为辅食；而海边渔民的饮食则以鱼虾海味为家常便饭。

不同民族、不同地区的人在烹调方式、进食时间与餐次上也有不同，如我国西南部分山区，食品多以腌、熏方式制作，虽味道鲜美，但亚硝酸盐含量高，食管癌发病率很高。在进食时间与餐次上，拉丁美洲人习惯在早餐与午餐之间加茶点，而美国人喜好在中餐与晚餐之间加茶点，中国北方农村农闲时一日仅用两餐，而地中海人晚餐可推迟至 10 点。

饮食与健康有着密切的联系，这已是人们的共识，但不同文化可有不同的见解。如香蕉，中国人认为可润肠、通便，美国人则认为有止泻作用。

3. 时间观念　人们看待时间和处理时间的方式，也反映着文化特征。一般说来，工业化国家具有更加严格的时间观念，因为严格的时间对于工业化、标准化的文化来说是必要的条件，如德国人以严守时间而著称；而对于发展中国家来说，时间并不那么严格，这可能是基于农业文化的传统，如亚洲、拉丁美洲、中东等地，时间并不被认为是什么稀缺的和神圣的，因此当地的人们对守时不以为然。

在西方，人们将"成功"作为人生的一大追求，他们爱工作，视时间为金钱，所以大街上人们都行走匆匆,过着快节奏的生活,以至于"吃饭"问题在他们看来倒显得无足轻重了,这与我国"民以食为天"的传统观念是不同的。

4. 空间感觉 空间感觉是一个人感到必须与他人保持的间隔范围。在一种有代表性的文化中,例如美国文化,其空间感要求人与人保持一种距离感;而在拉丁文化和越南文化中,需要人们保持亲密感。欧洲人可以跟陌生人比肩而立,而美国人把这视为对个人"领土权"的侵犯。一般来说,东方人喜欢与人交流,喜欢群居,人际交往距离相对较近;而西方人,个人隐私感较强,好独居,人际交往距离相对较远。在大多数西方国家,丈夫与妻子并肩而行,并以此作为关系的标志;而苏丹的阿拉伯人则不允许这样做。

英国传播学家施拉姆认为,属于接触文化影响的人们,交往的空间距离要小于非接触文化影响的人。他举过一个例子:一名拉丁美洲人和一名美国人在走廊的一头相遇交谈,属于接触文化的拉美人会"不自觉"地向美国人靠近,而属于非接触文化的美国人为保持"适度"社交距离,则会"不自觉"地向后退,一段时间后,会发现他们已从走廊的一端"谈"到了走廊的另一端。

5. 体触行为 文化环境教给人们如何运用和解释体触行为。东方人、英国人、德国人在公共场合很少运用身体接触,犹太人和西班牙人却表现出大量的接触,接触的部位也因文化差异而不同。各种文化中都存在着一些禁忌,决定了身体的哪些部位可以触及,哪些不能触及。如泰国人认为头部是神圣的,随便抚摸孩子的头部令人反感;在伊斯兰文化中,用左手去触摸人是一种侮辱和禁忌。中国人异性交往的"近体度"比较大,因为封建时代的中国信奉"男女授受不亲",恪守"男女之大防",甚至中小学生男女同桌常常界线分明;在成年的异性交往中,一般也注意根据与对方的熟悉程度而采取"远近适宜"的近体度。而西方男女交往要随便得多。中国人同性身体接触很多,如同性别的人相互搭肩或手拉手,西方人对此则持否定态度。

三、谁为健康"买单"——文化与健康

在今天的中国,肥胖已被多数人认为是一种疾病现象,减肥成为一种时尚;而在南太平洋岛国汤加,人们则视肥胖为健康。Koos 的研究发现在美国 Regioonville 地区,低收入人群中很多中年人有腰背痛的现象,但求医者寥寥无几,因为他们认为腰背痛是随年龄增长而必然出现的现象。

由此可见,健康是一种受社会文化影响的社会认知与判断的过程。在不同文化背景下,人们对健康的判断标准有着明显的差异。健康长寿是人类永恒的追求,能为健康买单的首先应该是在科学社会文化价值下的健康观。

(一)文化背景下的健康概念

健康不仅是一种生命状态,而且还是一种社会文化观念。健康的价值体现在与社会文化的互动和发展中,是最有价值的社会文化存在。人类有了健康才有可能创造出一切财富。

人类对健康及其含义的认识是随着社会的发展、医学模式的转变和文化素质的提高而逐渐深化和演变的。在古代中国,健康被看成是阴阳平衡的结果;在中世纪的欧洲,健康被认为是对上帝忠诚的报答;到了近代,人体被看做是一部机器,健康就是机器零件和运行的正常。1948 年,世界卫生组织(WHO)率先与"无病就是健康"的观念决裂,将健康定义为"健康不单是没有疾病或虚弱,而是身体、精神、社会适应上的完好状态"。1989 年 WHO 又

修正了健康的定义:"健康不仅是没有疾病,而且包括躯体健康、心理健康、社会适应良好、道德健康。"这是现代科学健康观的反映。

受传统观念和世俗文化的影响,许多人仍然把有无躯体疾病作为健康与不健康的界限,将健康单纯理解为"无病、无残、无伤",很少从心理、社会等方面综合、全面地衡量自己的健康水平,更不注意什么"亚健康",或习惯于用寿命长短去衡量健康水平,所以"好死不如赖活着"的民谚在我国流传很广。

科技在进步,文化在进步,人类的健康却受到了新的威胁。健康教育家指出,丰盛的饮食、诱人的香烟、神奇的计算机、舒适的办公室里蕴藏着危险。越来越多的资料表明,各种慢性非传染性疾病正在侵扰人类。如果我们加强健康教育,关爱生命,就有望在拥有发达经济的同时拥有健康。

（二）文化背景下的健康行为

1. 文化影响人们的健康行为　历史不同,文化不同,东、西方人健康行为有很大差异。中国人为钱拼命,西方人有钱保命;中国人生病了忍一忍,买几颗药吃吃,西方人第一想到的是找私人医生。某些由文化背景而形成的民俗深刻地影响着居民的健康和体质状况。如回族居民的饮食禁忌、卫生习惯、节日民俗、穆斯林宗教仪式动作等,都在客观上起到了养生健身的作用。但有些习俗又明显地损害健康,如缅甸有一个少数民族,女孩子每长一岁脖子上就要加一个铜环,直至把锁骨压塌;澳大利亚土著人以皮肤瘢痕为美,为此不惜用石头或贝壳割破皮肤,然后涂抹泥土,使其感染,以造成更大的瘢痕;我国北方以豪饮为荣,认为劝酒不饮是失礼行为,以致乙醇慢性中毒性精神障碍的发病率高于其他地区。

2. 文化背景下获取健康的方式　有的民族获取健康靠体育运动的方式,中国人有许多独特的运动方式,如打太极拳等。有的依赖医药,有的用科学的方法,有的则用算卦求签的方法。有的民族对家庭疗法、民间疗法十分看重,这些土疗法既简便易行,又花费无几,如印第安人、吉普赛人就喜欢用自己部落的草药治病。几乎所有民族均有其独特的土法保健,我国民间用硬币"刮痧"解风寒、橘皮化积食、冰糖梨祛痰、蜂蜜和番泻叶通便等都属此类。中国人讲究食补,有的食品通肺明目,有的食品滋阴补阳,非常讲究,西方人的食品则比较单一。

（三）文化背景下的就医行为

文化影响着社会成员对待健康问题的态度及处理健康问题的方法,这些会深刻地影响个体和群体就医过程中的各种行为。具体表现如下。

1. 文化影响人们对解决疾病问题的决策　在医疗护理决策方面,西方国家认为应该由个人决定,而在中国多主张由家庭或单位决定。此外在中国,多数人不认为流行性感冒(简称流感)是一种严重的疾病,因为受中医文化的影响,用外感风寒理论解释疾病,用一些中成药即可治愈;而在欧美,曾因流感死亡几百万人,因此流感被认为是一种严重的疾病,须高度重视。

2. 文化影响人们对疾病与治疗的态度　日本人认为疾病是由于冷、热、阴、阳失调而致,因此有病不轻易吃药,有病时主要靠食疗和体内潜力战胜疾病;生长在美国阿巴契亚地区(Appalachian)的人以"宿命论"来对待健康问题,一般情况下不去求医。面对疼痛,注重绅士风度的英国人会尽量忍耐,不轻易求医;而意大利人则认为疼痛影响其安宁,即便疼痛不重也会立即求医。

3. 文化影响人们的就医方式　个体确认遭遇健康问题后,如何就医、寻找何种医疗系统,也受到文化背景的影响。同样是求医,有的信赖西医,有的则喜爱中医。某些信奉宗教的人患病后喜欢请巫师"念经驱鬼",或到喇嘛庙求喇嘛、活佛治病,效果不佳时才到医院求治。中国人"容忍""接纳"的价值观念表现在就医方式的"混合就医",如常同时求医于几家医院,中药、西药、补药同时服用等。

4. 文化影响人们的疾病心理和行为　不同文化背景诉说疾病问题的方式不同。中国传统文化讲究克己忍耐,有心理疾病被认为是不光彩的事,因此患者就医时常否认自己的心理或精神问题,而是用"躯体化"的症状来表现,如主诉"头痛、头昏、失眠、食欲差";而西方人认为看心理医生是很正常的事。又如社会常要求男性挑起家庭和社会的重担,一旦男性面临癌症,就容易产生内疚和无用感,加上不便像女性那样用当众哭泣来释放压力,因此其疾病表现常比女性患者消极。

5. 文化影响人们对治疗手段的选择　风湿性心脏病患者需换瓣时,看重未来、注重生活质量的西方人会选择尽早换瓣;而在我国,人们比较重眼前,能拖则拖,不到万不得已不会接受换瓣。口服补液疗法对儿童腹泻可以说是一种简便经济的手段,但这种方法在一些贫困国家和地区不被采用,因为他们认为口服液剂是腹泻的"燃料",会加重腹泻。

6. 文化影响人们对医疗保密措施的选择　如是否将病情真相告诉癌症患者,不同的文化有不同的回答。在美国,几乎都将绝症告诉患者本人;我国则强调对绝症患者的保密,一般先将实情告知家属。因为前者认为告之真相,可使患者充分利用所剩不多的人生时光;而后者则担心患者会经不住打击,过早离去。

正是由于文化背景与健康保健的各个环节、健康问题的认识与判断、健康保健措施的选择等密切相关,因此,护理实践中不能忽视对患者文化背景的评估。

四、童话告诉我们什么——多元文化护理

我们的幼儿园里有一个游戏节目"拔萝卜",内容是一群"小兔子"拔萝卜,一只"兔子"拔不动,就大家团结起来,我抓住萝卜缨,你抓着我,他抓着你,最终把萝卜拔起来。而美国的卡通片《猫和老鼠》,讲的是一只老鼠面对强大的猫,能够运用自己的智慧,充分发挥想象力、创造力,屡出奇招,把对手极尽捉弄的故事。

两个故事表现的是两种不同的文化,一是注重集体主义,一是鼓励个人的创造性。有人说,如果能将这两种文化结合起来,明天就有可能诞生出比微软更出色的业绩,比比尔·盖茨更优秀的人物。童话告诉了我们"多元文化"的理念。

"多元"是多个、多种的意思,多元文化即多种民族各自具有的不同文化。正因为有了文化的差异性,才出现多姿多彩的人类文化。没有一种文化体系是完美无缺的,但每种文化都有其积极的而且是精华的一面,所以各个文化体系之间应该相互理解、相互借鉴。我们要集合东西方文化、各民族文化的智慧,用每种文化中的精华来帮助患者解决问题。

(一) 什么是多元文化护理

护理服务的需要是全球的,不受国籍、种族、信仰、肤色、政治和社会状况的限制。随着社会的发展,域外交流的增多,多种民族的不同文化亦渗透于护理专业中。多元文化护理(跨文化护理)是护理人员面对具有不同文化背景的患者,提供适合其个体文化需要的护理。其实质是对世界上不同文化的民族进行比较式分析,着重研究其传统、健康与疾病、信念、价值观,其目的是应用这些知识为不同文化的人提供既有共性又因人而异的护理。

跨文化护理理论是美国护理专家、护理人类学的先驱马德兰·雷林格尔（Madeleine Leininger）于 20 世纪中期创立的。雷林格尔认为，护士在照顾不同文化背景的人们时，跨文化护理是一个主要框架，护理人员应深入了解护理服务对象的文化背景，充分重视影响健康的文化因素，努力提供与文化相一致的关怀与照顾。

（二）多元文化护理的原则

1. 相互学习的原则 中国护理的人文精神、道德观念，扎实的基础理论知识，严谨规范的护理操作正是西方高度物化的社会所需要的，而西方国家护理的科学至上、创新精神也是我国护理向国际接轨极为需要的。中国护理人员应在保留自身优势的前提下，引进新的护理理念和方法，博采众长，补己之短，同时要学习了解不同民族患者的文化要求。

2. 理解尊重的原则 西方文化是一种注重科学主义的理性文化，是一种追求自我价值的"智性"文化。中国传统文化则是一种强调人文精神、伦理道德、中庸和谐的道德文化。中西方文化间存在着明显的差异，表现在护理服务对象中也有诸多不同，护理人员应予理解和尊重。

3. 整体护理的原则 实施护理时，不仅要考虑到患者的生理因素，还应考虑到其心理、社会、文化因素，争取得到多方面的合作支持。由于中国人常采用综合的方法处理问题，对住院患者的护理中可采取多方面的护理措施，如心理支持、饮食护理、运动疗法等综合方法，使患者尽快认同并适应医院的文化环境。

4. 疏导教育的原则 在文化护理过程中，出现文化冲突时，护理人员应根据患者的文化背景，对患者进行疏导，使其正确认识疾病，领悟、接受有益于健康的文化护理，积极参与治疗护理过程。

（三）多元文化护理的实践

进入 20 世纪 90 年代后，随着护理专业人员的自身文化以及护理服务对象文化的日益复杂化，人们满足文化需求的愿望越来越迫切。移民、少数民族的护理服务对象更希望护理人员尊重他们的文化价值观及生活方式。目前，越来越多的护理人员开始认识到多元文化护理的重要性，其理论在临床实践中的应用正日益普及，并将在 21 世纪得到前所未有的发展。

1. 尊重不同文化的饮食习惯 如西方国家的人喜欢吃生、冷食物，在他们看来吃生、冷食物可增进健康；在东方国家则可能认为是致病的原因。每年 9 月信奉伊斯兰教的阿拉伯人进行戒斋，戒斋期间从黎明到日落禁止进食饮水，可采用夜间加餐、输液的方法满足患者的营养需求。我国也有南甜、北咸、东酸、西辣的口味习惯，如果在饮食护理中注意满足患者的这些饮食需求，对疾病恢复是十分有利的。

2. 尊重不同文化的传统节日 传统节日是传统文化的典型体现。不同民族有自己的传统节日，如开斋节、圣诞节等，在患者过自己的传统节日时，护理人员如果送上一束鲜花，或送上一张慰问卡，亲切地说上一声"节日快乐"，不仅可以增进友谊，还可缓解患者的思乡之情，他们将感到非常温暖，可缩小彼此间的文化距离。

3. 尊重不同文化的礼节习俗 各国各民族都有其不同的礼节习俗。如日本人初次见面是互相鞠躬；在欧美各国，拥抱接吻是常见的礼仪形式。欧美人尤以崇尚尊重个人、尊重妇女著称，在护理过程中，须注意女士优先原则。信奉伊斯兰教的患者在睡前、饭后都要祷告，祷告时用的毡垫是圣洁的，只能跪在上面做祷告，不能踩在其上或从上面跨过，患者祈祷时护士要注意尽量避开,也不要来回走动,更不能站在患者的正前方。回族老人住院时常带铜盆、铜壶等生活用品,因为每天要做"礼拜"和"净身",而且做礼拜时不能有外族人在场,如不能满足要求,宁愿不住院。有的民族在术前要进行祈祷,应予以提供必要的场所。这样可以充分调动和利用宗教信仰的力量,促进疾病恢复。

4. 尊重不同文化的观念差异 英语国家的人视衣着为他人无权触碰的私物,服装已成为个人领地范围的延伸,他们可能会赞赏或评价别人的衣装,但决不轻易地去触摸,就像不轻易触摸他人的身体一样。中国人往往将衣着看成体外之物,不仅对他人的时髦衣衫(或其他个人物品)进行触摸、"品味",还要追问其价钱、购处等。对于类似的问题,在护理境外患者时应予以注意。

 【相关链接】

一位天主教徒的心愿

一名79岁女性美籍华人,天主教徒。回大陆探亲时因情绪激动致脑出血。昏迷后经抢救一度清醒,她表示:她要安然地应主召唤升入天堂。后病情加重进入濒死期,医务人员欲全力抢救但遭家属拒绝,认为抢救违背了老人意愿且增加了老人的痛苦,遂尊重本人的信念,顺其自然走向生命的终极。

5. 尊重不同文化的禁忌避讳 禁忌是一种特殊的民俗现象,与民俗宗教和信仰有关,常被人们视为约束自己行为的准则。在交往中要遵守"入境问禁,入国顺俗,入门问讳"的礼仪规范。如广东人忌讳"4"和由"4"组成的数字,因为在白话中"4"和"死"的发音十分相近。欧美国家信仰基督教,忌讳"13",因为这个数字与耶稣殉难日联系在一起,认为是不祥之兆。在安排床位时应尽量避开这些数字。与此相反,中国的藏族却把"13"当作极为幸运的数字。

6. 尊重不同文化的语言差异 在语言交流上,西方人谈话涉及面广,但对个人及家庭则缄口默言,护士在交流时应注意从言谈中巧捕谈话的契机。东方人传统观念强,谈话中喜欢涉及家庭,护士应注意倾听,从中选择病史资料。在称谓上,中国有根深蒂固的宗法观念,强调长幼有别、尊卑有序,因此在护理过程中习惯地按照等级来称呼患者,如"李奶奶""张处长""陈老师";而西方国家推崇"上帝面前人人平等"的教义思想,在护理过程中往往对患者直呼其名来体现这种平等性。

7. 尊重不同文化的非语言差异 如在中国,交谈者正视对方是一种不礼貌的行为,而在讲英语人群中,讲话时目光应对视;护士抚摸患儿的脑袋表示对孩子的疼爱,中国母亲会笑眯眯地看着,而西方国家的母亲心中会有不快。面部表情是感情的集中体现,尽管在同一场合,来自不同文化背景的人对笑却有不同的见解,例如,一位美国患者在进餐时,不小心碰倒了一个杯子,他本来就感到窘迫,这时旁边的中国护士笑了笑,旨在安慰他,表示"没关系""别挂在心上",可这位美国人却感到自己被人耻笑,非常生气,对旁边这位中国护士的表现十分反感。

8. 尊重不同文化的审美习俗 东方人认为美的,西方人可能对它嗤之以鼻,甚至认为它不吉利;而西方人认为美的,东方人也不一定能接受。如中国经常将红白相间的鲜花送给患者以示问候,但不可把这样的花送给西方患者,因为在西方人眼里,它是病房中将有人死亡的征兆,是很不吉利的。

第三节 参与市场竞争的无形资产——医院文化

《孙子兵法》认为,决定战争胜负的首要因素在于"道"。何谓"道"? 道者,令民与上同意也,固可以与之死,而不畏危也。这个"道",是上下共同认定的目标,是一种价值取向,这就是文化。文化虽然看不见、摸不着,但作为一种无形力量,却渗透到医院的一切领域,成为医院的中枢神经系统,并理所当然地成为医院参与市场竞争的无形资产,充当了核心竞争力的发起者和指挥者。

我国著名经济学家于光远说:"关于发展,三流企业靠生产,二流企业靠营销,一流企业靠文化。"未来学家预测:21世纪将是一个文化冲击的世纪,企业的文化力将成为未来企业的第一竞争力。"他山之石,可以攻玉。"成功的企业文化已经告诉我们,医院该怎样迈入市场经济的大潮。

进入21世纪,医院所面临的最显著环境特征是:医疗市场开放程度越来越高,全球化进程不断加速,知识经济迅猛增长,市场经济越来越理性化、规范化。一轮又一轮的解放思想、改革创新、与时俱进、科技革命,正在催化着医院经营机制、管理体制、服务模式的深刻变革。时间和实践使医院管理者越来越深刻认识到:技术是一个平台,服务是一个过程,竞争是一种动力,文化才是一种源泉。一个医院的活力和凝聚力来自于医院的文化,没有成功的医院文化,医院的生命力是脆弱的、有限的、不稳定的。医院文化作为一种无形资产,已经参与到市场竞争中了。

一、博弈的深层有什么——医院文化的内涵和地位

古语有云,世事如棋。生活中每个人如同棋手,其每一个行为如同在一张看不见的棋盘上布一个子,精明慎重的棋手们相互揣摩、相互牵制,人人争赢,下出诸多精彩纷呈、变化多端的棋局。这就是博弈。

世事如棋局局新。前一辈人的辉煌和辛酸俱往矣,未来掌握在后来者的手中。21世纪的医院工作者,将会进行一场什么样的博弈? 许多医护人员或医院领导只在博弈的技术层面去探索,而没有看到博弈的深层——医院文化。

(一) 什么是医院文化

什么是医院文化? 我们认同开展唱歌、舞蹈比赛,文娱、艺术、体育活动等属于医院文化的范畴,但这不是医院文化的全部内涵。

所谓医院文化,从广义上说是医院主体和客体(即医院的服务对象)为人类的健康和防治疾病,在社会生产实践、生活实践和医疗实践中创造的、特定的物质财富和精神财富的过程及结果。从狭义上说,是医院主体在医院这种特定的环境中形成的文化心态、观念和行为规范,包括政治理念、思想意识、精神信仰、价值观念、心理态势、思维方式、职业意识、医德修养、行为规范和生活方式,特别是医院群体意识中的价值取向、医院精神、医院风尚、医院制度、行为模式等。医院文化是整体社会文化中的"亚文化"或"次文化",是带有鲜明行业特点的文化。

（二）医院文化的组成

1. 医院物态文化　医院物态文化又称外显文化，即"看得见"的医院文化的浅表部分。是由医院主体和客体在社会生活和医学实践中，为适应人类本身获取健康和抵御疾病的特殊需要，进行物质加工所创造的各种物质财富的总和。它是由医院各种物质条件要素构成的，如医院的建筑、环境、设备、设施、交通道路、科技资料等。

医院物态文化各要素之间构成有机联结的网络，成为医院为人民健康服务的物质基础，是医院劳动资料中积极的部分。在现代化医院中，员工凭借先进的医疗设备，为服务对象提供优质的服务。物质文化建设是医院建设的基础，所以首先要在"以患者为中心"的理念基础上大力加强医院基础设施和自然环境建设，使患者在候诊、就诊、检查、治疗等环节上感受到布局设置的科学、合理、通畅、舒适和完善。

2. 医院科技文化　医院科技文化是人类社会在医学实践中创造的、医院主体所具备的医学科学理论、技术及其外显形态。主要包括：医务工作者的文化素养、医学科学技术素质、检测和防治疾病的能力、医疗仪器设备的科技含量等。

我国的医学科技文化有一个显著特征，即传统医学、现代医学、中西医结合三种医学体系并存。由于历史和现实的原因，这三种医学体系各有特色、各有优势。三种医学文化并存、竞争和交汇融合，使我国的医学科技文化不断地重塑和再造，丰富和发展着具有中国特色的医学科技文化。

3. 医院意识文化　医院意识文化是由医院主体在医务活动、社会生活和社会交往等过程中形成的，是对医院主体独特的社会生活、社会地位和社会实践的反映，涵盖了价值观念、政治意识、职业意识、伦理道德、思维方式、心理态势等。

医院意识文化是医院物态文化、科技文化、管理文化在意识观念上的反映，是社会不同群体的意识，特别是社会主导意识在医院和医务人员的内化过程中所形成的，深层的文化积淀和浅层的医院心理的总和。

4. 医院管理文化　医院管理是医院主体按照医院工作的客观规律，运用有关理论和方法对医院工作的计划组织和调控。医院管理文化是医院主体在医院管理实践中形成的物质手段、管理技术和观念形态，主要包括：管理理念、管理制度、管理体制、管理艺术。

医院管理文化具有中介性的特点。其一表现在它是精神与物质的中介，它既是适应物质文化的固定形式，又是塑造精神文化的主要机制和载体。其二表现在它是人与物、人与医院运营制度的结合部分。医院管理文化具有规范性、强制性、普遍性的特点，尤其是制度管理，一经确立必须执行，它规范着医院中的每一个人，院规院纪、岗位责任制、考核奖惩制对每一个医院成员都是有效的。

（三）医院文化的地位

西方有句话：将狮子放在笼子里，狮子将以猪的方式行动。做企业当然需要狮子，但要保证狮子出笼后跑向既定的目标，这就需要内心的"绳子"规范，这根"绳子"就是企业文化。"绳子"越长越强，狮群达到的目标越远。

与企业文化等位，医院文化建设是现代化医院实行科学化、规范化、人性化管理的重要组成部分，是体现医院核心竞争力和品牌成熟程度的重要标志，也是推动医院整体建设发展的有效动力。

加强医院文化建设，其根本目的是营造医院的核心竞争力和凝聚力，从而使医院在竞争激烈的医疗市场中立于不败之地。特别是进入21世纪的今天,经济全球化的进程加快,中国加入世界贸易组织(WTO),医疗卫生体制改革全面推进,各项医疗运行和业务活动逐步与国际接轨,医院进入市场并面临两个竞争,这种竞争不仅表现为技术水平、医疗质量、服务质量上的竞争,而且表现为管理理念、管理环境、创新能力的竞争,归根到底是医院文化的竞争。因此,优秀的医院文化建设在现代医院管理和发展中应占有不可忽视的地位,将发挥不可估量的作用,它已成为医院在激烈市场竞争中成败的一个关键。

二、松下幸之助退休后的启示——医院文化的功能及特点

松下公司总裁松下幸之助和国际电话电报公司总裁吉宁都成功地经营了自己的企业。但松下和吉宁各自从管理者的岗位走下来以后,两个大企业却走向了不同的方向。松下公司继续稳定地经营下去,而国际电话电报公司却出现了经营危机。经深入研究,人们发现出现这种差别的根源在于:松下的管理中采用了现代企业文化的方法,将自己的价值观念、经营理念深深根植于每个员工的思想中,而吉宁则完全凭借个人能力来支撑整个企业。

企业文化竟有这样强大的功能!那么它的"衍生物"——医院文化一定也有这般神奇。

(一)医院文化的功能

和传统意义上的文化不同,作为管理理论的医院文化,不仅是一种文化现象,而且是一种管理方式;不仅是医院中自然存在的自在文化,更是精心塑造和培养的自为文化;它所关注的不仅是工作本身,更关注的是医院员工对工作的情感和心理;通过医院文化而进行的管理,不是硬控制,而是软约束。其所以如此,是由医院文化的六大功能决定的。

1. 导向功能 医院文化能对医院整体及每个成员的价值取向和行为取向起导向作用,使之符合医院整体目标和长远利益。同传统管理理论中注重硬性管理和制度约束不同,医院文化强调通过文化塑造来引导职工行为,使人们在文化的潜移默化作用下接受共同的价值观念,自觉地把医院的总体目标和个人目标结合起来,形成朝着一个方向动作的合力。

2. 凝聚功能 医院的文化价值观念是医院员工共同创造的"群体意识",它具有一股无形的凝聚力,可以统一员工的价值观,一旦被员工认同,就会从各个方面把员工团结起来,形成巨大的凝聚力和向心力,使每个员工都关心医院的前途和命运,形成高度的责任感、使命感和主人翁精神。

3. 激励功能 医院文化的塑造,可使员工产生精神驱动力。传统的激励方法实质是外在的刺激,而服务文化所起的激励作用不是消极被动地满足人们的心理需求,而是通过文化的塑造,使每个成员从内心深处自觉地产生奉献精神,把提供优质服务作为自己的使命。

4. 约束功能 医院文化贯穿于服务理念、服务精神、价值观等"软件"中,有利于员工形成心理约束力,养成良好的职业道德和职业行为。有形的规章制度对医护人员行为进行硬性的约束固然是必要的,但它的调节范围和功能是有限的,医院文化这种"柔性的软件"与医疗规章制度等"刚性的硬件"相协调,共同营造了良好的服务环境。

5. 协调功能 医院文化的协调功能是指其协调医院内部和医院与社会的关系,使医院内部协调统一、医院与社会和谐一致的作用。医院文化中体现的共同信念和目标使医院员工主动交换意见、沟通思想,通过共同磋商,解决问题和冲突。在外部,医院文化的内容都是强调医院更好地为社会服务,也就是说,通过医院文化建设,医院尽可能地调整自己,以适应

不同人群的医疗需求。

6. 育人功能 医院文化的育人功能是指通过医院文化的培育和熏陶,不断提高医院员工素质,使每个员工具有与时代相适应的精神风貌和价值观念。文化的基本内涵就是一种"教育""教化"和"培养"。医院文化育人的功能主要通过以下两方面体现和发挥出来:一是以科学的价值观导向员工的行为,教育员工的知能、智能和技能;二是以文化理论育人,文化实践育人,文化环境育人。

(二)医院文化的特点

医院文化与企业文化有许多共性,这是由人的基本需求和需求变化的一致性、市场经济条件下企业管理和医院管理之间本质特征的相似性决定的。但医院毕竟不同于企业,它是一种特殊的社会组织。医疗工作科学性与实践性相统一的特点,以及医院服务的艺术性、伦理性和社会性,使医院文化表现出与企业文化不同的特征。

1. 人文性 人文性是医院文化最显著的特征之一,较之于企业文化、校园文化等其他文化,医院文化更应突出其人文性强的特点。医院的一切活动都是以人为中心,医院的服务对象是人,而且主要是患有身心疾病的人群,因此,医院应强调以患者为中心。医务人员是进行医疗卫生保健工作的主体,他们具有较高的人文素养,工作在高风险的工作岗位,因此,医院文化特别强调在管理中要关心人、尊重人、信任人,强调人的价值观在医院中的重要地位,强调激发人的使命感、自豪感和责任心。

2. 整体性 医院同社会有着广泛的接触和交流,与整个社会形成复杂的互动结构。医学科学的发展,促进了医院内部的专业分工,使医院内部成为相互联系、相互影响的系统结构。医院同社会的关系,医务人员同患者的关系,医院内部不同学科、不同机构之间的各种关系,既构成医院文化内容的诸多重要方面,也影响医院文化的形成和发展。可以说,每个医院的文化都是在一定社会环境影响下,在医院所面对的各种关系相互作用下形成的,具有完整结构和功能的文化观念体系,是具有系统性、协同性和结构功能之完整性的组织文化。

3. 深刻性 医院是知识和技术密集型的社会组织。医务人员具有相对较高的文化素养。与一般社会组织相比,内部成员对高品位的文化生活有着更为强烈的需求和渴望。医务人员在医患关系中处于主导地位,在医疗活动过程中,患者很难就技术性等业务领域的问题同医务人员进行平等对话。医疗服务水平的好坏在很大程度上取决于医务人员的技术水平、职业道德素养、工作责任心和服务态度。因此,规范和引导医务人员的自主行为是医院管理的核心。所以,医院文化更重视人的深层潜质,是一种颇具深刻性的文化系统。

4. 时代性 医院文化作为医院管理学科的最新成果,是在一定的历史文化、现代科学技术和现代意识影响下形成和发展起来的。医院文化是时代精神的反映和具体化,因此,它不能不受到当时当地政治、经济形势和社会环境发展变化的影响,不能不带有时代的特征。在医疗卫生改革日益深入的今天,医院文化不仅体现着社会主义的基本特征,而且充分体现当今改革开放年代的精神特征,渗透着现代医院经营管理的思想。

5. 继承性 中国的医院文化是中华文化的一个组成部分,传承民族优秀文化,借鉴各国文化精华,是我国医院文化的重要特征。一是继承社会主义的革命文化传统,如"毫不利己,专门利人"、对技术精益求精的"白求恩精神"等;二是继承传统医学文化精华,如"医乃仁术""无德不医""大医精诚"等;三是继承本院的优秀文化传统;四是继承外来的医院文化和企业文化的研究成果。

6. 社会性 医院是一个社会组织,医院文化是社会文化的亚文化,医院的生存和发展离不开它所处的社会大环境。因此,先进的医院文化追求与社会环境的和谐。医院一旦形成较为稳定的文化模式,就会通过向社会提供优质医疗服务的过程以及同社会上各种人群进行交往的过程,以整体形象和个人行为的方式,与公众保持良好的公共关系,以尽医院的社会责任。

7. 实践性 医院文化不仅是实践的产物,也是一种实践活动。医院文化本身就是试图通过有意识地培养一种积极向上的文化精神,以心理感召的力量,影响人们的观念和行为,以达到实现组织目标的目的。正确而成功的医院文化,能在实践中有效地转化为医院主体积极的群体意识,使医院文化作为一种管理方式,在医疗实践中取得卓然的效果。

三、不可小视的医院形象建设——医院文化的外部表达

在美国纽约巴尔的摩及周边地区,有一大半病人偏爱约翰斯·霍普金斯医院,管理学者在分析这一现象时指出:在多数医院很难表明他们与附近同行有所区别的时代里,没有什么能比医院形象更具有威力了。

(一) 医院形象概述

1. 何谓医院形象 形象为形状相貌之义,它是对认知客体的一种感觉,可能让人一时说不出到底哪里与众不同,但总使人感到有一种独特的魅力和吸引力。《现代汉语词典》对"形象"的解释是:"能引起人的思想或感情活动的具体形状或姿态。"从心理学的角度来看,形象就是人们通过视觉、听觉、触觉等各种感觉器官在大脑中形成的关于某种事物的整体印象。

医院形象,是医院通过自身的存在形式和行为向公众展示的本质特征,进而在社会和公众心目中留下的整体性印象和评价。它是医院建筑、内外环境、医德医风、医疗技术、医疗质量、管理水平、服务水准、医务人员素质、内部凝聚力及院容院貌等情况的综合反映。医院形象是医院文化的重要组成部分,是医院文化的外部表达,有赖于医院文化建设来完成。

2. 医院形象的组成 医院形象由表观形象和深层形象构成。表观形象是指构成医院形象的外在直观部分,如医院院徽、院旗、门面、门诊及病房的布局设施、房屋设备等看得见摸得着的部分,表观形象是医院形象的外壳,是深层形象的外在表现。所谓深层形象,是指医院目标、理念、精神、风气、医务人员素质等看不见摸不着的部分,深层形象是医院形象的内核。

3. 医院形象的价值 医院形象是一所医院实际存在的文明总体状态,是医院文化中所有要素的综合表现。它反映了社会公众对医院的认可程度,具体表现为医院良好的声誉和知名度。塑造良好的医院形象是社会主义市场经济发展的客观需要,是提高现代经营管理水平的迫切要求。医院的良好形象是一种无形财富和潜在资源,具有增强消费信心、树立精神信仰、开创良好经营环境、增强职工凝聚力、吸引政府投资和社会资金、招募人才、树立行业中的地位和号召力、赢得医疗市场竞争胜利等巨大魅力。

(二) 医院形象战略

医院形象战略是指医院借鉴国际企业形象战略理论,通过自觉的形象策划活动,使医院被社会公众所认知、认同的经营理念及经营行为系统战略。这里需要引入医院形象识别系

统的概念,CIS 是"corporate identity system"的简称,直译为"法人组织识别系统"。CIS 战略兴起于 20 世纪 60 年代的美国,最早应用的是国际商用机器公司,即 IBM。最初用于标志和商标设计,逐渐形成完整的企业识别系统。国际设计协会统计显示,在 CIS 上每投入1 美元,可得到 227 美元的回报,因此许多著名的企业和财团纷纷实施 CIS 战略。近些年来,有一批医院导入和实施了 CIS 战略,对于塑造医院形象起到了积极的推动作用。医院形象识别系统包括以下几个方面的内容。

1. **医院理念识别(mind identity,MI)**　医院理念识别是 CIS 战略的核心和精髓,包括医院目标、信念、宗旨、任务、行为规范等。医院理念设计是对医院精神、价值观、目标等观念性的而又能体现医院个性的内容进行浓缩,通过简洁、精练的文字表达出来,有时以"院训"的形式出现。如"仁心仁术、明礼诚信、敬业奉献、变革发展""崇德、敬业、求精、图强"等。这些医院理念表现了医院所有工作人员对外共同承担责任,共同对医院形象负责。医院的文化理念服从于医院的管理目标和战略,同样的"以患者为中心"在不同的医院环境下会有不同的表达。

2. **医院行为识别(behaviour identity,BI)**　医院行为识别是指医院在理念的指导下,形成的一系列医院经营活动,如机构、制度、奖惩、公关等。包括内部行为识别和外部行为识别两部分。对内包括:提高人员素质、员工培训教育、推进技术进步、培养敬业精神、完善激励机制、改善工作环境、提高生活福利等。对外包括:提高医疗质量、改善服务态度、特色项目的介绍、新项目和新技术的研究开发运用、公共关系、大型公益性的社会活动等。所有这些行为特征都表达出医院尊重患者、服务患者的医院文化价值观和经营理念。医院行为设计主要包括医院的管理体制(权利行为)、各种制度(员工的行为规范,如医院用语和对员工的奖惩)及医院各项文化活动。

3. **医院视觉识别(visual identity,VI)**　医院视觉识别是指医院在经营理念和经营目标确立的基础上,运用视觉传达设计的方法,设计出系统的识别符号,刻画出医院的个性,突出医院的精神。人凭感觉接触的外界信息83% 来自视觉,医院视觉识别是医院形象战略最外露、最直观的表现。任何一家医院要把自己有效地推介给社会公众,都应该建立起一套易于识别的符号系统。如与众不同的医院徽标、艺术字体书写的医院院名、在明显位置上悬挂的医院理念等,都表现出对患者的一种承诺。视觉识别系统本身的美学价值和艺术价值所塑造的形象是交融在一起的,因此,优秀的视觉设计必然艺术性地提升医院的形象。

4. **医院情感识别(emotion identity,EI)**　医院情感识别是指医院对患者的一种特殊职业情感,包括医患情感、护患情感等。医院员工要深刻认识到仅仅治愈患者的疾病是远远不够的,要使患者保持身心健康,还必须与他们进行情感交流,培养关怀意识,为患者创造一个友善关爱的医院环境。

在医院形象战略的四个子系统(MI、BI、VI、EI)中,MI 是医院形象战略的最高决策层,是医院形象的核心;BI 是医院形象战略的动态系统,是医院形象战略的执行层面,是在理念与价值观的指导下形成的医院全体成员的行为方式;VI 是医院形象战略的展开层面;EI 是医院区别于其他行业的最能体现医院个性形象的表现形式。这四个部分是一个有机整体,相互整合、相互影响,共同塑造出独特的医院形象。

【相关链接】

某中医院的视觉形象特色

某中医院为了突出中医药特色,在新建的办公楼前用不同颜色的植物组成了大型的阴阳八卦图案,楼门两侧贴着用中药名编写的对联:"丹心厚朴君至生地胜熟地 杏林红花春来木香赛麝香"。优美的环境凸显了具有中医特色的外在形象。

(三)医院形象的要素

1. 质量形象　医疗质量是医院建设永恒的主题,是患者最为关心和敏感的问题。质量形象是对医院医疗质量的印象与评价,是医院的基础形象、根本形象和实质形象,也是患者产生定向就诊的基础。

2. 员工形象　员工形象是对医院职工综合素质的反映,如工作人员的着装仪表、言谈举止、服务态度等。除了视觉可见的特定的有形物外,更重要的是医院从上到下的内在气质体现。几乎每个医院职工在特定的场合都能代表医院的形象,如接待门急诊患者、接电话、与患者交谈都可以体现出来。这关系到社会人群对医院第一印象的优劣。

3. 技术形象　技术力量是否雄厚,是否具有一支专家队伍,是评判医院实力的一个重要方面,是公众对医院诊疗能力及业务水平的印象与评价,它是决定医院整体形象的关键因素。

4. 设备形象　是否拥有先进精良的仪器设备,往往是 21 世纪医院形象的基础,是患者对医院设备及在诊疗活动中所体现的价值的一种印象与评价。

5. 医德形象　医德形象是医务人员在医疗活动中所表现出来的职业道德形象。医院职业道德水平的高低,是社会评价医院形象的重要指标。医院中个别医务人员道德行为不检点,会导致医院良好形象的确立功亏一篑,在社会上产生恶劣影响。

6. 服务形象　服务形象是医院在医疗活动过程中,向患者提供服务,给患者留下的服务质量、服务态度、服务方式的印象以及由此而引起的客观评价。随着人们生活水平的普遍提高及保健意识的增强,患者住院后,营养怎么样,1 周能有几次热水沐浴,能否随时随地地打电话,病房是否安静舒适,温度是否适宜,患者的隐私权能否得到保障等,这些过去不以为然的"小事",将会成为新时期患者选择医院的考虑因素之一。

7. 价格形象　在技术水平、服务质量相同的情况下,医疗收费是否规范合理,是决定患者选择医院的重要因素。在现阶段医疗消费承受能力有限的情况下,合理用药、合理检查、合理收费显得尤为重要。它既体现出医院的价值导向,更体现出医院的社会责任感。现在各医院都在建立费用查询系统、一日清单制等,让患者明明白白消费,同时尽量缩短各环节的诊疗时间和平均住院日,减轻患者的负担,有效地改善了医院形象。

8. 管理形象　管理形象是人们在医院治疗或参与医院相关活动中对医院管理水平的认识。管理反映医院内部机器的运转状态,科学化、现代化的管理,是面向 21 世纪医院形象塑造的关键。管理水平看似无形,其实是有形的,患者往往会在各个诊疗环节中亲身感受到医院的管理水平,井然有序的管理会令人赏心悦目,从而在公众心目中树立起良好的形象。

9. 环境形象　环境形象是患者对治疗休养场所的印象,是给患者留下第一印象的重要依据。如医院的建筑、绿化、美化、布局等院容院貌,患者就医时的医疗环境方便程度、道路指示是否明确等,这些都是医院文化的具体表现。

10. 舆论形象 带有战略眼光的医院管理者,对舆论形象都会给予特殊的重视。公众舆论影响面大,可以对就医选择起导向作用。试想,某家医院连续不断地在报纸、电台、电视台作正面宣传,这家医院在公众中的形象和知名度一定会得到迅速提升,甚至家喻户晓。

【课堂活动】

摄影图片展——我眼中的医院文化

课前派几个小组的学生到医院收集医院文化的种种表现,用相机拍摄后制作成幻灯片,分组在课堂上演示,每组3分钟,边播放边讲解。让全体学生看后对医院文化有一感性认识。

第四节 我们怎样赢得掌声——护理文化

许多人爱听《掌声响起来》这首歌:"孤独站在这舞台/听到掌声响起来/我的心中有无限感慨/……"爱听这首歌,是因为每一个掌声的背后,有多少青春的付出,多少生命的耕耘,又有多少无言的理解、无价的承认。

天使也需要掌声。发展中的护理事业呼唤着先进的护理文化,有先进的护理文化领航,天使就能在21世纪市场经济的大潮中赢得掌声。

一、让天使展开双翅——引领我们走向成功的护理文化

人们都把医护人员比作"白衣天使",把顾客比作"上帝",似乎大家都是天上的神仙。其实,医院与就医顾客的关系,完全可以借用一位意大利人的诗句来概括:"我们都是只有一只翅膀的天使,只有相互拥抱着才能飞翔。"

护理从它诞生的那一天起,就在追求人类的第一财富——健康事业。现在,21世纪又在向它昭示着一个崭新的命题——护理文化。护理文化的硕果能让护理人员和服务对象一起共创和谐,"拥抱着飞翔"。

(一) 何谓护理文化

护理文化即护理组织在特定的护理环境下,在长期的护理实践活动中逐渐形成的共同价值观、基本信念、道德规范、行为准则、自身形象以及与之相对应的制度载体的总和,其核心是护理组织共同的价值观。

护理文化是渗透在护理活动中的灵魂所在,它依靠共同的价值观念、良好的传统习惯和组织风尚来约束、引导护理人员,规范其行为,使之与组织目标一致。护理文化所倡导的价值观一旦被全体护理人员所认同并内化为行动指南之后,就成为凝聚护理队伍强有力的中介力量。

护理文化是社会文化在护理领域的表现形式,是社会文化的一部分,是一种亚文化。护理文化作为医院文化的子文化,作为文化在健康领域的具体体现,反映了社会对护理的文化

需求。

（二）护理文化的内容

护理文化是一个外延很广的综合体，其内容主要包括以下六个方面。

1. 护理宗旨 护理宗旨是护理组织的目标和基本信念，它是护理组织认定的、在长期的活动中遵循的根本原则和共同的信念与追求，它有着强大的导向和激励作用，规定着护理人员行动的指向，能使组织获得巨大的精神动力和内在活力。如"减轻和消除痛苦，维护和增进健康"，就是护理宗旨。

2. 护理理念 护理理念即护理人员的共同价值观，是组织全体成员共同信仰的价值体系，是护理文化的核心和基石，也是维系组织生存发展的精神支柱。例如，"患者是护理工作的中心，我们要尽一切力量满足患者的健康需要""护理人员的一言一行，对患者心理、疾病的康复起到重要作用"等。它与护理宗旨既有联系，又有区别。一方面，两者都是指信仰体系和观念体系，都是在实践活动中应遵循的，但护理宗旨是组织认定的，它不一定全部内化为全体成员的意志，而护理理念是为全体成员内化了的价值体系。

3. 护理道德 护理道德是护理人员应当遵守的职业道德。因为护理职业直接关系到人的健康和生命，因此，有很高的道德要求。如"忠于职守，尽职尽责""精通技术，救死扶伤"等，就是护理职业道德的基本守则。因此，要实践和建设护理文化，首要的就是要践行护理道德的基本原则，并依此去规范自己的言行。

4. 护理制度 护理制度是各项护理工作应当遵循的规则，它包括各项管理制度和管理程序，是护理人员共同的行为规范，也是实现护理工作预期目标的手段，对护理人员的行为具有强制性的控制作用。它既反映着护理工作的基本信念、价值观念和道德规范，也体现着护理管理的民主化和科学化的程度。随着护理制度的完善和推行，它已逐渐成为护理人员的职业习惯，且变得更为程序化。

5. 护理形象 护理形象是公众对护理人员的感知印象，它是护理文化的社会表现和社会评价。良好的护理形象首先来源于护理人员的个人形象，有了良好的个人形象，才会有良好的护理组织形象。

6. 护理作风 护理作风是指护理队伍成员在达成组织目标时表现出来的行为方式和个性特点。护理人员的工作作风表现为"认真负责、勤奋踏实、任劳任怨、勇于奉献、温和轻稳、严谨细心、团结协作、雷厉风行"等。一般说来，组织作风是一个组织带有普遍性的、重复出现的、相对稳定的行为方式。在2003年抗击"非典"和2008年抗震救灾的战斗中，护理人员之所以能有优秀的表现，就是因为长期练就的优良工作作风，在关键时刻表现出一种特别能战斗的精神和品质。透过这种作风可觉察到护理人员共同的价值观念。

（三）护理文化建设

护理文化建设是根据护理组织的自身特点及未来的发展趋势来确定自己的基本信念、价值观及道德规范，并使全员达成共识的过程。

我国的护理文化建设应与时俱进，以传统的中华文化为背景，以中国特色社会主义时代文化为主导，在传统的祖国医学文化和现代医学文化相互交流、相互渗透的基础上，建设多学科综合的特定护理行业文化。可通过宣传护理模范人物倡导护理文化，通过各种仪式、典礼等形式强化护理文化，通过各种媒体网络传播护理文化。

二、青蛙之死引发的思考——护理安全文化

一个寒冷的冬天，一只青蛙跳进了盛有温水的铁锅里，铁锅下的炉子着着小火。刚开始，青蛙悠然自得，认为自己找到了一个温暖舒适的好归宿，沾沾自喜，洋洋得意。随着时间的推进，发觉不妙时，它的体能已随着水温的升高而耗费殆尽，最后，再也跳不出来了。

仔细分析，我们不难看出，青蛙犯了三大错误：第一，青蛙的场所本该在水塘或禾田，而它却"离岗"跳进了本不该它去的、烧烤着的铁锅里，此乃"违章"也；第二，面对正在升高的水温而悠然自得，对可能导致的灾祸估计不足，此乃"麻痹"也；第三，身处险境不自知，灾难临头不规避，此乃"不负责任"也。最终等待它的结局只有一个——死亡。

由此可知，安全绝不仅仅是一个"遵章守纪"的问题。媒体在采访一个30年无事故的单位时，该单位领导说："我们是把安全作为一种文化，引导员工形成抓安全的自觉行动，从而铺设出一条平安大路来。"

（一）何谓安全文化

1. 安全文化的概念及由来　安全文化是指人们为了安全生活和安全生产所创造的文化，是安全价值观和安全行为准则的综合，体现为每个人、每个群体对安全的态度、思维程序及采取的行动方式。安全文化虽是看不见的，但渗透在人们的一切生活和生产活动中。

"安全文化"的概念是在1986年苏联切尔诺贝利核电站爆炸事故发生后，国际原子能机构在总结事故发生原因时明确提出的。实际上安全文化早已存在，只不过灾难性事故使安全文化的地位凸显出来。安全文化作为一个全新的安全理念被提出来之后，很快得到普遍认可和飞速发展。

2. 医院安全文化　航空业、核动力工业、化学制造业等高风险行业由于能够系统、有效地对待安全问题，面对高度内在风险仍能够成功运作，所以被称为高可靠性组织（high reliability organization，HRO）。医疗行业也属高风险行业，容易发生"意外事故"，故上述高可靠性组织的管理理念和经验被引入了医疗系统。

医院安全文化的概念由国外学者2003年提出，可以理解为是将希波克拉底的格言"无损于患者为先"整合到医疗组织的每一个单元，注入每一个操作规范之中，是将"安全"提升到最优先地位的一种行为。这种安全文化可以向社会公开承诺，并付诸实践。"医院安全文化"就是将"文化"的内涵朝着以安全为目的方向推进的一种组织行为，以及医院内所有员工对待医疗安全的共同态度、信仰和价值趋向。

（二）诠释护理安全文化

1. 护理安全文化的提出　自从人类有了"护理"这一活动以来，护理安全就一直贯穿于护理活动的始终，人们总结形成了许多安全防范的方法和措施，逐渐构筑了护理安全文化的精髓，丰富了现代护理的内容。

"护理安全文化"是近年引入医院管理的新概念。与传统意义上的护理安全教育不同的是，它把安全教育融入文化的氛围之中，注入文化的内涵。众所周知，文化对于人有一种感染、熏陶、浸润和潜移默化的作用。因此，当安全教育变成安全文化时，各种护理安全规章制度就不再是印在纸上或贴在墙上的条条框框，而变成了护理人员头脑里的一种理念，一种思维模式。

护理安全文化是护理文化的组成部分。从文化的形态来说，护理安全文化的范畴包含安全观念文化、安全行为文化、安全管理文化和安全物态文化。安全观念文化是安全文化的精神

层,安全行为文化和安全管理文化是安全文化的制度层,安全物态文化是安全文化的物质层。

2. 不同时期的护理安全文化 传统的护理安全管理只局限于"物"和"事"(即安全行为文化、安全管理文化和安全物态文化),没有对其进行深层次的提炼,护理安全文化的建设只注重监督管理而没有强调"自主管理"。新时期护理安全文化坚持以人为本的原则,以实现人的价值、保护人的生命安全与健康为宗旨,让"我要安全"的意识深入每个人心中,落实在每个人的行动上,使护理安全管理上升为一种全体护士共同自觉遵守和认同的价值理念、行为准则、道德观念。做到每个人都能"自主管理""不伤害别人""不伤害自己""不被别人伤害"。在护理系统内创造一个充分体现"安全第一"的观念体系,形成一个互相监督、互相制约、互相指导的安全管理体系。

(三)发展中的护理安全文化理念

尽管护理安全文化理论尚属稚嫩,但许多新理念已逐渐被业内人士接受。

1. 安全与效率,谁优先 提高医院的经营效率、提升医院的安全水平是医院管理层经常思考的问题,其思路和做法确定了医院的安全趋向,从而反映出一个医院安全文化的高低。从提升安全文化的角度看,在做战略决策时,安全不能仅仅被看成是一个辅助因素,而必须要置于优先和中心的位置,有时甚至以牺牲部分效率为代价。如在人力资源配备上,医院护理管理者应配备足够的护理人员,以保障服务对象的安全。

2. 系统与个人,谁之过 通过对护理缺陷的分析可以看出,绝大多数护理缺陷不是孤立的,是众多环节因素中的某一个或几个发生改变所致。这既有系统的因素,也有个人的原因。系统理论认为,差错并非由于人的疏忽和无能所致,差错是由于系统内潜在的缺陷而造就了一个使人产生差错的环境。所以在出现护理缺陷之后,要把个人的过错放到系统中进行考查,及时分析原因并对护理系统加以改进。在分析因个人失误而导致护理错误的原因时可以发现,个人犯错误是难以完全避免的,但可以对护理系统过程加以改进,减少缺陷的发生,保障医疗安全。

3. 报告与隐瞒,当如何 一般来讲,发生护理失误后,各方交涉时会进行归责,司法、卫生行政部门以及当事双方都习惯这样的思路。责任主体通常是过错行为人,所以,发生护理错误的医疗机构通常以对过错行为人进行"惩罚"(承担赔偿或者降职、解职等)的方式来达到对受害人(患者)的心理补偿。尽管这是符合报复理论的,但安全文化理念认为,惩罚过错行为并不能使类似事件的发生得到削减,反而会促使行为人隐瞒过错,只有把护理服务当成是系统整体提供的东西,当成是并非个人行为而是系统行为,出问题后对系统行为进行改善才有出路。

因此对个人的处理应尽可能地淡化,要让过错行为人及其他所有成员都能吸取教训,尽可能不用或少使用惩罚手段。因为惩罚容易使员工在遇到医疗缺陷时不是采取报告而是采取隐瞒的态度,并使员工不愿意接受检查。故"针对系统+非惩罚性环境"是医院安全文化的一个重要标志。

(四)构建医院护理安全文化

1. 提高护理人员的安全文化素质 护理人员的安全文化素质是护理错误的"天敌",是根除事故隐患、控制错误发生的有效措施和基础工程。护理错误的发生原因相当复杂,它包括过错人的思想素质、个性心理素质、对规章制度的自我约束能力、非理智行为的心态因素等。安全文化素质的提高有利于增强护理人员的安全意识,克服麻痹心理,杜绝违章操作,督促隐患整改,把事故隐患消灭在萌芽状态。

2. 高度重视医疗护理安全工作　医疗机构必须建立起一种安全文化,从而使护理服务过程的设计和人力安排明显有助于提高护理服务的安全性和可靠性。医院的各级管理人员都必须把安全视为第一优先,要经常对系统进行重新评估和设计,利用各种手段使员工充分认识医疗系统的复杂性,增加对系统的分析,鼓励全体员工参与安全工作。

3. 进行护理错误的相关研究　要了解系统内存在的护理错误到底有多少,有多少是可以被预防的,最常发生的护理错误是哪些,原因何在,该如何预防等,这些问题都应该通过实证性的研究获得解答。

4. 提倡"无苛责"安全文化,建立"无障碍"护理错误报告系统　护理人员在发现安全隐患、自己或别人出现失误之后,采取主动报告还是隐瞒的态度,反映了一个护理组织安全文化的高低。要探讨建立"无苛责"的护理安全文化,"无苛责"文化是基于"绝大多数护士都想遵章守纪"为前提的,它是一种真正的"人和"安全文化。简单说来,不是通过"责怪"来约束违章行为,而是通过深入分析违章的原因来避免其发生。这种文化避免了"以奖代管"或"以罚代管",从而更有利于对错误的原因进行系统分析。唯有透过真实的护理错误探讨,才有可能真正从错误中学习,并找出预防之道。惩处犯错误者只会使大家更隐晦于谈论护理错误,并不会使错误发生更少。

一个完整、有效的报告系统应具有以下特点:① 非惩罚性:报告者不担心因为报告而受到责备和处罚。② 保密性:为患者、报告者和班组保密,不将有关信息提供给第三方。③ 独立性:系统应独立于有权处理报告者的权力部门。④ 时效性:报告应得到及时的分析,从而迅速地提出改进建议并及时反馈给一线人员。⑤ 指导性:报告应交由相关临床专家分析。⑥ 针对系统:提出的改进建议应该针对系统、过程,而不是个人,以防止失误再次发生。

三、"离工业化"时代的新命题——"以人为本"的护理服务文化

随着发达经济的产业结构与就业结构发生重大变化,各国出现了服务业就业人数比例上升的经济现象,专家称之为"离工业化"(deindustrialization)现象。发达国家在多年前就进入"离工业化",步入服务社会,如20世纪末美国的服务业产值已占到其GDP的75%,欧盟为58%,瑞典和芬兰则分别为62%和55%。服务业的巨大发展将形成以服务经济为主体的经济结构。

在医疗市场竞争中,同样的质量比价格,同样的质量、价格看服务,在很大程度上,质量、价格甚至要让位于服务。许多未来学者预言,21世纪将会是服务的社会。护理,将打造"以人为本"的护理服务文化,与时代同行。

(一) 服务是什么

1. 服务的概念　"为人民服务"在我们的嘴边挂了几十年,但认真琢磨"服务是什么"的人并不多。在中国传统文化中,"服务"有侍奉的含义。在现代,服务已成为社会人际关系的基础。《现代汉语词典》中对"服务"的解释是:"为集体(或别人)的利益或为某种事业而工作。"

美国经济学权威菲利普·科特勒对服务作的定义是:"服务是一方能够向另一方提供的基本上是无形的任何活动或利益,并且不会导致任何所有权的产生。它的生产可能与某种有形产品联系在一起,也可能毫无关联。"根据这一定义,我们理解服务的本质至少包括以下

要点:① 服务是一种本质上无形的活动。② 服务的目的是为顾客提供利益和满足顾客的需要。③ 服务不会造成所有权的变更。④ 服务的产生不一定与有形产品相联系。

2. 服务的特征　关于服务的特征,主要是从它与产品特征比较的角度来探讨的。

(1)无形性。指服务在本质上是抽象的和无形的,这是服务最显著的特征。比如患者在就医前往往不可预知其将得到什么样的服务,去做按摩推拿前也说不清按摩推拿为何物。虽然患者看得见摸得到服务的有形部分,如医疗设施设备等,但这些只是无形部分的载体。

(2)差异性。指服务的构成成分及其质量水平经常变化,很难统一界定,没有固定的标准,具有较大的差异性。如不同医院的服务内容和状态不一致,不同患者对服务质量的感受也存在差异。

(3)同一性。又称不可分离性,典型服务的生产、销售、交易和消费过程是同时进行的,且与顾客需求密切相连。服务无法与服务提供者分割,客户对一个服务人员的印象,从专业程度、形象衣着到谈吐风度都影响其对服务质量的判断。

(4)易逝性。又称不可储存性,指服务难以像实体产品一样储存,一般情况下服务都是即时消费,我们无法将服务像其他物品一样保存起来,护理服务的价值只存在于患者前来就医的这一时刻。

(二)服务文化是什么

1. 服务文化的概念　所谓服务文化,是以服务价值观为核心,以创造顾客满意、赢得顾客忠诚、提升企业核心竞争力为目标,以形成共同的服务价值认知和行为规范为内容的文化。它是各个服务行业在经营管理中形成的群体意识、价值观念、思维方式和行为规范的总和。当今的服务文化,是以顾客至上为出发点,以创造顾客满意为落脚点的服务价值观。

服务是人在主观意识的支配下有目标的行动,服务者的文化品位、文化层次和文化素养、文化个性和审美意识,自始至终都会贯穿于整个服务活动之中,都在不同程度地影响着服务的质量,同时传播着企业的服务理念。因此,要提高服务质量创造自己的品牌、拓展自己的生存发展空间,就必须创造一种能够组织团队学习、改善员工心智、激发员工积极性和创造性,使其用心服务、快乐服务、创新服务的高品质服务文化。

2. 不同时期的护理服务文化　中国漫长的封建社会以等级制度为特点,而等级常常是以职业来划分。《周礼·考工记》中记载"国有六职":王公、士大夫、百工、商旅、农夫和妇功。这种以职业来划分等级的传统,造成从事服务就低人一等的观念误区。新中国成立后,我们长期实行计划经济,导致行业垄断,形成了极不正常的卖方市场,卖方成了上帝,对顾客当然只有恩赐,没有服务了。

计划经济时期,我们在"以医疗为中心"的背景下形成了供给式、施惠式的服务文化,医护人员"物以稀为贵",在心理上"居高临下",在行为上"医不叩门""医不出堂"。由于适应了计划经济下人们的需求,所以为人们所接受。但在社会主义市场经济起主导作用的今天,这种服务文化显然已经陈旧,医院与就医顾客的生存互赖关系从来没有像今天这样被深刻地剖析。创新护理服务文化成为必然,要做到用文化感召人、感情吸引人、事业凝聚人、机制留住人。形成"医院管理以人为本—护理管理以护士为本—护士以就医顾客为中心—就医顾客依赖医院"的医院经营循环链。

新时期的护理服务文化是指护理人员在为患者和一定社会群体提供医疗保健需要时,形成的以服务价值观为核心,以患者关注为焦点,以实现患者和社会满意为目标,以形成共同的服务价值认知和行为规范为内容的文化。

（三）护理服务对象与护理服务

1. 对护理服务对象的重新解读　沃尔玛企业的缔造者山姆·沃顿先生曾说过："我们的老板只有一个，那就是我们的顾客，是他们付给我们每月的薪水。只有他们有权解雇上至董事长的每个人。道理很简单，换到别家商店买东西就是了。"这是成功企业家对服务对象的解读。

长期以来，我们一直将服务对象局限于患者，而我们对"患者"的认识仅仅是"患病需求医的个体"。市场经济体制下的服务营销理论为医院引入了"顾客服务"的理念，即不再将患者单纯看作是"患病的人"（patient），而看作"顾客"（client），顾客可以理解为接受服务的对象，包括组织和个人。所谓"接受"可以理解为已经接受或将有可能接受两种情形。因此，我们可以把医院顾客分为现实顾客和潜在顾客，现实顾客是指正在就医的患者和接受保健服务的健康人，潜在顾客是指尚未接受医院服务的所有的人。

将服务对象由"患者"转视为"就医顾客"，可带来以下转变。一是角色心理的转变：医护人员可由心理上位改变为心理等位，消除心理上的优势感，多给患者一些平等和关爱。二是服务对象的转变：不仅为正在接受医院服务的患者提供服务，而且注意给予过去前来接受医院服务的对象以持续的服务，更注意开发潜在的顾客。三是服务范围的转变：不再限于医中服务，还包括医前和医后的许多服务，这些服务不一定都与医疗有关，但对于保持与顾客的关系，争取顾客的信任、满意、忠诚是有利的。四是服务内容的转变：医院服务过去主要是以核心服务为主（解除患者的生理疾患），而顾客服务是在此基础上，尽可能多地提供附加服务，为患者提供更多的附加利益，为核心服务提升价值。五是服务主动性的转变：由被动等待患者上门求医转变为出门寻找客源。六是服务联系的转变：由就医时的短暂联系转变为发动员工与就医顾客建立长期紧密联系，以获得顾客的满意和忠诚。毫无疑问，"就医顾客"概念的建立，将使医疗服务发生根本性的变革。

2. 对护理服务的重新解读　护理服务是在预防、医疗、康复、保健活动过程中，护理人员以实物和非实物形式满足服务对象需要的一系列行为，是一种为满足他人健康需求进行的劳动活动，是一种人与人之间相互影响、相互作用的互动行为，实质是一种文化的交流和沟通。每个护士都是服务文化的创造者、传播者。服务活动主体的文化底蕴决定着服务文化的品位，护理服务对象多元化、个性化的文化需求，决定着护理服务本身的文化供应。

我国在加入 WTO 后，将向 130 多个成员国开放专业医疗服务，外资医疗机构不仅在资金设备等硬件上有优势，在服务上占有更大的优势，他们将以全新的服务理念和优质的服务实力与我们竞争。中国的护理事业要想发展，只有奋力拼搏，尽快提升自己的服务品质。

（1）护理服务的定义将被拓展。定义的拓展意味着认识的深化和范畴的延伸。一是从疾病服务转向综合服务，二是从普遍化服务转向个性化服务，三是从职业化服务转向社会化服务，四是从基本服务转向特需服务，五是从粗放式服务转向精细化服务。护理服务将不仅仅局限于医院里的护理照顾，为全社会人群进行健康服务的相关工作也将纳入其中。

（2）护理服务的定位将被提升。医院不会再将护理服务问题作为可有可无或医疗工作的附加性问题来认识和处理了，护理服务将作为医院工作的有效作用方式和表达方式来强化。

（3）护理服务的价值将更受重视。长期以来有些医院管理者认为，护理服务的改善只有投入，很少有直接的产出，价值不太大，所以对护理服务的价值意义只停留在一般认识上。现在许多管理者已经认识到，服务不仅是一种载体和医患沟通方式，也有经济学意义和社会学意义。

（四）建立新的护理服务理念

1. 建立"顾客至上"理念　根据"世界上只有一个老板——顾客"的理论，医院与就医顾客是生存互赖关系。任何一家医院的存在都离不开患者，医院的兴衰从某种意义上说也取决于患者。因此，护理人员应从"患者求医院"向"医院靠患者（就医顾客）"的认识转变，真正树立起"顾客至上""以患者（顾客）为中心"的理念，从而形成良好的就医顾客发展链："头回客—回头客—常来客—永久客—传代客"。要建立起这样的理念：顾客是亲人，以人为中心；顾客是老板，服务当尽心；顾客是朋友，真诚换真心；顾客是自己，将心来比心；顾客没有错，有理也虚心；顾客无小事，处处要细心；来者都是客，相待不偏心。

2. 建立"服务第一"的护理服务理念　既然把服务对象看成"顾客"，就应该树立这样的服务思想：医院应该是就医顾客需要什么服务就提供什么服务，而不是医院有什么服务，就医顾客就享受什么服务。服务是医院存在的根本，是护理专业的本质，要从"患者围着医院转"向"医院上下为患者服务"转变，由共性化服务向创精品服务、名牌服务转变。服务文化的核心是使顾客满意，在医疗市场竞争激烈的状态下，如果不把服务对象满意放在第一位，医疗机构将无以生存。

（五）护理服务文化的体现

护理服务文化的最终的表现形式是具体的服务行为。有人认为，护理服务文化行为就是注重微笑服务，规范服务业文明礼貌用语，这些基本的和初级的服务文化行为是必需的，但还远远不够，"护士的微笑永远不能代替护理服务的质量"。在知识经济主宰21世纪世界经济的大背景下，护理人员将扮演极其重要的角色。而此种角色远非微笑服务、礼貌用语所能胜任，它对护理人员提出了更高的要求。

1. 提供人性化服务　所谓"人性化服务"就是强调从服务对象的特点出发开展护理服务，尤其使服务符合人们的生活规律和心理需要。如根据服务对象需求合理排班：改变过去固定的朝八晚五上班时间，化验室早上六七点上班，门诊医生中午连班制；护士增加早晚班，改变过去夜班护士因工作繁多，早晨四五点就开始做晨间护理及治疗的状况；将诊室均改为单间，就诊过程无第三者打扰；每张病床间设床帘等。不可否认，"洋医院"的人性化医疗服务走在国有医院的前面，从这个意义上讲，倡导人性化服务是国内医院适应我国加入世界贸易组织后行业竞争的重要手段。

2. 提供个性化服务　所谓"个性化服务"就是护理人员注意从细微处来关心和贴近就医顾客，了解和提供每个服务对象希望得到的个性化服务，它重视患者的个体差异，致力于满足不同患者的多元文化需求，使护理服务关系进入更深的层次，这也是一种以满足消费者需要为中心的市场观念。如为父母暂时有事离开的患儿设立"暂托病房"；为年轻妈妈专设哺乳区，免除其当众哺乳的尴尬；为"上班一族"提供晚间门诊和双休日门诊；营养护师开展不同病种的饮食指导服务等。

3. 提供便捷化服务　几乎所有的患者都抱怨就医的环节多、手续繁，希望医院的服务方便、快捷,现在许多医院已开始简化服务流程,特别是现代信息技术和管理手段的应用,使医院的便捷服务成为可能。如通过计算机联网,缩短挂号、交费、取药的等待时间;在门诊建立"一站式"服务,将导医服务、健康指导、用药咨询、检查报告单发放、免费提供推车、供应开水、卖饭菜票等多项功能合并,为患者提供了极大的方便;有的医院创新了后勤服务模式,建立了"勤务中心",如果患者错过了用餐时间,如果病房某设施需要维修,如果……只需一个电话,服务人员很快就会上门服务。

4. 提供延伸化服务 延伸服务不仅是指医疗服务产品的售后服务,还在于延伸和扩大医疗护理服务的传统范畴,使护理服务具有更强的穿透力和更持续的影响力。斯堪的纳维亚航空公司董事长卡尔森率先提出了"穿墙而过"的服务理念,在他看来,面对顾客就如同面对一堵墙,要时刻思考以突破常规的服务打动顾客的心。现在越来越多的护士把服务范围拓展到病房之外,如对出院患者进行电话健康指导;为同类患者举办挚友学习班、病友联谊会;为临终患者家属提供悲伤护理,为死者亲属提供抚亲护理等。

5. 提供知识化服务 所谓"知识服务"是指在为患者提供精湛的护理技术服务的同时,为患者传播及普及医学保健知识,致力于培养和提高人们的"健商"(HQ)。知识服务是一种新的价值观念,有利于提高患者对医疗质量和效果的评价,有利于开发潜在的医疗保健需求,有利于高新医疗技术和新型服务的推广应用。据美国调查显示,63%的全球高新技术产品由于没有导入知识服务的观念,造成消费者难以接受而导致开发失败。护理人员除常规进行的卫生宣传教育外,还可开展心理咨询辅导、健康教育讲座、深入社区为居民义务提供健康知识宣传等。这些工作可有效地缩短护患距离,营造融洽的服务文化氛围。

6. 提供透明化服务 所谓"透明服务"就是重视医疗服务过程中患者的参与权和知情权,通过公示医疗服务价格、公开医疗服务过程等方法,使服务对象亲身感受医疗护理活动的真实性,增添对服务的信赖和认可。如香港医院的患者一入院即可从"入院患者须知"小折页中获得住院须知的有关问题,包括物品携带、费用情况、医院详细服务项目、环境设施、咨询方式及患者的权利和责任等。广州一家医院推出"透明输液承诺制",让患者或家属通过透明的玻璃窗观看配药的全过程,使整个输液流程置于患者的知情、监督之下,患者享有清点所用药品废弃物的权利,享有了解药品作用、副作用的权利。

 【相关链接】

"优质护理服务示范工程"活动显成效

"优质护理服务示范工程"活动于2010年启动后,护理服务内涵在不断丰富,并延伸到患者入院、住院、出院的各个环节。如北京某医院践行"热心接、耐心讲、细心观、诚心帮、温馨送、爱心访"的优质护理服务链,由责任护士对负责的患者实施有特色的护理,受到患者欢迎。例如,针对血液内科长期化学治疗患者开展以"爱的生命线"为主题的管路相关问题健康指导,针对乳腺癌术后患者量身定制"患肢功能康复操",针对泌尿科膀胱癌患者提供术后规范的造口护理等,都成为各个病房特色的专科护理内容。

7. 提供标准化服务　通过对服务标准的制定和实施,以及对标准化原则和方法的运用,以达到服务质量目标化、服务方法规范化、服务过程程序化,从而获得优质服务的过程,称为服务标准化。医院护理服务质量需要有标准,但护理服务质量标准无法像工业产品那样能用一定的技术参数进行衡量。解决这一困难的办法就是制定标准的服务规程,即用描述性的语言,规定服务过程的内容、顺序、规格和标准的程序,制定全程标准化护理服务模式及文明用语。如规定入院接待的"五个一",不论谁接待新患者,都要做到:起身微笑相迎,送上"一杯水",讲上"一句暖心语",递上"一把椅",呈上"一张住院须知",介绍"一名责任护士",让患者在新环境里有温暖、舒适、宾至如归的感觉。国际上许多著名医院的服务规程看起来刻板苛刻,甚至有点"吹毛求疵",然而,正是这种严格的规程,保证了服务质量的统一和稳定。

8. 提供温馨化服务　温馨化服务是指给就医顾客营造一个温馨的就医视觉环境和听觉环境。如许多城市开始出现用"彩色医院"替代传统的"四白落地",以色彩为标记导向各科室;门厅里摆放鲜花;墙壁上挂着设计精美的装饰画和医护人员自己创作的格言;在医院里播放舒缓优美的背景音乐;各通道都设保安员,主动开门引路;门诊接诊护士变在原地等待患者为主动上前迎接;出院患者由责任护士送至门口,并给祝福……所有这些都体现出浓厚的文化氛围及对就医者的满腔温情。

9. 提供精细化服务　细节决定成败。护理服务中,注意细节与不注意细节有着天壤之别。精细化是一种意识,是一种理念,是一种认真的态度,是一种精益求精的文化。护士在繁忙的临床工作中容易忽略细节,如开关病房门时声音太大,在大病房为患者实施灌肠导尿等操作时忘记拉遮挡帘,患者输液无陪伴时忽略其饮食、饮水、如厕问题等。只有护理人员领悟了精细化服务的精神内涵,自觉养成以精细化的思维方式分析、改进、优化每个护理环节,工作才能取得实实在在的成效。

10. 提供承诺服务　承诺服务是指向公众公布医疗服务质量或效果的标准,并对就医顾客加以利益上的保证或担保。护理服务承诺是对护理过程的各个环节、各个方面的质量实行全面的承诺。这种服务方式有助于降低就医顾客的认知风险,增强其对医疗服务的可靠感和安全感。承诺是自我加压的手段,所承诺的服务标准不但要自己做得到,而且要对就医顾客有一定的吸引力,因此这是取信于民,树立医院形象的服务措施。如成都市 21 家医院 2002 年向社会做出十多项服务承诺,其中包括急诊科接到呼救电话 10 min 内出诊,各服务窗口排队等候不超过 15 个人,不接受服务对象的吃请和钱物等。

11. 提供距离服务　提供距离服务是指给就医顾客一个宽松随意的就医消费环境。在争夺顾客的大战中,"良好的服务"当然列在首位。可是如果让顾客享受这样的"热情"服务:你走到哪服务人员就跟到哪,死皮赖脸地"热情介绍",软硬兼施地推销货品,甚至是几个售货员一起"包围进攻"……无疑会使顾客产生心理压力。这种"围着顾客转"的"无距离服务"尽管比"冷脸服务"要好些,也的确是一种进步,但客观上仍使顾客处于一种被动地位。因此现在提倡"距离服务法":即当顾客不需要的时候,售货员不主动上前推荐商品;当顾客需要时能招之即来,周到服务。从冷面孔→"热情服务"→距离服务,形成了一个螺旋式上升的形态,使服务跃上了更高水平。在医院服务中也应提倡一定的距离服务,如勿竭力推荐某药品或项目;勿对涉及隐私的问题穷追猛问;适当减少对病情轻患者的查房;进入病室不忘先敲门,获允许后方可进入等。

12. 提供超期望服务 所谓超期望服务就是用爱心、诚心和耐心向服务对象提供超越其心理期待的、超越常规的、高附加值的优质服务。根据顾客满意理论(CS),满意水平是预期绩效与期望差异的函数。如果绩效超过了期望,服务对象会十分高兴满意。超期望服务就其内容来说可能与护理服务无关,如传统节日到来时,医护人员用不同的方式为患者送去一份温馨的关怀:一盘水饺、一碗汤圆、一块月饼、一个粽子或是一束鲜花;对出院后的患者进行经常性的问候,免费寄送一些与疾病有关的保健知识和最新医疗方法的资料;在长期住院的患者生日时送上一张贺卡或一份小礼物等。这些服务看似与护理无关,也许有的服务对象根本不在乎这些,但如果一家医院能持之以恒,患者及其家属就会因为它的与众不同而深受感动,成功往往就在持续不断的优质服务之中。

13. 提供专业化服务 提供专业化服务即运用高水平的护理知识技术解决服务对象健康问题的深层次专业服务。随着专家型护士的问世,我国的专科护士从无到有,从局限于 ICU、糖尿病等领域扩展到较宽的临床护理实践范围。例如,静疗专科护士提供静脉输液工具选择、导管维护、故障排除,并发症的原因分析、预防及处理,静脉输液的信息化管理、输液微粒管理等;乳腺专科护士提供乳腺癌术后上肢功能康复及饮食保健指导、术后复查与咨询、乳腺疾病咨询,乳腺疾病困扰引发的心理问题干预;疼痛专科护士通过镇痛、康复、理疗、针灸及推拿一体化的整合式服务,为患者去除疼痛,为慢性疼痛患者(伴抑郁、焦虑、失眠等)进行心理干预等。专科护士对提高护理专业服务水平所发挥的作用定会愈加显著。

本章小结

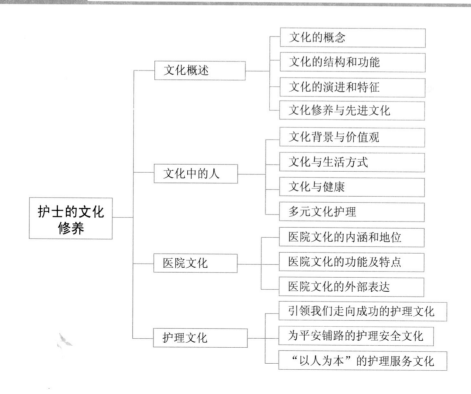

【思考题】

1. 你怎么理解"文化"的本质?

2. 为什么说"人是文化的动物"?

3. 你认为文化对人的健康和生活方式有哪些影响?

4. 学完本章后,你怎样看待护理的服务对象?

5. 设法进行社会调查,举出用"医院文化"增加市场竞争力的实例。

6. 怎样针对不同文化背景的服务对象实施护理?

【实例分析】

美国人类学家基辛在《当代文化人类学》一书的开篇讲了一则真实的故事:一位保加利亚主妇招待她美籍丈夫的朋友们吃晚餐。当客人把盘里的菜吃光后,主妇就问客人要不要再来一盘。因为在保加利亚,如果女主人没让客人吃饱的话,是件丢脸的事情。客人中的一位亚洲留学生接受了第二盘,紧接着又吃了第三盘,使得女主人忧心忡忡地又到厨房准备下一盘菜。结果,这位亚洲学生吃第四盘时竟撑得摔倒在地上了。因为在他的国度里,是宁可撑死也不能以吃不下来侮辱女主人的。

分析:请结合此案例分析文化的民族性和差异性,并谈谈如何避免此类事情在护理工作中发生。

【能力提升】

1. 辩论赛:组织一场以"网络文化与民族文化的发展"为主题的辩论赛,让学生在辩论中加深对文化的理解。

正方:网络文化对民族文化的发展是利大于弊

反方:网络文化对民族文化的发展是弊大于利

2. 绵延发展的中华文化是中华民族延续和发展的重要标志。在人类历史上,曾经出现过四大文明古国,也曾经出现过许多优秀的文化体系,但是只有中华文化长期延续而从未中断过。中华文化之所以源远流长,得益于它所特有的包容性。请思考:① 什么是包容性?② 这种文化的包容性有什么意义?

3. 实地调研:学生以小组为单位,到学校附属医院调研医院文化建设及护理服务文化表现在哪些方面,每组写一份调研报告,并派一名学生在课堂上汇报调研情况。

【网上练习】

1. 从网上查找国内外 5 家著名医院、5 所护理学院的院训,领悟其中蕴含的护理精神文化。

2. 从网上搜索"护理是什么——诠释植根中国文化的护理概念"全文,阅读后从文化视角谈谈对护理概念的认识。

【实践演练】

成立学习小组,查阅有关文献资料,拟定调查提纲,在校内外同学(大学生)中调研先进文化与落后文化的表现,思考在我们周围存在哪些落后文化和腐朽文化,面对这些大学生应做些什么。

【思维拓展】

1. 人们谈论近代资本主义革命,总是从欧洲文艺复兴运动讲起;人们谈论中国社会主义革命,总是从新文化运动讲起。在中国古代,虽然曾经分裂为不同的政治共同体或者经济共同体,但是始终属于同一文化共同体。中华文化从来不曾中断,从来不曾分裂。正是统一的文化这根红线贯穿中国历史,虽然历经三国鼎立、五代十国、南北对峙,但却一次再一次地走向统一。请思考该材料反映了什么道理?请阐述这一道理的内容。

2. 与古代烽火狼烟、晨钟暮鼓、驿寄梅花、鸿雁传书相比,现代传媒对文化信息的传递产生了什么深刻影响?

(史瑞芬)

第三章

在社会舞台上演绎人生

——护士的社会学修养

【学习目标】

1. 了解社会的基本内涵及构成要素。
2. 熟悉护理学发展的社会动因及社会化趋势。
3. 掌握人的社会化的概念、意义及影响社会化的因素。
4. 掌握实现角色扮演应具备的条件。
5. 熟悉影响患者角色适应的因素,掌握影响护士职业社会化的因素。
6. 熟悉社会分层和社会流动的基本内容。
7. 了解群体的概念及类型,掌握高绩效工作团队的特性及基本原则。

在人类生活的地球上,居住着千千万万种动物,它们中的许多成员有着令人惊叹的本领:鹰击长空、鱼翔浅底、蜜蜂酿蜜、桑蚕吐丝、信鸽飞鸿、义犬导盲……可是,没有特殊器官和生理功能的人类,却远比它们强大。何也? 有人说,因为人类会思维;也有人说,因为人类会制造、使用工具;更有人说,因为人类有社会性。

动物仅仅利用外界的存在,利用自然界的赐予,而人要支配和改造自然界,这样的任务显然不是任何单个人所能完成得了的。因此人是社会的动物,社会是人生的大舞台。

第一节　我们的人生舞台——社会学概述

有位哲人曾经说过:人们最常见的、讲得最多的东西往往是最不了解和最难了解的。的确,在这"讲得最多"而"最不了解""最难了解"的东西中,社会就是突出的例证。打开历史长卷,或漫步现实世界,我们到处可发现人们对社会种种不同的议论。

尽管人们生活在社会中,也广泛地运用"社会"这一术语,但由于社会是一个复杂的、多面的有机体,其复杂性阻碍着人们对它的全面而深刻的把握。

一、人与动物相揖别——社会与社会学的一般概念

每天,当太阳升起时,非洲大草原上的动物就开始奔跑了。狮子妈妈对自己的孩子说:"孩子,你必须跑得快一点,再快一点,你要是跑不过最慢的羚羊,你就会饿死。"另一个场地

上,羚羊妈妈也在叮嘱自己的孩子:"孩子,你必须跑得快一点,再快一点,你要是不能比最快的狮子跑得更快,那你就会被它们吃掉。"

在这个物竞天择的世界里,狮子和羚羊只是万物生存规律的一个缩影。但作为万物之一的人类,毕竟有着自身本质的规定性。自从"人猿相揖别"后,人一方面仍具有动物的本能,另一方面人更具有社会的属性。匈牙利诗人裴多菲有一首脍炙人口的诗:"生命诚可贵,爱情价更高;若为自由故,二者皆可抛。"这首诗之所以为人们争相传诵,过目不忘,一个根本的原因就在于它的字里行间映现了一个大写的"人"的形象。正是人类能动性的社会活动,人类才能获得越来越多的财富,社会也变得更绚丽多彩。

 【相关链接】

"社会"一词最早用法

在汉语里,"社会"一词最早出现于唐代的古籍中。

《旧唐书·玄宗上》中就有记载:"礼部奏请千秋节休假三日,及村间社会。"此处"社会"一词意为村民集会。

(一) 社会是人类生活的共同体

在汉语里,"社"字原指祭神的地方。《白虎通·社稷》说:"封土立社,示有土也。""会"为聚集之意。后来两字联用,意指人们为祭神而集合在一起。古籍中也用"社"指志同道合者集会之所,如"文社""诗社",或指中国古代地区单位,如"二十五家为社"。在西文中,英语"society"和法语"societe"均源于拉丁语"socius"一词,意为伙伴。日本学者在明治年间最先将英文"society"一词译为汉字"社会"。近代中国学者在翻译日本社会学著作时袭用了此词。因此,从词源上看,"社会"一词在汉语和西语中的基本含义是近似的。

社会中的每一个体、群体,都不是孤立存在的,他们由于生活的、生产的、血缘的、文化的、政治的、军事的等原因,相互结合在一起,形成了复杂的社会系统。可以说,凡有人类存在的地方,就有"社会"的印记。社会是人类生活的共同体。马克思主义认为,社会在本质上是生产关系的总和,它是以共同的物质生产活动为基础而相互联系的人们的有机总体。

我们说社会是人类生活的共同体,是基于以下的理解。

1. 社会的基本单位是人 人是社会系统最基本的要素,没有人也就无社会可言。人是社会生活的开拓者,人是社会活动的发起者,人是社会关系的承担者,人是社会过程的推动者。社会是人的"共同体",说明社会虽是由个人构成,但单个的人并不等于社会,社会是人的集合概念而不是个体性概念。

2. 社会以人与人的交往为纽带 人与人的多方面联系,形成了整个社会系统。社会就是人们在各种交往活动中建立起来的活动共同体和由各种社会关系网络构成的关系共同体。

3. 社会是有文化、有组织的系统 人类社会与动物结群不同,社会创造出了自然界中没有的文化与文化体系,从而产生了文明。文化形成后,又成为社会的最主要构成要素。生活于其中的人根据文化的要求,按照一定的模式组织起来,于是便形成了社会整合所必需的秩序,从而使社会井然有序地运行。

4. 社会以人们的物质生产活动为基础　物质资料的生产活动是社会系统的基本活动，所以人们在这一活动中所结成的生产关系是社会系统的基础和本质。

5. 社会系统具有心理的、精神的联系　人类具有高级神经活动，这是任何其他动物所无法比拟的。在高级神经活动的基础上，人类社会创造出了一系列的语言、文字、符号及多种非本能的通讯方法，反过来又大大加强了人们之间精神上的互动与联系。

6. 社会系统是一个具有主动性、创造性和改造能力的活的机体　社会的主体——人，能够主动地发现社会自身以及社会与自然之间的不平衡，并主动地进行调整使之实现平衡。同时，人还通过社会生产不断创造维持自身生存和发展的物质条件，并促进社会的发展。因此，社会系统具有自我再创造和改造的能力。

总之，社会对于人来说，它是大写的"人"，人是小写的"社会"，是大宇宙与小宇宙的关系。人不在社会之外，社会也不在人之外，离开了社会来谈人和离开了人来谈社会，同样都是抽象的。社会是人类满足其需要的特定场所，没有社会的存在，没有人们之间的复杂合作与交往，需要就难以转化为现实。

（二）社会学从独特的视角研究社会

自从有了人类社会，人们就产生了这样那样的社会思想。但作为一门独立学科的社会学却只有约一个半世纪的历史。社会学的产生和发展，是社会需要的产物。社会学的出现实际上是人类自己第一次系统、科学、宽容、平静地面对自己。人们认识了自然界，认识了社会生活的侧面，认识了人类的目的和意义，但是对自身的规律并不了解，而社会学使人类擦亮了审视自己的眼睛，是人类认识自身的一场革命。学习研究社会学，宏观上对国家和社会，微观上对个人生活都是至关重要的。

社会学家米尔斯说："社会学的想象力，令人看到个人层次的问题，与看似毫不相干的、超越个人的因素之间的联系。"其意思是说，许多个人的遭遇，只有在更广阔的社会领域这一级水平上才能获得理解与解决。如一个人失业，可能是由于自己缺乏技术或缺少合作意愿；然而若有相当多的人失业，就是社会问题了，就超出了个人缺点的范围。也许是经济未创造出足够的就业机会，也许是教育未培养出足够的训练有素的劳动者，也许还有一些其他非个人的社会力量在起作用。在社会学家看来，事物除了由它的本性或内部结构所决定的内在本质以外，由于它还处于自己仅仅是一个组成部分的更大的系统之中，所以它有一种更为复杂的性质，即在系统中的性质。按照系统论的观点，事物的整体大于它的各个部分之和，而整体的本质属性并不是各个部分属性的简单相加。因此，只有认识事物在系统中所处的地位、作用，才能正确把握这一事物。

由此我们可以把社会学定义为：它是从变动着的社会系统的整体出发，通过人们的社会关系和社会行为来研究社会的结构、功能、发生发展规律的一门综合性的社会科学。社会学研究的对象既包括了经济、政治、文化，又包括了其他社会科学的全部领域。然而它的角度和出发点又与进行专门研究的各门社会科学不同，它是从综合的观点，从不同的社会子系统之间互相影响的关系入手的。因此，社会学与其他社会科学的不同之点，并不在于它们的研究对象全然不同，而在于对同一对象的不同研究角度，就像自然科学中的不同学科一样，如解剖学、医学、心理学，都以人体为研究对象，但角度不同，得出的结论也就不同。社会科学也是如此，同样的社会现象，在社会学家和经济学家看来，说明的问题是非常不同的，社会学更有整体感和综合性，尽管也会专注某一特殊社会现象的研究，但它总是力图从这一现象与其他社会现象以及整个社会的联系上去把握它,这就是社会学独特的研究视角。

二、社会大厦是怎样建成的——社会结构的要素

当代人的婚姻观已经发生了巨大的转变,闪婚、网婚、隐婚和不婚这些新的婚姻方式也逐渐被公众所接受。据《中国青年报》社会调查中心一项关于当代人婚姻观的调查显示,如今人们的婚姻观念越来越开放,对婚姻的这些新现象也越来越宽容。对于"闪婚""隐婚"等新词儿凸显多元化的婚姻观念和婚姻行为,41%的公众表示理解,27.5%的公众表示担忧;还有62.7%的公众认为"如果不结婚可以过得很幸福,当然可以",只有21.4%的公众仍持传统观念。

不管怎样,我们中的大多数都会结婚,我们会认为这是自己自由的选择。但实际上,不仅我们决定结婚与否,而且连我们选择谁作为终身伴侣,都似乎有一只看不见的手在指引着我们,从而使婚姻这种个人问题受到多方面的牵制。

人们习惯于把日常生活中的许多方面看成是理所当然的事情,然而当我们对所谓的日常惯例进行认真思考时,就会轻易地发现,有一种因素在很大程度上影响着人类的行为,它使得社会中的个人、群体和组织都有自己的行为模式,相互之间的关系都满足着一定的规律。比如婚姻,事实上,在大多数社会中,绝大多数人在考虑婚姻的时候,爱情往往只是其中的一个因素,更多考虑的却是两个人是否"相配"。"门当户对"就是对"相配"的进一步解释,是说男女双方家庭的社会地位基本相似,处于相同或相似的社会阶层。这就说明除了组成社会的人以外,社会还有其自身的存在,我们把这种存在因素称为社会结构。

社会结构是指社会系统的构成要素之间相互关联的方式。社会结构是构成社会的硬件,是社会学研究的核心问题。因为社会是如此的复杂,所以时至今日,社会科学家还未在对社会结构的描述上达成一致。这里,我们简要地对社会结构的要素作浅显论述。

1. 地位　地位指的是在社会中某一确定的社会位置。我们每个人都在社会中占据着由社会规定的一个或者更多的位置,如女人、教师、母亲、老人等。这样的位置就称为地位,它包括职业、职务、排行、受尊敬的程度等。一个人的地位决定着他(她)在社会上处于什么位置,以及他(她)应该如何与他人相处。例如,公司董事长的地位决定了处在这一地位的人与雇员、股东和其他公司董事长或税务员之间的关系。

人们有两种主要的地位类型,即自致地位和先赋地位。在一个人的生命历程中作为个人努力与否的结果而获得的地位是自致地位。如一个人的受教育水平、现代社会中绝大多数的职业等都是自致的,自致地位在原则上是可以被改变的。先赋地位即由父母的社会地位和自己的先天属性所形成的地位,包括民族、年龄、性别和某些家庭内的地位。先赋地位通常是不能改变的。

2. 角色　角色是对社会中具有某一特定身份的人的行为期待。社会上的每种地位都有一套被期待的行为模式、义务和权利。因此,地位和角色是同一个问题的两个方面。人在一生中扮演的角色取决于他们在某一特定时间占据着的地位,占据社会地位的每个人都有社会为之事先准备好的"剧本",每个人被期待着按照自己的脚本演出。如当你作为一名学生与你的班主任谈心时,你们两个人的举止,就会和你们并坐在演唱会看台上的举止大不一样。

3. 群体　由于人是协作性的社会动物,所以,人的多数社会行为都是在各种各样的群

体内部以及群体之间发生的。群体就是一群地位和角色相互关联的人的集合。群体内的成员相互作用和影响,共享着特定的目标和期望。群体是社会结构中一个极其重要的组成部分。任何社会独有的特征都主要取决于它包含群体的性质和活动。

4. 制度 社会制度规定了社会成员关系的形态,约束人们行为的各种规范就是制度。在社会学中,制度更多被用来指称系统化的、具有价值偏向的、用来约束地位和角色以及群体行为的规则。它是社会关系及其功能价值的具体表现,是实现社会人际互动的基础。

社会结构同生活中的其他事物一样,也具有正负两个方面的影响。它一方面促使有效率的人类活动成为可能,从而保持了群体和社会的稳定性和延续性;同时也能限制个人的自由,如果这些限制过于严厉,就会产生某种要求改变社会结构的压力,种种企图改变社会结构的尝试可以小到对规则上的细枝末节的修改,大到可能发动一场激烈的社会革命。

三、这是生命的呼唤——护理学发展的社会动因及社会化趋势

在人的一生中,最值得珍惜的东西是什么?不同的人有不同的答案,有的人说是快乐,有的人说是金钱,有的人说是家庭。您的答案是什么呢?曾经有人用"10000000000"来比喻人的一生,其中"1"代表健康的生命,"0"代表生命中的事业、金钱、地位、权力、快乐、家庭、爱情、房子……纷繁冗杂的"0"充斥着人们的生活,"1"常常被忽略,但"1"一旦失去,所有数字都将归零,所有的浮华喧嚣都将归于沉寂。

这个比喻形象地提示了健康生命的重要性,从而也说明了以促进健康为目的的护理学产生和发展的必然性。

（一）护理学发展的社会动因

1. 人类的健康需求是护理学产生和发展的根本动因 自从有了人类就有了对健康的需求。随着生产力的发展和社会的进步,人们已经脱离了生物机体维持生命的基本需求,而上升到了满足生理、心理、社会各方面更高的健康需求。人类健康需求的不断提高,不仅促进了护理内容的充实与更新、护理范围的不断扩大,而且也促进了护理队伍的成熟与壮大。

2. 社会发展生产、保护劳动力的客观需要是护理学发展的重要社会因素 人类社会存在和发展的基础是物质资料的生产,要使物质生产高度发达,必须具有身心健康的广大社会劳动者。护理在促进社会生产、保护社会劳动力的过程中起了一定程度的保证作用。反过来,社会生产的发展也为护理学的发展提供经济支持和技术装备。

（二）护理学发展的社会化趋势

1. 护理服务的社会化 在古代医学史上,医与护并没有明确分工,但自从医疗作为一种职业出现并服务于社会开始,实际上就已萌发了它的社会化进程。今天,随着人类社会的进步,医学科学水平的提高和医学模式的转变,对护理的要求也日趋严格。表现在护理服务对象上,由只关注个体到重视群体,由患者群体扩大到整个社会群体;在护理服务项目上,由只提供技术服务扩大到提供身心的整体护理和卫生保健的多项服务;在护理范围、形式上,从院内闭锁性服务扩大到院外、整个社会的开放性服务。总之,随着社会的发展,护理服务应紧跟时代的步伐,采取相应的措施,使服务内容、服务方式不断完善与提高,以适应社会发

展的需要,满足社会人群不断增长的对护理保健的需要。

2. 护理组织体系的社会化 护理组织就是以维护和增进人类健康为目标而建立起来的工作群体。护理作为一门专业,已有近一个半世纪的历史,护理活动以正式组织形式进入社会领域也已有一个多世纪了。护理组织与其他医疗组织构成更大的社会卫生组织系统。社区卫生组织作为集预防、医疗、保健、康复、健康教育、计划生育技术服务等为一体的,有效、经济、方便、综合、连续的卫生服务体系,体现了护理服务体系的社会化,有利于满足群众日益增长的多样化卫生服务需求,也有利于社会的稳定和发展。

3. 护理传播的社会化 护理传播就是运用各种信息传递媒介和手段,进行护理知识和技术的宣传、交流与普及。要有效提高整个社会的健康水平,必须使社会成员都掌握一定的保健知识,这就需要充分利用社会的各种途径、各种形式,动员各种社会力量,做好卫生保健知识的普及工作,提高卫生保健知识传播的社会化程度。

四、人类健康的守护,社会进步的保障——护理学的社会功能

护理学从简单的医学辅助学科发展成为一门独立的学科,是由于人类的生产、生活和健康保健事业对护理工作越来越高的需求所决定的。护理人员的工作范围不仅仅局限于临床,而且扩展为整个社会人群,进入社会各个领域。护理学的社会功能随着社会的发展而日益显得重要。

(一)促进人类健康的功能

巴甫洛夫说过:"有了人类就有了医疗活动。"我们也同样可以说,有了人类就有了护理活动,护理从人类出现之初起就责无旁贷地承担着保护人们健康的重任。古代虽没有护理学这门独立的学科,但是大量的护理工作和护理理论确实存在并广泛运用。原始人类在群体生活和劳动过程中,就有了简单的治疗护理方法,那时人类已经学会用烧热的石块做热疗,用石块捶拍、刺压病痛部位来解除病痛等,这些都是最早的医疗活动,其中也包含着护理的萌芽。如我国医学中强调的"三分治,七分养"的思想就是对护理工作的肯定。我国医药卫生护理事业的基本任务是保护人民健康、防治重大疾病、控制人口增长、提高人口健康素质,解决经济、社会发展和人民生活中迫切需要解决的卫生保健问题,以保证经济和社会的顺利发展。为实现这一目标,护士不仅要在医院为患者提供护理服务,还需要将护理服务扩展到社区和社会,为不同人群提供保健。目前,临床护理实践正向整体护理工作模式转化,要求护士以整体观评估、分析和满足患者生理、心理、社会、精神、文化、发展等方面的需求,帮助服务对象获得最大限度的健康。

(二)体现社会制度优劣与否的功能

护理水平的提高,不仅需要先进科技提供相应的装备和技术,而且需要社会政治、经济和文化条件的配合,需要与发展相适应的制度环境。如护理队伍素质的提高就需要相应的教育、医疗管理及文化观念系统等制度的相应配合与协调,否则将无从谈起。在这配合与协调的过程中,如果制度环境与护理发展要求相适应,制度将促进护理的发展;如果制度环境与护理的发展不相适应,制度将会成为护理发展的障碍,此时,只有进一步改革制度环境使之适合于护理的发展。由此看来,护理水平的高低本身就包含了社会制度优劣与否的因素。较高的护理水平意味着与之相应的社会制度的先进性,护理发展的停滞不前也就从一个侧面反映了相关制度的滞后性。

第二节　怎样塑造合格的人——人的社会化

孔子曾说："吾十有五而志于学,三十而立,四十而不惑,五十而知天命,六十而耳顺,七十而从心所欲,不逾矩"(《论语·为政》)。这是个体社会化过程的最早论述之一。荀子认为,人的社会化是不断积学、"化性起伪"的终生过程。

社会化对个人与社会的存在和发展都是至关重要的。

一、"狼孩"的启示——社会化的概念与意义

1920年,在印度的东北部发现了两个女狼孩,大的8岁,小的2岁。因为从小与狼一起生活,她们的生活习性完全与狼一样了。如她们不会说话,只会像狼一般嗥叫;她们总是喜欢单独活动,白天躲藏起来,夜间潜行;怕火和光,也怕水,不让人们替她们洗澡;不吃素食而要吃肉,吃时不用手拿,而是放在地上用牙齿撕开吃等,一切的生活方式均显示出不能适应人类生活的情况。其中大的那位女狼孩,活到了17岁,中间虽经过9年人类文明的教导,但仍旧无法改变其生活习性。

"狼孩"的事实,证明了人是高度社会化的人,脱离了人类的社会环境就无法成为真正的社会人。

(一)社会化的概念

在社会学研究领域,对社会化这一概念的理解经历了一个由狭义到广义的发展过程。一般来说,20世纪50年代以前的社会化研究主要以少年儿童为对象,属于狭义社会化的研究。此后,人们对社会化问题的思考范围扩大了,其特点是不仅研究童年期的问题,还包括了一些角色学习在内的社会化,同时又出现了从生活技能社会化、价值观念社会化、政治社会化、行为社会化和角色社会化等不同角度对社会化进行联合研究的趋势,社会化被认为是内化、角色学习和获得价值标准的统一过程。这种观点逐渐得到了人们的公认,广义社会化的研究便由此形成。从而我们便可以认为,社会化的基本含义是指人接受社会文化的过程。具体地说,社会化就是指作为个体的生物人成长为社会人,并逐步适应社会生活的过程,经由这一过程,社会文化得以积累和延续,社会结构得以维持和发展,人的个性得以形成和完善。

【相关链接】

一个儿童的极度社会隔绝

这是美国学者戴维斯于1940年发表在《美国社会学杂志》上的一篇文章。主要讲的是女童安娜的成长故事。1938年,在美国宾州一座农庄里有一名5岁多女童,名叫安娜,安娜是个私生子,出生后,母亲由于害怕社会的压力,将孩子关在二楼的一个储藏室,当安娜被发现的时候,她不会说话,不会走路,也不会自己吃饭。安娜被发现后,首先被送往一家特殊教育机构,后来又被送往一家幼儿教养所,经过培养和训练,安娜的社会技能逐步得到提高,在她1942年8月6日去世之前,已经学会了说话。

（二）社会化的意义

人与社会总是处在复杂的相互联系之中,从根本上说,这是一种双向适应与改造的关系。社会化在形成和维持人与社会这种相互关系中起着重要作用,具体表现在两个方面。

1. 从个人角度分析　首先,社会化是个人得以适应社会、参与社会生活、在社会环境中独立生存的必要前提。每个人在出生之时,都只是自然人、生物人,而不是社会人,他(她)没有社会观念和社会技能,只有一些最基本的生理本能。个人仅凭生而具有的自然属性和生物本能是不能在社会中生存的。因为社会环境不同于自然环境,它是由人构成的世界,是人类物质文明和精神文明的结晶,是人类文化的表现形式。人们的思想、感情、性格、行为等特征,并不是先天赋予的,而是一定文化环境培养出来的。因此,对每个人来说,都必须首先通过社会化的途径接受社会文化,学习社会生活的技能,掌握社会生活的方式,才能适应社会,才能在特定的社会环境中生存。其次,人类社会是一个不断发展变化的系统,总是处于变迁之中,特别是当今社会,变迁的速度之快更是惊人。这时,个人就必须有意识地重新适应社会生活,继续社会化,更新观念、转换意识,不断学习新知识,接受新事物,才能跟上时代发展的步伐,适应变化和发展了的社会。

2. 从社会角度分析　社会化是人类社会运行及人类文化不断延续和发展的前提条件。

首先,从社会运行角度看,没有经过社会化的人也就没有社会,没有那些具备与社会发展水平相适应的知识、能力和素质的人,社会就不能维持其正常的运行。

其次,从文化角度看,人的社会化是文化延续和传递的过程,个人社会化的实质是社会文化的内化。社会成员在文化上的一致性是确保社会稳定和正常秩序的一个重要因素,而这种一致性主要是通过社会化来实现的。

由此可见,没有社会化,人类就不能维持和发展,社会就不能进步,历史就不能延续。

二、人怎样成其为人——影响社会化的因素

有一次语文老师布置作文,题目是续写故事,内容是小白羊和小黑羊都要到河对岸去,然而河上只有一座独木桥。有一天,它们在桥上相遇了……要求把故事写完整。作文交上来了,续写的结果基本有三类:一是大家齐心合力把桥加宽,从根本上解决了问题;二是两只羊互相谦让,都顺利地过了桥;三是两只羊互不相让,打了起来,最终被对方戳死或掉下河,甚至淹死。这样续写当然都符合要求,然而令老师震惊的是最后的统计结果:上交 63 份作文,运用智能圆满解决问题的有 3 份,约占 5%;互相谦让,顺利过桥的 24 份,约占 34%;具有明显的攻击性,结局比较残忍的有 39 份,约占 61%。

对于同一个问题,不同的学生为什么会有不同的思维倾向,采取不同的策略,然后产生不同的结局呢?这事实上就是一个人社会化结果的体现。人的社会化受内外因素的制约,这些因素规定了社会化的程度与方向。其中内在因素主要指遗传因素和主体能动因素;外在因素是全部社会环境因素的总和,包括家庭、学校、同辈群体、工作单位、大众传媒等。人们的社会化就是在内外因素的共同作用下得以实现的。

（一）内在因素

1. 遗传因素　遗传因素是指由上代传给下代的生物体的构造和生理功能等因素。从生物学意义上讲,正是由于有一种由上代为下代提供的有利于人类从事社会活动的特殊遗传素质,才为人的社会化奠定了生物学基础,遗传因素是人社会化的潜在基础和自然前提。

2. 主体能动因素 主体能动因素对社会化的影响表现为人的主观意识和实践活动对社会化的反作用。虽然人的主体能动性是在遗传因素与社会环境的交互作用下产生的,但它一旦形成,就会成为一个独立的、对人的社会化影响极大的因素。

首先,主体能动性影响人对社会化内容与环境的认识。一个具有主体能动性的人,能够通过自己的评价标准来认识影响自身社会化的因素,以指导自己的言行与之相适应。显然,正确的认识能使个体提高社会适应程度,否则将导致角色失调。其次,主体能动性对人的社会化具有导向作用,它指导着个体对社会化的内容和环境进行选择。积极的选择无疑将为个体成长为一名合格的社会成员提供更为有利的条件;而消极的选择则有可能导致消极的社会化,消极社会化是社会期望角色的对立物,如犯罪行为等。

显然,主体能动性使人的社会化不再是一个消极被动地接受社会教化的过程,而是一个积极选择和创造的过程。它为人的社会化提供了广阔的自身内部环境。

(二)外在因素

1. 家庭 自有人类历史以来,最重要的社会化群体一直就是家庭。因为几乎对每个人来说,家庭都是个体出生后接受社会化的第一个社会环境,个人首先通过家庭建立情感、学习语言、形成行为习惯等,获得社会地位。家庭的教育和影响对个人早期社会化,甚至一生的社会化都具有重要意义。

2. 邻里 邻里是人类社会生活中的重要组成部分。相近的居住环境,互相之间的熟悉和照应,是儿童早期活动的重要场所。邻里中各个年龄层、社会阶层的人是人们认识社会的一个万花筒。

3. 学校 学校是专门为社会化目的而设立的正规化学习机构,是儿童和青少年社会化的最重要的社会环境因素。学校以独特的组织方式帮助个人社会化,它在传授各种科学知识的同时,也努力培养和树立个人的价值观念,为一个人进入成人世界及职业生涯做准备。

4. 同辈群体 同辈群体也称同龄人群体,是指一个由地位、年龄、兴趣、爱好、价值观等大体相同或相近的人自发结成的社会群体。同辈群体是一个独特的、极其重要的社会化因素,同辈群体是青少年以及成年人进行社会交往的重要形式。由于其成员间所具有的同构性,以及交往上的自由性,使得同辈群体成员容易相互吸引、相互模仿,这些是其他社会化机构不曾具有的特点,并对其成员具有较强的影响力。

5. 工作单位 工作单位一般指个人在社会结构中从事某一职业所归属的社会组织。在人生经历中,职业生涯的开始意味着一个人经过早期社会化之后进入生命历程的一个新阶段。工作单位对人的社会化体现出更为明显的社会性、现实性和规范性特征,它比家庭、邻里、学校、同辈群体更加严格,要求人们付出更大的责任心,有更清晰的角色意识。因此工作单位是人生的重要舞台,是个人进行职业社会化的主要场所。

6. 大众传播媒介 大众传播媒介是以报刊、图书、电影、广播、电视、网络等为工具,面向大众的信息沟通方式。大众传播媒介通过新闻报道、舆论宣传、知识教育、生活娱乐等方式,为广大社会成员理解和接受社会所倡导的价值观念、奋斗目标、社会规范和行为方式等,提供了一个广泛的社会环境。在现代社会中,大众传播媒介在人们社会化方面的影响显得日益重要。这种影响表现出形式的多样性、内容的丰富性和受众的广泛性,对人们的价值观念具有较强的导向作用,对人们的行为具有暗示作用。

三、"浪子回头"告诉我们什么——社会化的内容与过程

犯法者弃暗投明,逃学者回校上课,离家者回归父母等,人们都情不自禁地称之为:浪子回头金不换。

所谓"浪子",就是说某人偏离了社会规定的社会化道路而走上了反社会或违反社会规范的歪道。浪子走的是歪道,那么正道是什么呢?简单地说,是正派人走的道,正派人是按照一定社会规范所决定的行为模式行事的人。

社会化的内容极为广泛,而且不同地域的民族、国家在不同的历史阶段,社会化的内容也是不尽相同的。但作为人类的社会化,其基本的内容和过程又存在着共同点。

(一) 人的社会化的内容

社会化的内容非常广泛,这里我们从三种角度来概括社会化的基本内容。

1. 形成和发展个性,培养自我观念　现实生活中,同一社会化模式培养的社会成员并不完全一样,每个人都有自己独特的风格,人与人之间存在着差异性。因为在一个人的社会化过程中,虽然会有某种身不由己的力量制约个体的活动,但面对社会,个人并非是消极被动的,在一定范围内拥有选择余地。因而,我们在现实生活中看到的是,同在一个家庭中长大的兄弟姐妹,会存在很大的个性差异,甚至完全相反。

个性的核心内容及形成、发展的标志是自我。培养完善的自我观念,就是要人们把对自己的认识与社会规范协调一致,就是要使人们在经历了社会化过程之后,从外在行为到内心世界尽可能地合乎社会的需要。培养和塑造个人什么样的自我观念对个人和社会来说是极为重要的。

2. 内化行为规范,传承社会文化　社会要正常运行,人与人的交往要顺利进行,都要有一定的行为规范。社会规范是社会文化的核心内容,它是社会成员必须履行的社会行为准则,是社会赖以维持正常秩序的工具。社会规范社会化就是通过社会各种形式的教育,甚至使用强制性手段等,使人们逐渐形成一种信念、习惯,用以约束自己的社会行为,调整个人、群体、社会三者之间的关系。

社会规范社会化的主要内容有:日常生活规范社会化、政治规范社会化、法律规范社会化、道德规范社会化等。正是社会化的过程把各种规范灌输给儿童,使一个不谙世事的孩童成为一个遵纪守法、彬彬有礼的公民。也正是社会化的过程使社会文化得以继承、传递和延续。

3. 掌握生活技能,塑造社会角色　社会化过程就是角色学习的过程,人的社会化过程无论多么复杂,最后都要体现在个人对社会角色的扮演上。角色学习又必须以生活技能的学习为基础,生活技能包括生活自理技能和谋生技能,生活自理技能社会化是人的社会化的最基本内容。在儿童时期,个体缺乏必要的自理能力,因此社会化内容首先是教会他们自理生活,如吃饭、穿衣、睡觉和说话等,使其逐渐形成有关社会和事物的简单概念。

谋生技能即职业技能。职业技能社会化这一任务在传统的农业社会是通过家长或师傅的言传身教、世代相传的传统方式来实现的。而在现代社会中随着科学技术的迅猛发展,社会分工越来越细,社会对其成员生产技能的要求越来越高,这样传统的家庭教育便远远不够了,有组织、有计划的多方面的社会教育成为人谋生技能社会化的主要途径。人们通过各种类型的教育和培训,掌握职业技能,才可能在社会生活中正常地生存下去,并按照社会的需

要发展自己。

社会化的最终结果,就是要培养出符合社会要求的社会成员,使其在社会生活中承担起特定的责任、权利和义务。

（二）人的社会化过程

由于行为模式并不是任何社会成员一生下来就知道并能按其要求做的,而且社会正统的行为模式也处于不断地变化状态中,因此,一个人从出生到死亡,几乎就是一个学习社会行为模式,使自己的行为逐渐符合社会规范的过程。要做一名合格的社会成员一定得活到老学到老。人的社会化过程大致可分为以下几个阶段。

1. 早期社会化　早期社会化也称基本社会化、未成年人社会化,指人的社会化的初级阶段。婴儿期至青少年时期的社会化,是人一生社会化的基础。中国古代的"孟母三迁",美国现代的黑人孩子与白人孩子同校教育的实验,说明古今中外都非常重视这一阶段的社会化,以及社会环境对于个体生命前期社会化的影响与基础作用。

个体在早期社会化中,主要是学习和掌握作为社会一员所应具备的交际语言、知识技能和社会行为规范等,将社会文化和价值标准内化,学会将要承担和扮演的各类角色,能对自己和社会负责,开始以社会一员的资格参与社会生活。早期社会化主要通过家庭、邻里、幼儿园及学校来进行。

2. 继续社会化　继续社会化是指继早期社会化之后成年人的社会化。继续社会化之所以成为人的社会化所必需的过程,一是因为早期社会化内容较为简单,且个体的生活经历较少,而一进入成年期,生活和社会关系等都复杂化了,社会赋予个体许多新的角色、责任和义务。如中年人一般要经历就业、结婚、生儿育女等,需要扮演职业人员、丈夫或妻子、父亲或母亲等多重角色,承担多方面的社会责任,是社会的中坚力量。他们必须通过学习、实践,才能熟悉、胜任自己的角色。二是社会的急剧变迁,包括科学技术的发展、社会制度的变革、生产条件的改变、居住环境的变迁等,使早期社会化的许多知识、技能、观念变得陈旧,不适应社会发展的要求。因此,继续社会化无论对个体或社会方面来说,都是非常必要的。

继续社会化可以帮助成年人包括老年人适应社会的发展变化,并对减少变革时期的社会震荡、维护社会正常秩序具有重要意义。继续社会化主要通过成人教育、职业培训、业余学习、专业进修等途径完成。

3. 再社会化　"浪子回头金不换"中,"回头"的意思就是从偏离社会规范的道路返回到正常社会化的轨道上来。而回来,并不是转身就成的,必须要有一个重新学习社会规范的过程,这个过程就称为"再社会化"。再社会化是指个体从原有的生活方式向另一种新的生活方式的转变过程。

再社会化有两种情况:一种是指由于生活环境的突然改变或变迁,人们自觉地转变个人的生活方式和行为规范的过程,这是主动的再社会化。从社会文化变迁的角度看,人们需要不断进行再社会化。

另一种是指特殊的、带有强制性的社会化,它的教化对象是"越轨者"。对这种人必须强迫其重新进行社会化,使他们与自己的过去决裂,接受社会通行的价值原则与规范标准,改造成为符合社会期待的新人。这种再社会化一般是通过特殊机构——社区矫正机构、监狱等渠道实施。

网络世界对大学生的社会化存在着哪些安全与健康隐患？

2011年1月5日,中共中央对外宣传办公室、工业和信息化部、公安部、文化部、工商总局、广电总局、新闻出版总署七大机构联手展开整治互联网低俗之风行动,截至2011年1月28日,关闭违法违规网站1 507家。这可以看出,同现实世界一样,网络中也存在着各种安全隐患。大学生社会化需要良好的安全的社会化环境,同时也需要身心的健康发展。众所周知,网络互动对大学生社会化的影响不容忽视,有些大学生沉溺于网络游戏不能自拔,有些大学生的网络利用仅仅是休闲娱乐、搜索引擎等,有些大学生沉迷在网络虚拟世界中逃避现实社会,更有甚者还存在利用网络进行虚假信息传播、诈骗等违法犯罪行为。请结合自己及本校学生的网络利用情况,重点就安全与健康问题展开讨论。

第三节　知人者智,自知者明——认知社会角色

中国民间曾经有过这样一副对联:"舞台小天地,天地大舞台。"英国戏剧家莎士比亚在他的剧本《皆大欢喜》中有这样几句台词:"全世界是一个舞台,所有的男人和女人都是演员,他们有各自的进口与出口,一个人在一生中扮演许多角色。"

不约而同,两者说的是一个意思:社会就像舞台,人生就像演戏,社会成员的活动就像舞台上角色的表演。在社会上,没有一个人是不承担一些社会角色的,但人们又不能随心所欲地扮演任何角色。

一、从"成何体统"讲开去——社会角色的含义与特征

"成何体统"是一句口头禅。"都这个年纪了,还做这种事,成何体统";"你已经做爸爸了,还讲这种话,成何体统";"你是个教师,穿成这样,成何体统"……言下之意,如果不是这个年纪,做这种事无妨;如果还未做爸爸,讲这种话无妨;如果不是教师,这样穿衣服也无妨。

体统,究竟是什么呢? 显然,它同"大人""爸爸""教师"这些称呼有关,和一个人的身份有关,这种身份,在社会学中就称为"角色"。从年龄来说,对小孩而言,是大人;从家庭关系来说,对儿女而言,是爸爸;从职业来说,对学生而言,是教师。人在社会中,在各种社会关系中都要居一定的地位,也就是说要担当起一定的角色,而每一角色又都有其特定的角色规范。人的本质是一切社会关系的总和,在一定意义上,一个人就是其所担当的所有角色的总和。

（一）社会角色的含义

社会角色是人们对社会中具有某一特定身份的人的行为期待,社会角色是构成社会群体或组织的基础。具体地说,社会角色有以下几方面的内容。

1. 角色是社会地位的外在表现　地位指的是在社会中某一确定的社会位置。具体地说,就是个体在社会结构、社会关系和人际关系系统中所占据的位置。这个位置是非人格

的,它由社会结构所设定,是先于具体个人而存在的。你不来占据这个位置,就会有别人来占据。人的社会关系是多方面的,如血缘关系、地缘关系、业缘关系等,因而人的社会地位也是多方面的。我们就是通过一个人所扮演的角色而认识到这个人的社会地位的。社会中的人千千万万,每天都有许多完全陌生的人呈现在我们面前。对于这么多的素昧平生之人,要想靠一一介绍来认识是不可能的。然而,我们却知道怎样得体地与他们相处,为什么呢?就是因为我们可以通过他们的角色扮演,如衣着打扮、行为举止、言谈话语等,来判断或辨认其社会地位。例如,当我们看到一位身穿警服、在街道上指挥车辆的人时,我们就知道他(她)是交通民警;当我们在医院等场所看到身穿白大褂、头戴白帽子的人时,就知道他(她)是医护人员。当然,有些社会地位比较简单,甚至一眼就可以看出来,如男人、女人、老人、儿童等;而有些社会地位,其角色的表现就要复杂得多,如知识分子与干部、科长与科员等,他们在角色表现上的差别就要细微些。但是,无论怎样细微、复杂,社会地位总要通过角色表现出来,角色是地位外在的、动态的表现形式,而地位则是角色的内在依据。

2. **角色是人们权利、义务的规范和行为模式** 任何一种社会角色总是与一系列行为模式相联系的。首先是一系列的权利,即这种角色有权要求别人进行某种活动;其次是一系列的义务,即别人有权要求这种角色进行某些活动,表现出某种行为。例如,作为一名护士的角色,就有权利要求患者服从其安排,护士要注射,患者就得配合,不许患者下床,患者就不能随便走动。而另一方面,别人也有权要求护士表现出护士角色应有的行为,如送药、注射、换药等都要认真负责,要关心、爱护患者等。长期的社会生活使各种角色形成了一整套各具特色的行为模式,这就要求承担特定角色的人有特定的待人处世的方法,否则,人们就认为他(她)没有很好地完成这一角色。地位赋予占据角色的个体以一定的权利和义务,从而规范个人的行动以及他(她)与占据着社会系统中其他地位的人们之间的互动。

3. **角色是社会对处在特定地位人们的行为期待** 由于社会角色总是与一定的行为模式相联系的,如教师要为人师表,医务人员要救死扶伤,公务员要办事公正、不谋私利等,这样,当人们知道某人处在某种地位上时,便预先就期望其具备一套与此地位一致的行为模式。社会角色的这一内容具有重要意义,它使我们仅仅通过对一些抽象角色的想象,就能对社会上纷繁复杂的人群有大致的了解。而一个基本的经验事实是,人们在社会中通常并不仅仅占有一个地位。一个人常常既是儿子又是父亲,既是学校的教师又是球队的队员,围绕着他所拥有的多个地位又存在着从内容到性质各不相同的期望。于是,角色丛的概念便顺理成章地产生了。角色丛就是指同一个人所扮演的各种角色的整体。事实上,只要理解了地位和角色,角色丛的概念也就不言而喻了。

4. **角色是社会群体或社会组织的基础** 社会学认为社会群体或社会组织是人与人之间形成的特定的社会关系,而这种社会关系的网络就是由社会角色编织而成的。例如,由夫、妻、父、母、子、女等角色组成的群体,我们称之为家庭;而由学生、教师、教学管理人员、后勤管理人员等角色互相联系所构成的社会组织,我们称之为学校;同样道理,医生、护士、化验员、卫生员、患者等角色构成了医院这一社会组织。总之,角色是社会群体与社会组织的基础单位,如果失去了这些角色,社会群体与社会组织就不复存在。

(二)社会角色的特征

1. **客观性** 任何一种社会角色的产生,不是人为地制造出来的,而是一种社会文化历史积淀的结果,是社会生产和生活发展的结果。一定的社会需要,要由一定的社会角色的活动来满足,脱离社会需要而由人们头脑中想象出来的社会角色,在现实社会中是不存在的。

2. 对应性　任何一种社会角色都是对应于另一种社会角色而存在的,没有相对应的角色作为前提,这种社会角色也就不复存在。没有父亲,便没有儿子;没有教师,便没有学生。反之也一样。社会角色是社会关系网络中的一个联结点。这个联结点必然要和另一个或另几个联结点相联结。研究和分析一种社会角色,必须研究和分析这种角色同其他角色在交往中形成的社会关系。

3. 独特性　不管是已经被历史淘汰的社会角色还是现存的社会角色,社会上都没有与其相同的另一种角色。由于文化习惯不同,语言表达形式不一致,有时对同一种角色,会有多种不同的说法,例如"母亲",也可被称为"妈妈""娘"等,但无论叫法怎么不同,作为一种社会角色,她在社会中所处的位置是一样的,她对子女的责任和义务也有基本相同的地方。我们不能企望在一个社会中会出现义务、权利、行为规范相同的两种不同社会角色;同样,我们也不能企望在同一个社会中对同一种社会角色会有两种不同的社会期望和行为规范。

4. 扮演性　像演员在舞台上扮演舞台角色一样,人们在担任一种社会角色时,也具有"化妆演出"的特性。演员必须按照剧本的规定和导演的指示,进行表演。社会成员在担当某种角色时,也必须按照社会对该角色的要求来说话和行动,也就是说,其言语举止带有一种"扮演"的性质。

二、"一身而数任焉"——社会角色的认同与扮演

在社会人生这个"大舞台"上,每个人都要在不同的"场景"中"扮演"各种不同的"角色"。在家庭里,一位女性的一生通常要扮演女儿、妻子、母亲等角色;在社会上,她又会以学生、职业妇女等角色形象出现。但无论哪种角色,都有其特定的内涵,都以其角色特征制约着个体的行为模式。这就需要我们对自己所担当的角色有清楚的认识,然后才能成功地去扮演。

(一) 角色认知

通过个人与他人的互动,认识彼此在社会关系中的位置,认识自己所扮演的社会角色,就是角色认知。角色认知是角色扮演的前提和基础,角色认知越清晰、越全面,角色扮演也就越能符合社会期望。角色认知过程,也可以说是角色学习的过程。

(二) 角色扮演

1. 什么是角色扮演　人生不是儿戏,社会生活不是演戏。但是,社会学家既然把"角色"概念引进社会学中来,就会逻辑地提出"角色扮演"的概念。演员在戏剧舞台上扮演他(她)所承担的角色,社会成员在社会舞台上也相应扮演他(她)所担当的角色。社会角色扮演,讲的是社会成员如何正确地认识"我是谁""我承担了一个什么角色""我应当怎样行动",怎样履行自己所承担的角色所规定的权利、义务并遵循角色行为规范的问题。个人在社会中占据一定的社会位置,在这个位置上,个人以一种或多种社会角色与他人发生互动。角色扮演是指人们在互动中通过对他人言行的判断和理解,从而做出对自我行为的调节,确定自我在互动中的行为。社会互动过程,就是角色扮演过程。

角色扮演的成功与否,依赖于两个方面,即对他人角色和自我角色的理解。在互动中,人们总是先要了解对方——他人角色,即在互动中识别、理解、揣度他人在角色行为中隐含

的意义,想象对方是如何理解同自己的交往与互动的。护士在与患者交往时,首先要了解患者的心理状态,了解他们对护士的要求与期望,这样才能恰当地扮演好自己所担当的护士角色,获得满意的角色扮演效果。

2. 实现角色扮演的条件 实现角色扮演需要具备一定的条件,包括主观条件和客观条件两个方面。

角色扮演的主观条件是指角色扮演者进行角色扮演应具备的基本能力,主要包括下列几个方面。

(1) 角色认知能力。角色认知能力包含两个方面:一是对角色期望的认知,角色期望是他人对自我角色提出的希望,个人必须对这种希望有正确的认知;二是对角色观念的认知,角色观念的认知能力越强,就越有条件扮演好自我角色。角色认知能力是角色扮演取得成功的前提条件。

(2) 角色扮演能力。个人扮演角色的能力有大有小,具体体现在:一是角色扮演数量的多少,二是角色扮演所花费的时间与精力的多少。在社会生活中,每个人都扮演着多种角色,一个人所扮演的角色数量的多少,虽然不容易准确测定,但是可以通过观察一个人所处的社会位置以及在这些位置上的角色分类状况大体估量出来。一个人能扮演的角色数量越多,个人社会化程度就越高。我们常说,某人会办事,某人不会办事,所谓会办事、不会办事,就是讲的某人在社会互动中角色扮演能力的强弱,角色扮演数量的多少。角色扮演需要花费时间和精力,角色扮演能力的强弱,同角色扮演所花费的时间和精力成反比。

(3) 角色行为能力。角色行为是指个体在扮演角色过程中的行为,不同的人扮演同一种角色,角色行为往往并不一致。同样是驾驶员,一个喜欢开快车,一个坚持遵循"一看二慢三通过"的原则,他们的角色行为就不一样。在角色期望不变的情况下,这种"不一致"或者是由于个人对角色的领悟不一样,或者是由于个人角色行为能力不一样。角色行为能力取决于个体的角色扮演技能。角色扮演技能是指角色承担者为履行角色义务所需要的智能、能力、技术、经验的总和。

(4) 角色扮演心理。角色扮演者在扮演一种角色时,心理状态发生一定的变化,由一般心理状态转化为角色扮演心理状态,形成角色扮演心理。角色扮演心理具有集中和排他的特性。在角色扮演过程中,个体心理集中到如何扮演好角色上来。

角色扮演的客观条件主要包括适合角色扮演的舞台、保证角色扮演的后台准备以及道具、服饰等。

(三) 角色失调

角色失调是指个体在角色扮演中产生矛盾、障碍,甚至遭遇失败。常见的角色失调有以下几种。

1. 角色冲突 角色冲突是指在社会角色的扮演中,在角色之间或角色内部发生了矛盾、对立和抵触,妨碍了角色扮演的顺利进行。角色冲突有两种不同的类型。

一种是角色间的冲突,即不同角色承担者之间的冲突。它常常是由于角色利益上的对立、角色期望的差别以及人们没有按角色规范行事等原因引起的。

另一种是角色内的冲突,即由于多种社会地位和多种社会角色集于一身,因而在个体自身内部产生的冲突。角色内的冲突有三种情况:一是个体在承担多种社会角色过程中,难以胜任不同角色的特殊要求而产生的冲突；二是个体在承担不同社会角色时，由于角色要求互不兼容而产生的冲突；三是在单一角色内部产生的冲突。

角色冲突妨碍与破坏人们的正常生活秩序，因此应尽力避免。防止角色冲突不存在一定之规，而只能根据不同情况采取相应的对策。

2. 角色不清　角色不清是指社会大众或角色的扮演者对于某一角色的行为标准不清楚，不知道这一角色应该做什么、不应该做什么和怎样去做。社会的急剧变迁，常常是造成社会角色不清的最主要原因。

3. 角色中断　角色中断是指在一个人前后相继所承担的两种角色之间发生了矛盾现象。角色中断的发生是由于人们在承担前一种角色时并没有为后一阶段所要承担的角色做好准备，或前一种角色所具有的一整套行为规范与后来的新角色所要求的行为直接冲突。

4. 角色失败　角色失败是最严重的角色失调现象。从角色失败的结果上看，通常可分为两种情况，一种是角色的承担者不得不半途退出角色；另一种是虽然还处在某种角色的位置上，但其表现已被证明是失败的。

三、需要帮助的人——患者的社会角色

人人都有制造疾病的功能。

人人都有大小不同的制造疾病的功能。

人人都有不同特点的制造疾病的功能。

这是新疾病学提出的定理。事实也如此，人体在各种因素、条件的作用下，都可能发生疾病。人人都会生病，这是任何医学都承认的基本事实。当一个人被宣布患病之后，他（她）就获得了患者角色，其原有的社会角色就部分或全部地被患者角色所代替。患者角色是特别需要他人关心、照顾的角色。

（一）患者角色的概念

患者这一术语通常是指患有疾病或处于病痛之中的人。但随着医学模式由生物医学模式向生物－社会－心理医学模式的转变，患者角色的概念也在发生变化，它不仅包括事实上的病患者，还应包括健康人，所以在国外有将"患者"改称为"顾客"的。

【相关链接】

患者角色的提出

患者也是一种社会角色，这点是由美国著名的社会学家帕森斯(T Parsons,1902—1979)1951年在其所著的《社会制度》一书中提出来的。帕森斯认为，"患者角色"的概念包括四个要点，也就是说，从四个方面规定着患者的角色：患者可以从其常态时的社会角色中解脱出来；患者对于其陷入疾病状态是没有责任的；患者应该力图使自己痊愈；患者应该寻求在技术上可靠的帮助，通常应该找医生诊治，并且应该和医生合作。

（二）影响患者角色适应的因素

一个人由正常的健康状态向患者角色转变，会产生一个适应与否的问题。有的人适应

较快,有的人适应较慢;有的人适应良好,有的人适应不良等。一名患者对角色的适应常由患者对疾病的反应所决定,而患者对疾病的反应通常与下列因素有关。

1. 年龄　年龄是影响角色适应的重要因素。年轻人对患者角色相对淡漠,而老年人由于体力减弱容易发生角色强化,尤其是退休后的老人,他们希望通过扮演患者角色来引起别人的关注。

2. 性别　因为女性的身心特点,女性患者相对容易发生强化、消退、冲突等角色适应不良反应。如2年前发生在北京地铁站的一产后抑郁症患者卧轨身亡的消息,曾使许多人大为震惊。"生孩子后会患精神病?""有那么严重吗?"一位妇产科医生估计,产后至少有1/4的产妇会有抑郁情绪,但到底多少人能达到临床上抑郁症的诊断,目前还缺乏准确的数字。临床发现,不少患者之所以出现症状或症状持续严重,往往是缺乏家庭、社会,尤其是爱人的关心和帮助。

3. 性格　性格是一个人特有的、稳定的心理特征。有的人对疾病反应很平静,有的人则强烈,如强烈地否认、拒绝等。

4. 病情　疾病的性质、严重程度、进展和预后等将影响患者的角色适应。如对艾滋病,大多数人都有恐惧、厌恶和退避的心理,所以艾滋病患者往往拒绝承认自己有病。又如一个人在被诊断为患癌症以后,心情难免沉重,于是在角色适应上出现许多心理和行为的改变,出现角色行为的冲突。

5. 家庭　家庭支持系统强的患者,相对能适应患者的角色;家庭经济状况差的患者,往往容易产生角色消退、角色缺失。

6. 环境　人类与环境相互依存、相互影响、相互作用,人类的健康与环境状况息息相关。清新幽雅、绿色环绕的自然环境,典雅励志、激励上进的人文环境,静心悦目、安全舒适的治疗环境对患者角色的适应起着至关重要的作用。

作为患者要从心理的角度接受这个角色,要了解有关自己疾病的一些知识,要和病房中的工作人员、病友常常交流,结成一个新的集体,要知道有关住院制度的信息、诊断和治疗安排的信息、如何配合治疗的信息、疾病预后的信息等。这样才有助于转入患者角色,尽快得到康复。作为医护人员应帮助患者适时地完成患者角色的转化,以利于其治疗、康复和回归社会。

四、帮助健康的主力军——护士的职业角色

在这个世界上,有一种人很普通,就像是大海里的一滴水,一旦融入人群里,你可能就很难再发现他们。但是,他们又很特别,当生命悄悄地来到我们每个人的身边,当我们与病魔抗争和搏斗时,他们总是和我们的生命同行,给我们的生活带来阳光和快乐,人们称他们为"白衣天使"。"白衣天使"是人们对护士职业角色的期望和赞誉。

"这里危险,让我来"——这是为抗击"非典"殉职的广东省中医院护士长叶欣生前留下的一句令人刻骨铭心的话。

(一) 职业角色与护士职业角色

职业是社会成员为社会做出贡献并由此而取得报酬和奖励的主要途径,因此,加强职业角色意识、明确职业角色规范、扮演好职业角色对于社会主义物质文明和精神文明建设具有十分重要的作用。职业角色是社会成员在职业岗位上所扮演的角色,一个人的职业岗位可

能只有一个,也可能有两三个或者更多,但在一个职业岗位上,个体却具有因这个岗位产生出来的一组职业角色丛。这是因为个体必然要在这个岗位上与有工作关系的众多其他社会成员发生交往,因而必然要在不同时间、不同场合用不同行为方式扮演不同的社会角色。如军人的果敢刚毅,雷厉风行;教师的循循善诱,为人师表;科学家的严谨有序,一丝不苟;文艺工作者的表情丰富,活泼热情等。

护士的社会职能与服务对象确定了护士角色的重要性。作为护士角色的承担者,应努力承担责任,正确使用手中的权力,把握该角色必要的态度与感情,认真履行护士角色,实现社会对护士角色的完美期望。

（二）社会对护士角色的期望

角色期望是社会对处于一定社会地位角色的权利和义务所作的规范,是角色行为赖以产生的依据。护士作为一种社会角色,具有其特殊的行为。人们也对其社会角色给予特殊的期望。

1. 患者对护士角色的期望 曾有人询问患者:当你住院时,对你来说最重要的是什么?患者说,让他们感到温暖,受到尊重,护理人员态度和善,肯花时间与他们交流,认真倾听他们的诉说,并能迅速得到正确的护理。可见,当今护士只有具备良好的职业道德、真挚的职业情感、娴熟的业务技能、准确的交往言行、认真的工作态度和文雅的仪表举止,才能为患者提供优质服务,赢得患者的满意。

也有人曾对患者做过调查:"你理想的护理应该包括什么内容?"

针对调查者设置的 10 个方面的护理内容,患者认为(按重要次序排列):提供安全舒适的住院环境占 39.20%,及时准确进行各种治疗占 35.18%,观察病情细致入微占 13.07%,有效地建立良好的医患联系与沟通占 5.03%,讲解疾病治疗的相关知识占 3.52%,经常给予精神与情感上的支持、鼓励占 1.51%,生活照顾面面俱到占 1.01%,及时解决生活上的困难占 0.5%,指导疾病康复训练占 0.5%。可见,患者对医院环境的关注与得到安全有效的护理胜过生活照顾。

从上述实例已经大致可以看出患者对护理及护理人员的期望。概括地说,患者所期望的护士角色的特征是:① 有爱心、耐心和高度的责任心;② 尊重患者的人格尊严,不损伤患者的自尊心;③ 从患者的利益出发,随时为患者着想;④ 有熟练的护理操作技术;⑤ 当患者需要时,能随时给予关心和支持;⑥ 能密切地观察病情,并能将患者的问题有效地传达给医生;⑦ 以真诚、开朗的态度对待患者及其家属;⑧ 仪态端庄,举止文雅,经常面带笑容。

2. 医生对护士的期望 医生和护士虽然分工不同,但两者的目标是一致的,从患者在门诊就诊到住院治疗直至康复出院,每一项工作都须护士和医生密切配合,平等协作。作为合作者的医生对护士的期望是:① 热爱护理专业,爱护患者;② 具有良好的医学、护理学、人文科学等方面的知识;③ 具有娴熟的护理技术操作能力;④ 能正确迅速地执行医嘱;⑤ 有敏锐发现患者病情变化的能力;⑥ 在某些方面能提出治疗建议;⑦ 具有高度的责任心;⑧ 了解医生的习惯与性格,与医生建立起良好的合作关系。

（三）影响护士职业角色社会化的因素

护士职业,对个体具有乐于助人、甘愿奉献等特殊的社会化要求,这相对于大多数就业年龄在 20 岁左右的从护者而言,标准是很高的。它要求从护者尽快地摆脱稚气,学会体恤他人、安抚患者,能为患者提供精神支持等。对于众多的个体社会化发展顺利的从护者来说,再经强化的职业教育,大多能基本达到护士职业角色的要求,只是存在程度上的不同。影响个体成功扮演护士职业角色的主要因素有以下几个。

1. 社会文化的影响 一般地说,一个人若能谋得一份为当代社会文化所推崇的职业,就业后他(她)便会产生一种积极实现职业角色的内在动力,努力地去适应、去完善自己职业角色行为;反之,个体对自己所从事的职业若不能产生心理上的认同,他(她)在职业角色扮演的过程中则可能比较消极,甚至出现对职业角色不适应的行为。同样,护士的职业角色扮演,也不可避免地受到社会文化的深刻影响。社会文化对护士职业角色的影响主要表现为护士职业角色的社会期望值与职业角色的个体目标、行为模式之间的距离。一般说来,该距离趋近,比较有利于护士职业角色的发展和完善;反之,该距离过大,则有碍于护士职业角色的扮演。

2. 职业教育的影响 职业教育就其职能而言,是一种培养专门人才的特色教育,其重要地位随着时代发展、社会分工而确立。但评价某种职业教育的成功与否,不仅要看它能否培养出一大批从事本职业的专门人才,更要看它培养出的专门人才,是否都甘愿专心于自己所从事的职业,乐于为自己所从事职业的发展无私奉献。若无后面这条标准,职业教育便毫无意义可言。简言之,职业教育的灵魂,是职业价值观的教育,而职业价值观的教育,则是职业角色扮演的核心。

护理教育对护士个体的职业角色认知和扮演过程的影响是十分关键的。当今,在一些国家的护士学生开学或毕业典礼上,即有职业教育的生动体现,场面十分感人。在教育者精心策划、设计的集会上,每名即将毕业的护士学生,都必须充满敬意地用双手托着盘中那根正在燃烧着的蜡烛。点点烛光、滴滴烛泪,似乎都在意味深长地给他们以启迪:护士的职业,就是要"像蜡烛一样,燃烧自己,照亮别人。"这种寓意深远的职业教育设计,旨在让护士个体在心灵深处认同自身的职业发展目标,在一生中留下难以磨灭的印象,并以此在其职业角色扮演历程的新起点上,形成一个良好的开端。

3. 人生价值观的影响 价值观代表一个人对周围事物的是非、善恶和重要性的评价。人们对各种事物的评价,如对自由、幸福、自尊、诚实、服从、平等、功名利禄、政治态度、社会风气、教育程度等,在心目中有轻重主次之分。这种主次的排列,构成了个人的"价值体系"。价值观和价值体系是决定人们期望、态度和行为的心理基础。在同一客观条件下,具有不同价值观的人会产生不同的行为。护士个体的人生价值观,是其职业角色化发展的前提。护士个体的人生基本价值取向,若能使其基本认同护士职业的社会价值,或有助其确立恰当的职业价值观,那么他(她)在护士职业角色扮演的过程中,就会相应产生积极的职业态度,并借此指导自己的行为方式,努力去适应护士职业角色的需要。反之,护士个体若以为护士职业的社会价值无法满足其对"人的生存和生活意义"的追求,就容易产生消极的职业态度,以致在职业角色扮演的过程中,发生不适宜的行为反应,最终难以实现自身的职业角色。

4. 角色行为自我调控的影响 护士个体对自己的职业角色行为能否成功地实现自我调控,会对其日后的职业角色扮演过程具有反馈性影响。角色行为的自我调控,首先是建立在个体对角色行为的自我认知、自我评价等基础之上的,且个体对角色行为的自我认知,又常常以其周围的客观评价为参照系。比如,护士个体可以从同事对自己工作的褒贬、患者对自己的欢迎程度等方面,了解自己的角色行为适宜与否,再经过自己的思考来确定下一步该如何做。

护士角色的培养十分重要,随着护士角色层次以及护士独立性的提高,护士角色的形象和社会地位不断变化,要求护士角色必须不断提高各方面素质,以适应角色要求,符合角色期望,更好地为大众服务。

【课堂活动】

1分钟即兴演讲——角色体验汇报

学完本节后将学生分成几组,分别讨论"假如我是患者……""假如我是患者家属……""假如我是护士……",并进行角色体验。讨论后每大组派一名同学上台进行相应题目的即兴演讲。

第四节　我在哪儿,我去何方——社会分层与社会流动

这些楼层的全部新鲜空气都是从那扇永远乒乓作响的过道门和那些黑洞洞的卧室窗户透过来的……过道里到处都是污水坑,所有的住户都由此出入,因而在炎夏之际也都要忍受这些臭气熏天的污水坑的毒害……几堵阴暗的砖墙之间的间隙是(所谓的)院子,那上边有一狭长的烟尘弥漫的天空才是这里居民所能望到的苍天。

这段话引自《那一半人怎样生活》一书,其作者是20世纪初一位年轻的美国记者雅各布·里斯,该书真实地披露了贫民窟居民的悲惨处境。不管人们承认与否,喜欢与否,社会分层是客观存在的社会事实,正是由于社会分层现象的存在才产生了社会流动的需要和可能。社会分层和社会流动是对某个国家或地区同一类社会现象所做的两种视角的分析和描述。社会分层是从静态的角度分析社会阶层结构分化的质变过程,社会流动是从动态的角度分析社会阶层结构中各层次间互动的量变过程。

一、"生活圈子"告诉我们什么——社会分层

在我们周围,有血缘圈、姻缘圈、地缘圈、学缘圈、业缘圈等,人的一生都生活在不同的圈子中。由此有人说,生活就像是钻圈子,人们每天都围着自己所处的圈子以及所向往的圈子不停地转,有的人一辈子都无法走进某个圈子,同样的,有的人一辈子都无法走出某个圈子。

现实社会中人们的生活圈子,是对社会分层理论的一个生动写照。生活在不同圈子、不同阶层的人,很难明白与理解另一个生活圈子的人,每种生活的乐趣和不易只有过这种生活的人去细细品味。

（一）社会分层的内涵

"分层"原本是地质学家在研究地质结构时所使用的概念,是指地质结构的不同层面,如地核、地幔和地壳等。社会学家发现,社会结构也同地质结构一样呈现出高低有序的若干层级状态,如社会中的人会因为经济地位、政治地位、社会地位乃至于职业等诸多方面的差异而形成上下连续的不平等体系。于是,社会学家就把分层概念引入社会学领域,用来分析社会成员的群属差异及其社会学意义。社会分层是按照一定的标准将社会成员区分为高低有序的不同等级的现象和过程。

中国社会阶层

"社会阶层"（social strata）是指全体社会成员按照一定等级标准划分为彼此地位相互区别的社会集团，即因不同的经济地位、社会声望和政治权利而形成的不同社会层次。中国自古以来就有士、农、工、商四民之说。现代中国社会学界对阶层结构的分层研究，是随着阶层的变化而不断深入的。改革开放初期，人们普遍接受的观点是"两个阶级、一个阶层"，即工人阶级、农民阶级和知识分子阶层；20世纪80年代后期，具有代表性的观点是"两个阶级、三个阶层"，即工人阶级、农民阶级、知识分子阶层、个体工商业者阶层和私营企业主阶层；20世纪90年代以来，对于阶层划分的标准更加多元化（包括收入水平、教育程度、生活方式、价值观念等），各种分层体系也层出不穷。2001年，中国社会科学院专家撰写的《当代中国社会阶层研究报告》中，首次提出了十大社会阶层的划分，引起巨大反响。

（二）社会分层的标准

现在比较常用的方法有客观法、声誉法和主观法。

1. 客观法 客观法即用可以直接测量的客观标准进行阶层划分。这些标准主要有收入、职业、受教育的程度等。例如，英国人口登记使用职业单一指标，把社会成员分为专业型、管理型、技术非体力型、技术体力型、半技术型、非体力劳动型以及军人等类型；美国的人口登记则根据收入将社会成员分为不同的社会类型，并规定在某个收入线之下为贫困人口。

2. 声誉法 声誉法又称他人评价法，即根据他人的评价性意见来确定个人和群体的社会地位。这种他人的评价意见反映了被评价个人和群体社会声望的高低。

3. 主观法 主观法又称自我评价法，指由社会成员自己来界定自己的社会位置。

（三）社会分层的社会功能

1. 社会分层的积极作用

（1）通过社会分化所产生的社会分层，能够使社会结构由简单趋于复杂，使社会结构中各部分、各单元的功能由多样化到专业化，从而满足人们日益增长的物质和文化需求。

（2）由于社会分层和社会差别的存在，形成一种社会所必需的竞争机制，激励着人们去奋斗、去竞争，争取向上流动取得较好的社会地位，打破平均主义的倾向，从而导致社会形成了一种强大的动力机制，有力地推动了社会的发展。

2. 社会分层的消极作用

（1）社会分层导致社会不平等，尤其是导致剥削、压迫现象的产生。

（2）社会分层和社会差别广泛存在，必然会产生社会矛盾与社会问题。这是社会犯罪的主要根源。这就必须通过分层研究，找出更多的解决问题的办法，调节收入差距和社会差异，缓和社会矛盾。

社会分层是一个非常复杂的问题。在现实社会中，每个社会的阶级阶层都有其相对独立的群体利益，在社会发展的过程中，特别是在快速而剧烈的社会变化过程中，各阶级阶层之间必然会产生各种利益的摩擦、矛盾和冲突。一个社会要想能够持续、稳定、协调的发展，就必须在对社会分层结构了解和把握的基础上,通过渐进的公共政策,在制度上创设人与人之间公平竞争的环境,打通各个阶层之间的封闭性障碍,提高社会流动的可能性,使人尽其才,在保持发展活力的同时,能让更多的人提高生活品质。

(四)社会分层对护理人员的意义

社会分层是一种客观存在的社会现象,关于社会分层理论的研究与实践对护理人员而言,可以彰显以下几方面的意义。

1. 有利于提高护理人员职业选择的自主性　一个动态、合理的社会分层结构依赖于良好的社会流动机制,研究社会分层的目的不是要把人分为三六九等,而是如何在各层级之间打开合理的流动渠道,使得人们全面地发展自身的能力,由此能够充分激发社会各个阶层的潜能,使社会各个阶层的积极性能够被充分地调动起来,进而在社会各个阶层之间形成一种良性的互动、竞争、进取的状态。一个人,只要是具备了某种能力,就应当有机会按照自己的意愿得到相应的社会位置,护理人员也不例外。

2. 有利于护理人员享有较高的职业地位　社会是一个由各个阶层共同组成的社会有机体,正是由于社会分层现象的存在,使得社会机体的各个阶层、群体之间具有了一种高度的相互依赖性,任何一个阶层或群体如若脱离其他阶层或群体就无法独立存在,每个阶层在整个社会机体中都扮演着重要的、不可缺少的角色。护理是专业性很强的职业,护理人员群体在保证社会有机体的稳定和生存方面起着特别重要的作用,所以护理人员会有一种更强烈的阶层归属感和价值感。政府部门有责任加大对护理工作的宣传,让社会更多地理解和尊重护士,同时在政策上给予重视和支持。

3. 有利于改善护理人力资源的结构　近年来,护理人员流失,护理队伍不稳定,原因是多方面的,其中没有对其进行分层次管理是重要因素之一。对护理人员进行分层管理,不仅是护理队伍内部发展的需要,也是护理人员职业生涯规划的必然要求,更是科学管理护理队伍的要求。确立各层次护士的准入标准、能力标准,聘用不同层次护士,让其承担相应的岗位工作内容,同时配以相应的绩效考核制度、激励制度等,这样可以调动临床护士的主观能动性,做到人尽其才、才尽其用,充分发挥不同层次护士的作用,真正实现人才留得住、用得上,从而达到在现有的护士编制情况下,提高护士工作满意度,改善护理服务质量,稳定护理队伍。

所以,按各级别护士的能力标准制定相应的工作内容,对于安全有效地开展临床护理工作,提高护理质量,以及进行护士职业生涯规划,具有重要意义,能够实现医院发展与护士自身发展的和谐统一。

二、牧童对话的隐喻——社会流动

几年前的电视节目中曾播放过一名记者采访传统牧区牧童的对话:"你为什么放羊?""挣钱呗!""挣钱干什么?""以后娶媳妇。""为什么娶媳妇?""生娃。""生娃干什么?""放羊。"

牧童的话从一个侧面反映了一个封闭式社会中的分层结构和流动状况。

社会分层结构并不是一成不变的,正是由于社会分层现象的存在才产生了社会流动的需要和可能。社会层次结构是社会流动的基础和前提;反之,社会流动又促进了社会层次结构进行分化和重组,从而引发社会层次结构的变化。一般在封闭式结构的社会中,社会流动的机会少,流动性小;在开放式结构的社会中,社会流动的机会多,流动性大。社会流动频率的加快,意味着社会活力的增强,使每个人的才能都能得到充分的发挥,使各种社会资源都能得到更有效的配置。这种社会流动机制将使人们建立起一种信念:即每个人通过自己的努力,都有可能改变自己的生命轨迹,实现自己的理想和抱负。

（一）社会流动的概念

社会流动是指个人或群体在社会分层结构与地理空间结构中位置的变化。社会学家更侧重于研究人们在社会分层结构中位置的变化。社会流动不仅仅是个人行为,而且还对整个社会结构产生影响。社会结构的开放程度对社会流动的影响极大,在开放的现代社会,地位可以直接通过个人的努力获得;而在一个封闭的传统型社会,地位是与生俱来的,几乎不可能改变。

 【相关链接】

社会流动概念的提出

社会流动这一概念最初是由美国的社会学家索罗金在其1927年出版的《社会流动》一书中提出来的。他认为,社会流动是指集团之间的人口交换,即一个人从一个社会集团转到另一个社会集团。事实上,索罗金所言称的"集团"实际上就是指处于社会不同分层结构中的群体组织。

（二）社会流动的类型

社会流动是极为普遍的社会现象,只要有社会存在,只要有社会分工、社会差别以及由此形成的社会分层的存在,就必然要出现社会流动。社会流动可以从不同的角度划分为不同的类型,从总体上看,主要分为以下三种。

1. 根据社会流动的向度,可以分为垂直流动和水平流动 垂直流动又分为向上流动和向下流动。向上流动表明个人和群体的社会地位有所提高,向下流动表明个人或群体的社会地位有所降低。水平流动是指个人或群体从一个社会位置流向另一个同等地位的社会位置。一般说来,水平流动对个人的财产、权力、声望等社会地位不产生重要影响。

2. 根据社会流动的时距,可以分为代内流动和代际流动 代内流动指一个人一生中社会地位的变化,它能够有效地反映出社会发展的程度,也是社会分层结构分化的常规形式。在现代社会中,随着科学技术的进步和社会生活方式的转变,就业制度改革和教育机会的增加,代内流动速度的加快已经成为一种难以逆转的社会发展潮流,一个人在一生中会有多次机会变换职业。代际流动是指同一家庭中两代人之间社会地位的变化,它可以反映社会发展的方向,如果代际流动向上流动的速度很快,说明社会发展的速度也快。代际流动其实是一种对比,是以父母与子女在同一年龄时的职业或其他地位作为比较的基点,考察第二代人与第一代人相比社会地位的变动情况,并分析其原因。

3. 根据社会流动的结构性程度,可以分为结构性流动和非结构性流动 结构性流动是指因社会结构的变迁而引起的人们地位的变化。如随着第三产业的发展,很多人从制造业向这些领域中新的岗位流动等。非结构性流动与社会结构的变迁无关,是由于个人的原因形成的社会流动,一般规模和幅度较小,如个人的工作调动、居住地的搬迁等。

我们从不同的角度对社会流动进行了分类,这些分类之间并不是截然无关的,它们有时密切相关,可以交叉使用。例如,代际的向上流动,结构性的水平流动等。

（三）社会流动的途径

个人或群体社会地位的变化主要有以下几种途径。

第一,政策实施。包括人事管理政策、城乡人口流动政策、就业政策、经济政策、人才交流政策、高校招生政策等在内的社会政策的制定与实施,是社会群体流动的途径。

第二,职业变动。无论是上升的流动还是下降的流动,地位变化的最普遍的方式是改变职业。

第三,教育成就。在现代社会里,教育成就成为多数国家社会流动的最重要因素。一个人要获得较高的社会地位,就必须经过一定的教育,获得一定的学位。像中国,早在隋唐时期就建立了通过教育实现社会流动的"科举制",这在全世界都是罕见的。

第四,经济收入。改革开放以来,中国开始从"身份分层社会"向"经济分层社会"转变,经济收入的多少影响到人们的社会地位、权利大小、受教育程度,对社会流动产生重要的影响。

第五,婚姻途径。男女之间的婚姻关系,常会引起一方或双方社会地位的变化。在我国,传统观念提倡"门当户对"的婚姻,即同一分层上的通婚,这当然不会发生社会垂直流动。而当不同层的人员通婚后,社会流动便必然发生。例如,一名社会经济地位较高的男子与社会经济地位较低的女子结婚,这常会使女子的社会地位上升,进入上层社会。

（四）社会流动的趋势

总体说来,在人类社会发展的历史过程中,社会流动呈不断扩大的趋势。改革开放前,中国实际上形成了一种城乡二元身份等级体系,在这种体系中,先赋性因素是决定人们的社会地位的主要因素,以致社会流动率很低。改革开放以后,中国逐步放弃了那种身份等级体系,社会流动渠道逐渐开通。例如,农民可以到城镇务工经商,社会成员可以自谋职业、自主创业,高等学校恢复了统考招生制度……所有这些变化,都使得后致性规则逐渐成为社会流动机制中的主导规则,由制度安排和政策规定直接界定人们的社会阶层地位的格局基本被打破,新的社会流动模式开始形成,因而,社会流动率明显提高,社会活力显著增强。科技的进步,社会化大生产的不断拓展,产业结构不断向更高层次演变,客观上创造了新的社会岗位,同时也创造了社会流动的需要。社会流动越畅通,社会流动率越高,就越能调动社会各个阶层尤其是中低层社会成员的积极性,使他们充满希望,通过后致性规则亦即通过个人后天的努力奋斗,实现上升流动到更高层次社会地位的愿望。这种流动,将在客观上缓解因地位差别而造成的冲突,推动社会化生产的发展,形成经济结构变动与社会结构变动相互促进的良性循环。

三、以服务社会为目的的人生——护理人员的社会流动

《"天使"为何要"逃离"》一文载于《人民日报》(2006 年 9 月 14 日第 15 版)。文中说:最近,一位"白衣天使"的"逃离事件"引发了一场不小的"地震"。四川省成都市儿童医院血液科护士长张德丽因无法承受巨大压力,主动调离了原工作单位。为此,病房中的白血病患儿和家长张贴了 16 封公开信,字字含泪,希望挽留住这位美丽的"天使",但她表示去意已决。

一位护士的工作调动,本是再平常不过的事情,但张德丽的离去为什么如此引人注目?

研究护理人员的社会流动,可以了解和掌握护理人员社会流动的规律和特点,把握卫生部门社会结构变化发展的趋势,探讨促进和控制护理人员社会流动的社会措施,加速卫生事业的发展。

（一）护理人员社会流动的类型

护理人员的社会流动主要表现为两个方面:其一,是护士在护理领域内部的社会流动,包括护士职务、职称的升降,如从护士提升为护士长,从护士长晋升为护理部主任,以及科室病区之间的调动或专科护理项目的转移等,也包括从医务人员过剩的中心城市调往急需医务人员的乡村地区或边远地区,从东部地区流向西部地区或相反,从国内流向国外或相反等活动空间的变动。其二,是护士在护理领域与其他社会领域之间的社会流动,如有些护理人员在市场经济的大环境下,脱离护理职业下海从商等。

【相关链接】

护士的国际化流动

改革开放以来,护士的国际化交流日益频繁,护士的国际化流动最初以中东地区为主,逐步向东南亚、西欧、东欧及北美发展,由于美国、英国等发达国家日益严重的护士短缺问题,导致我国护士的跨国流动不断升温,特别是美国 CGFNS 考试在我国的设立和启考带来了新一轮的护士"出国热"。

（二）影响护理人员社会流动的因素

1. 卫生部门内在结构变动的影响　随着社会的发展,卫生部门的内在结构必然会产生不断的变动,由此形成医务人员不断流动的现象。如为维持医疗机构的生存,提高卫生服务的市场占有率,满足社会人群不断增长的健康需求,原有的三级医疗机构变为二级服务体系,一、二级医院转变为社区卫生服务中心(站),这使护理服务的范围不断延伸、扩展,从而必然要对护理的人力资源进行相应的分配和调整,从而引起护理人员的社会流动。

处在任何职位上的医务人员,随着年龄的增长、工作环境的变动等各种自然的和社会因素的作用,都有可能脱离或者不能胜任原来的工作,如退休等,这就要求不断有新的力量来补充。

2. 经济体制变革对护理人员流动的影响　1978 年以前,在高度集中的计划体制条件下,受制度的束缚,人们生活、工作、学习的范围很窄,思维方式比较僵化、单一。护理人员工作稳定,满足现状,人员流动速度缓慢,大多数人在一个固定的岗位上一直工作到退休。即使有社会流动,也主要是计划性流动,人员的自由流动则较少。如护士毕业后由国家统一分配到一定的单位,因工作需要经人事部门由某单位调到另一单位等。1978 年以后,由于改革开放政策的实施,计划经济向市场经济的转轨,带来了社会的开放和竞争,打破了长期稳定的"铁饭碗"。"下岗""转岗",生产力重新组合的现象不断出现。20 世纪 90 年代开始,我国的医疗卫生体制也引入竞争机制,如医护人员实行患者选择、竞争上岗、择优选拔、量才而用的聘任制原则和制度等。

3. 世俗偏见对护理人员流动的影响　随着医学和社会需要的发展,护理工作在维护与增进人类健康中的作用日益突出。然而,受旧的传统观念和世俗偏见的影响,社会上仍有不少人认为,护理工作只是医疗的助手,仅仅是发药、打针、换床单,属于不需要高等学历的简单劳动。这种对护理工作曲解的世俗偏见,极大地伤害护理人员的自尊心,造成他们心理上的不平衡,从而严重地影响护理队伍的稳定性,使一些护士尤其是年轻护士离开护理岗位,这种情况随着计划经济向市场经济的转轨会更为突出。

4. 利益驱动对护理人员流动的影响　在市场经济、对外开放条件下,受经济利益的驱动,还会出现某些护理人员向收入高、待遇好、环境佳的地方流动。由于我国城乡之间、经济发达地区与欠发达地区之间、我国与发达国家之间在工作、研究和生活条件及物质待遇上存在不小的差距,难免出现医务人员流动中的一些不合理性。如由乡村向城市、由经济欠发达地区向经济发达地区、由国内向国外单向流动的偏向,加剧了我国农村和经济欠发达地区缺医少药的严重程度,损害了我国卫生事业的发展。另外,护理工作辛苦、风险大,心理压力大,护理工作不能分级分层进行等原因,也是护士想跳离护理岗位的重要因素。

总之,市场经济和医疗卫生体制的改革,促进了社会的开放、竞争,使护理人员社会流动速度加快,自由流动、上下流动及跨国、跨行业的流动现象明显增加。但就总体而言,同其他职业群体相比,护理人员的职业稳定性还是比较高的。这是由于从事医疗工作的专业性较强,它除了需要具备系统的专业知识训练之外,还必须具有一定的临床实践经验。

 【相关链接】

护士缺编殃及谁?

护士流动过大导致缺编问题一直困扰着护理界。Aiken 等发现,护患之间的比例与外科患者的病死率以及护理人员的辞职情况高度相关。当护理外科患者所需工作量超出护士的平均工作量时,外科患者的病死率将增加7%。同时还发现,15%的护理人员不满和23%的辞职与这种超负荷工作密切相关。

（三）护理人员合理流动的意义

社会流动是否合理,应该从质和量两个方面加以把握。从量的角度看,社会流动以适量为好,这种适量指社会流动量以满足社会需要为下限,以不超过社会承受力为上限;从质的角度看,一种社会流动是否合理,主要看它是否有利于社会发展,有利于调动社会各方的积极性,是否符合现代社会的机会均等原则。合理的社会流动对一个社会的发展进步具有重要的推进作用。护理人员的合理流动是指有利于护理人员的合理使用,对护理工作及社会的发展起积极促进作用的社会流动。如对护士进行考察、培养,将素质水平较高、能力较强者提升使用;又如,在医疗卫生体制改革中社区卫生服务站的设立,有些护士从医院调整到社区服务站工作等。护理人员的社会流动是社会发展的具体表现,护理人员合理流动的主要意义表现在以下方面。

1. 有利于护理人力资源的合理配置　护理人员合理流动能充分调动护理人员的积极性和创造性,做到人尽其才,防止人才浪费,形成合理的人才结构。

2. 有利于护理人员形成积极向上的心态,推动护理科学的稳步发展　护理人员合理流动的重要表现之一是向上流动,即个人由于才能素质的增强,使自身职务晋升,收入增加,社会地位提高。要实现这种向上流动,护理人员必须努力学习,刻苦钻研业务,不断提高自身的素质水平和技能,而这在客观上推动了护理科学的发展。

3. 有利于提高护理工作的有效性和科学性 科室、病区护理人员的合理流动可以打破专业壁垒,促进各护理专科之间的相互渗透、交流,这与现代医学、护理学分化与综合的发展趋势是相吻合的。另外,不同层次之间合理的垂直流动,可以密切上下级、管理层与基层之间的关系。因为通过竞争上岗、择优选拔流动到各级管理岗位的人员,一般说来,既有丰富的实践经验,又具备管理工作能力和群众基础与威信。所以,他们比较了解实际情况,容易发现护理工作中存在的问题,能较好地胜任护理工作的领导和管理。

(四)护理人员不合理流动的弊端

随着医疗卫生事业的迅猛发展,医院护理人员需求量不断增加,需要大批技术娴熟且稳定的护理队伍,但在多方面因素的影响下,护理人员流动和流失现象越来越严重,对医疗护理质量的可持续提高带来极大的弊端,主要表现为以下几方面。

1. 护理人员区域性分布不平衡 我国护理事业发展迅速,据2011年统计数据显示,全国注册护士总数已达224.4万人,比2005年增长了89.4万,增长了66%,但地区或城乡之间存在较大的不平衡。东部及中心城市等地区的护理人力资源数量及指标相对较高,与该地区的改革开放政策,区域社会、经济、教育等方面的高速发展,对护理人员的吸引力较强,有一定的人才集聚效应等因素有关;而中西部,尤其是西部的社会、经济发展水平较低,护理人员流失较大,资源不能得到充分的利用,因此形成了护理人员区域性数量分布不平衡的现象。

2. 护理服务质量下降 护士是各级医院流动性最大的群体。一般认为,护士离职率大于5%,即属非正常流动。护士的频繁更换,导致护理技术人才流失,会给医院正常的护理工作造成极大的影响,安全隐患大。为了完成工作,护士必须加快速度,缩短每项操作的时间,不按操作流程、偷工减料等现象时有发生。新护士基础还没打好,就到一线值班。超负荷的工作、精神紧张和劳累是导致医疗差错事故的主要原因。

3. 护理队伍管理困难 临床护士数量不足,护理人才流失,护理队伍不稳定,是当前护理工作中最突出的问题,所有这些都给护理管理者增加了很大的压力,造成护理管理困难。

(五)解决护理人员不合理社会流动的措施

在我国现阶段,医务人员的社会流动有一部分还是在国家统一计划指导下进行的。但是,随着社会主义市场经济体制的建立,人才市场的兴起和发展,医务人员特别是医学院校毕业生随人才市场的自由流动将越来越多。这种自由流动将越来越成为医务人员社会流动的重要渠道。计划分配和调动的比例将日益缩小,以致最后被自由流动所取代。如不合理流动随之加大,将导致护理队伍人才流失,带来负面影响。为有效促进护理人员的合理流动,需要相关部门做深入的调查研究,制定相关的对策。

1. 建立健全相关制度法规 建立健全保护护理人力资源的制度和法规,对护理人员生理、心理需求的满足提供制度上的保证和支持。

(1)有效配置,科学管理。对护理人员的配置应有最低人数的限制,科学计算护理工作量,合理使用护士,并有相应的监督部门对各医院实行情况进行监督并采取措施,使各医院、各科室的护士结构比例合理。

(2)合理使用,体现价值。应明确护士的工作内容、职责,优化护理资源配置,依据级别,分层、分级使用护士,体现护理工作价值。

（3）完善待遇，留住人才。在奖金分配、住房补贴等福利待遇上，保证护士享有平等的待遇。

（4）加强培训，鼓励进取。护士的培训要得到保障，各省、市、地区、医院应建立责权利相统一的护理管理组织体系，制定护理人力资源培养方案，加强业务培养，努力提供有利于护士学习的条件、环境，以满足广大护理人员提高自身学历水平和社会地位的需求。

2. 提高管理水平，增强凝聚力　各级护理管理者应不断提高自身素质，增强护理管理的科学性，达到对护士分配、使用、管理的合理性。首先，应加强对护士的考核，根据他们的素质、能力、水平，做到人尽其才、才尽其用。其次，加强与护士的沟通，及时了解护士生理、心理的问题和需求，有针对性地进行疏导。良好的护理人才选拔、培养、考核、晋升、使用的工作机制，是保证护理人才合理流动的基础；有效的沟通是营造良好氛围，增强凝聚力，充分发挥护士主动性和创造性的保证。

3. 加强尊重护士的宣传工作，不断提高护士的社会地位　护理工作是医疗卫生事业中维护人类健康不可或缺的专业。但是，长期的社会偏见、传统观念的影响，以及人们对护理工作意义、内容缺乏了解造成的曲解，使护士的社会地位并不理想。为此，应加大宣传力度，以增强护理人员的社会归属感和满足感，这也是稳定护理队伍的重要措施之一。

4. 加强对护理人员的职业道德素质教育　护理人员不合理的社会流动，与护理人员的职业道德素质有着密切的联系。为此，应加强对护理人员职业道德教育，提高他们对护理职业重要性的认识，帮助他们树立科学的人生观、价值观，自觉抵制金钱至上、拜金思想，正确处理个人利益与社会利益、个人的自我价值与社会价值的关系，鼓励、提倡自我奉献的精神。

第五节　人心齐，泰山移——社会群体与团队合作

人的一生都处在各种各样的群体中，个人是离不开社会中其他人而生存的。关于这点，早在公元前328年古希腊哲学家亚里士多德就说过："人在本质上是社会性动物。那些生来就缺乏社会性的个体，要么是低级动物，要么就是超人。社会实际上是先于个人而存在的。不能在社会中生活的个体，或者因为自我满足而无须参与社会生活的个体，不是野兽就是上帝。"

一、从鲁滨逊漂流的故事说起——人类的群集性

如果你发现自己是一个现代的鲁滨逊，长时间与人类隔绝了所有的交往接触，想象一下你会做出怎样的反应？

在开始的时候，你一定会觉得很好，这正是你向往已久的生活状态。你想睡多长时间就睡多长时间；你爱怎么穿衣就怎么穿；你可以随意地奔跑，也可以尽情地呼喊……因为你不用考虑别人是否会喜欢，你更无须担心是否会被认为缺乏教养。但这样的开心你能维持多久？对大多数人来说，答案是：肯定不会很久。就像鲁滨逊最终在他的孤岛炼狱中遇到另一个人时欣喜若狂那样，任何曾经被迫经受，即使是相对短暂地与世隔绝的人，都会知道与他人的接触是一个人最基本的需要，像人需要食物、水和住所一样。社会学的研究表明，人类最突出的特点之一就是：人是群体的生物。正因为这样，在人们的日常生活中，如果某人常常是自己一个人，不加入群体的活动，我们就会用"离群索居""行为怪异"等来指称和形容他（她），并明确认为那是社会不赞同的行为。人是群集性的动物，离开了人群，人的生活也就失去了其意义。

人类生活在各种不同规模和类型的群体中。那么,什么是群体? 人类究竟有些什么样的群体? 怎样形成群体? 群体又是如何运作的呢?

（一）什么是群体

社会群体是指两个或更多的个人,为了实现共同的目标,通过交往与沟通而形成的相互作用、相互依赖的集合体。

虽然群体的第一个要素是人的聚集,但是仅仅是人群的聚集并非就是群体。群体展示的是人们相互联系的独特模式。一个群体的构成还必须具备以下条件:成员间有生活、学习和工作上的交往,有信息、思想、感情上的交流,有共同的目标与利益,群体内有相互协作与配合的组织保证,有群体意识。

群体不同于社会的"类群",如北京人、老年人、女人,这些人之所以被归到一起,仅仅是因为他们有某个相同的特征,而不是因为他们有认同感或归属感。

群体可以有不同的持续时间,可以像家庭那样数代延续下去,也可以在短暂时间内解体。

规模也是群体的一个重要方面。如夫妻二人组成的家庭是最小规模的群体,而数百人组成的车间也可归为群体之列。二人群体的关系纽带可能是最强的,这样的群体能够产生较大群体中所没有的团结感和亲密感。但是,由于二人群体依赖的是一种单一的关系,成员必须总是相互考虑到对方,并且在二人群体中,没有任何让别人参加互动的机会,如果一个成员退出,这个群体就中止了。

（二）人为什么不能"无群"

作为社会性动物的人,之所以能满足自己的各种需要,依靠之一便是社会群体。在人类生活中,所有社会成员的共同需要有两类,一类是工具性需要,另一类是表意性需要。

所谓工具性需要是指必须依靠群体帮助才得以达到某种具体目标的需要。在人生的每一阶段,都存在着单靠个人无法完成的工作,因此也就存在着各种各样的工具性需要,这些工具性需要必须由工具性群体来满足。许多工具性群体是绝对必要的。例如,单个的足球运动员是不可能赢得一场比赛的。这正体现了中国的一句俗语:"一个篱笆三个桩,一个好汉三个帮。"

另一些群体的形成主要是为了满足表意性需要,这就是说,群体帮助其成员实现情感欲望,通常是提供情感支持和自我表达的机会。大多数朋友群体就是出于这种目的。

工具性群体和表意性群体的区分并不意味着两者是截然分开的。在实践中,大多数群体都能满足这两种需要。例如,工具性群体也经常满足表意的需要:运动队的成员会产生亲密的关系,这是他们在场外的友谊基础。

【相关链接】

对"人不能无群"的解释

荀子在《荀子·王制篇》中说:人"力不若牛,走不若马,而牛马为用,何也? 曰:人能群,彼不能群也。人何以能群? 曰:分。分何以能行? 曰:义。故义以分则和,和则一,一则多力,多力则强,强则胜物……故人生不能无群,群而无分则争,争则乱,乱则离,离则弱,弱则不能胜物……"

（三）群体的分类

群体分类的方法有很多,按照不同的标准和研究需要,区分出不同的类型。下面是几种较常见的类型。

1. 血缘群体、地缘群体和业缘群体　血缘群体、地缘群体和业缘群体是以群体成员的联系纽带作为划分标准的。它们分别以血缘关系、地缘关系、业缘关系为纽带。人类最早出现的群体活动是在血缘群体特别是家庭中进行的。地缘群体是随着社会生产的发展和社会流动的出现而产生的。邻里从严格的意义上说则是文明社会的地缘群体。业缘群体在现代社会的群体生活中处于主导地位。

2. 初级社会群体和次级社会群体　初级社会群体和次级社会群体是以群体中人际关系的亲密程度作为划分标准的。初级社会群体又称基本群体或首属群体。所谓初级社会群体,是通过面对面交往形成的具有亲密的人际关系的群体,它对于人的个性和个人理想的形成起到了最初的作用。它不仅满足人的物质方面的直接需要,而尤其能满足人们在精神生活方面的直接需要。人们是通过与其直接接触的初级群体来感知社会的,初级群体的状况如何,直接影响人们对社会的满意度,从而决定其对社会的态度。因此,人们必须高度重视初级群体的建设,重视初级群体中人际关系的调适。次级社会群体是指人们为实现特定社会目标,执行一定的社会职能,并根据一定的程序和规章相互协作、共同活动的社会群体,如学校、工厂、公司等社会组织是次级群体的表现形式。现代化社会是高度组织化的社会,众所周知,人类社会的产生和发展都与各种社会组织相联系,在现代社会中90%以上的人都在社会组织中从事工作。组织的特殊性在于它既是一个"人群集团",也是一种人为创造出来的物质工具,增强了人类社会活动的效率。

在现代社会生活中,既要重视初级社会群体的作用,又要重视次级社会群体的作用,还要重视它们在功能上的协调。

3. 正式群体和非正式群体　正式群体和非正式群体的划分是以群体的社会关系是否得到在它们之上的社会组织(如各级政府)的认可为标准的。

正式群体及其内部的社会关系是经由各级政府认可的。在正式群体中,个人有明确的职责分工和权利义务,并指向组织目标,有正式的沟通渠道。在正式群体中有命令型群体,如由一名护士长和若干名护士组成的工作群体。除此之外,还有任务型群体,任务型群体是为了完成某项特殊任务而临时抽调人员组成的群体,如援非医疗队等。

非正式群体是指社会成员因某些原因,未经官方或组织规定,自愿形成的群体。凡是有人群的地方,都可能组成非正式群体。它是个无形组织,内部成员有着相同的观点、密切的利益和一致的行为,有自然形成的"领导人物"。非正式群体的特点是:成员间认同行为规范,有较强的凝聚力,信息沟通迅速,有排他性和不稳定性。非正式群体形成的原因是多种多样的,如利益一致的利益型群体、志趣相投的爱好型群体、信仰相同的信仰型群体。还有通过社交、友谊和感情连接起来的情感型群体,由同乡、同学、战友组成的亲缘型群体等。

正式群体中可不断产生非正式群体,它对个体行为有着一定程度的影响。非正式群体具有积极和消极的双重作用。当非正式群体的价值取向与正式群体的目标一致时,它对完成组织目标有促进作用。另外,由于非正式群体还能满足其成员社会交往等方面的需求,所以它也是对正式群体功能的补充和调节。当非正式群体的价值取向与正式群体的目标不一致甚至有冲突时,它对完成组织目标有阻碍作用。因此,协调正式群体与非正式群体的关系具有重要的意义。

4. 成员群体和参照群体 成员群体和参照群体是以个体和群体的关系来划分的。人们一般称某个个体生活其中的群体为其成员群体,而把影响某个个体的思想和行为的群体称为其参照群体。对于社会个体来说,他(她)可能把自己所在的成员群体同时作为参照群体,但也可能把他(她)并不生活在其中的群体作为参照群体。这样,就会出现两种情况,如果他(她)选择的参照群体是具有积极倾向的群体,自然他(她)会获得进步;但是,如果他(她)选择的是具有消极倾向的甚至是反动倾向的群体,他(她)就会向坏的方面转化,产生反常和反社会的行为。美国社会学家研究犯罪问题时发现,在犯罪率较高的社区内,一些男孩子自幼就模仿犯罪团伙中大男孩子的行为,认为他们勇敢、大胆,是真正的男子汉,视他们为楷模,以致最后堕落成犯罪团伙成员。这类犯罪团伙在该社区内成为许多小男孩心目中的参照群体。现代社会是开放性社会,人们不免要受到各种各样群体的影响。注重参照群体的研究,认识、分析人们心目中的参照群体,能更好地发挥先进群体的带头作用,及时发现和制止越轨群体的破坏作用。

二、"1 + 1 + 1"未必等于3——有趣的群体力学

中国人常说:"三个和尚没水喝。""三个臭皮匠,顶个诸葛亮。"

西方人也说:"太多的材料搅混了汤味。"

这些谚语,犹如暮鼓晨钟,提醒我们:人多好办事,但人多也碍事。群体力量的发挥,可能是相辅相成的,也可能是相互抵触的。群体不是若干个体的简单组合,而是个人之间相互作用、相互联系的有条件的特殊总和。群体的运作主要是通过群体内成员间的互动展开的,合作与竞争是群体的两种主要的互动方式。

(一)合作与竞争

合作是指两个或两个以上的个人或群体为达到共同目的,自觉或不自觉地在行动上相互配合的一种互动方式。竞争是互动的双方为了达到各自的某种目的,在社会同一领域里与对方展开的竞赛争胜。竞争是现代社会普遍的现象,在人类社会生活中有着重要的作用。在群体中,成员可以彼此以合作的方式互动,他们可以互相帮助,互相沟通,为群体成员的共同利益而协调行动。有些群体,成员间以互相竞争的方式互动,他们将个人的利益放在首位,努力表现自己的过人之处。

那么,从总体上说,人们是愿意合作还是愿意竞争呢?在群体内部是展开竞争有利,还是合作有利呢?研究发现,虽然合作似乎给人们带来了更大的收获,但在群体互动中,多数人宁愿竞争不愿合作。这点有以下实验为证。

曾经有一个实验者请几位小朋友,每个人手里提一个小球。小球用线拴着,统一放入一个仅容一个小球顺利通过的容器中。然后,实验者告诉小朋友:现在假设小球就是你自己,容器中在10秒内会注满水,那么你们就要在这个时间内逃出去。当实验者下令开始时,几个小朋友一起拉线,结果卡在了瓶口,互不相让地僵持着,10秒过去了,仍然没有一个"人"逃出去。其实,这就是竞争与合作的问题。如果几个小朋友能够互相合作,一个一个拉线,10秒是足够"逃生"的。这个实验曾经在世界很多国家都做过,结果发现,中国的小朋友是最不善于合作的,也就是说,合作意识最为缺乏。

对于生活在新时代的人来说,无论是竞争还是合作,都是为了最大限度地发展自己。竞

争和合作构成人生和社会生存与发展的两股力量。竞争中有合作,合作中有竞争,竞争与合作是统一的,是相互渗透、相辅相成的。竞争是有层次的,竞争层次的客观性决定了无论何种竞争都离不开合作,竞争的基础都在于合作。没有合作的竞争,是孤单的竞争,孤单的竞争是无力量的。合作是为了更好地竞争,合作愈好,力量愈强,自然成功的可能性就愈大。有人说过,优秀的竞争者往往是理想的合作者。

（二）解决群体冲突的策略

冲突是指两个或两个以上的社会单元在目标上互不兼容或互相排斥,从而产生心理上的或行为上的矛盾,解决矛盾冲突有三种不同的策略。

1. 赢 – 输策略　其特点是双方不以妥协为目标,其中一方控制和支配了另一方,用自己的目标取代对方的目标而成为赢家,另一方则为输家。

例如,由于国庆节休假调课,使原来实验室操作练习安排被打乱,一组和二组的同学都准备晚上练铺床,从而发生了冲突。在冲突过程中,一组的组长态度十分强硬,认为今天就应该让他们练,况且是他们先到的。二组的组长与他们争执了很长时间也没有结果,最后二组的同学只好在十分不情愿的情况下离开实验室。

解决冲突运用赢 – 输策略十分普遍,但它并非解决冲突的最佳策略。因为由赢家决定的目标,会使输家产生心理上的不平衡,为争执双方今后的关系处理留下隐患,所以只是暂时性解决冲突的策略。

2. 输 – 输策略　其特点是双方都持敌对的态度,都想成为赢家,但最终都成为输家,没有一方达到自己的目标。

例如,科室里有一个去国外医院短期进修的名额,A 护士和 B 护士都很想去,两个人通过各自的渠道,一个找了卫生局负责人,一个找了卫生厅负责人,当两位负责人都来过问此事后,医院领导为避免得罪其中任何一位领导,决定将此名额给护士 C。

输 – 输策略仅仅是一种短期行为,不是解决矛盾的理想策略,因为争执的双方都没有达到目标,各自心理都处于失衡状态,双方的关系受到了损害,可能导致今后发生更大的冲突。其实任何人都想避免输 – 输策略,但当其他策略失败时,人们往往会陷入此种后果之中。

3. 赢 – 赢策略　其特点是双方都完全或部分地达到了自己的目标,双方都成为赢家。"1 + 1 + 1"大于 3 的思维,鼓励我们解决问题,既非按照我的方式,亦非按照你的方式,而是按第三种远胜过个人之见的办法去办。它是互相尊重的结果,是了解对方,学习对方解决问题的办法的好机会。例如,一组和二组实验室发生冲突后,两个组的组长经过协商,决定一组的同学练习铺床,二组的同学练习穿、脱隔离衣,一段时间后再相互交换,结果两个组的同学都很满意。

赢 – 赢策略是解决矛盾和冲突最为理想的策略,也是最佳策略,因为争执双方的冲突得到了很好的解决,关系也没有受到损害,它是一种重视双方长期性联系的策略。

（三）影响策略的因素

群体成员在互动中采取何种策略,受诸多因素的制约,概括地说主要有以下几种。

1. 群体成员之间的沟通程度　沟通将起到促进群体成员合作的作用,有了相互讨论、相互信赖、相互学习的机会,就有了合作的前提和可能。一般而言,沟通的机会越多,合作的可能性越大。

2. 群体规模　研究发现,随着群体人数的增加,合作行为会减少。群体成员的增加,使成员对群体的责任心降低,自利行为更具隐蔽性,合作也因此而减少。

3. 群体成员间的相互性　相互性是人际关系的一个基本要素。人们行为的基本准则之一是以德报德,以怨报怨。在社会互动中,如果以竞争为开端,将引起更多的竞争行为。增强合作最好的办法是相互妥协,彼此让步。这是人与人之间合作的基础,也是群体成员协调的前提。

三、众人拾柴火焰高——建设高绩效的护理工作团队

纸是由谁发明的?东汉蔡伦。

电灯是谁发明的?爱迪生。

飞机是谁发明的?怀特兄弟。

计算机是谁发明的?计算机是……不知道。

航天飞机?不知道。

有调查报告指出,1900—1950年推出市场的新发明,平均由3个人合作开发完成;但是从1950年后,一般的革新发明,需12个以上的专家合作完成。

这个结论提示我们一种必须认清的趋势,也告诉我们一个真理——团队合作是有效解决问题的重要途径。从《三个火枪手》到《十二囚徒》和《星际漫游》,我们曾读过、听过和看过许多著名的团队故事,它们都完成了难以完成的任务。团队常常能取得超过其他群体和个人的业绩。人的价值,除了具有独立完成工作的能力外,更重要的是赋有和他人共同完成工作的能力。

玛丽安·安德森,这位大都会歌剧院中第一位唱主角的黑人女低音歌手,一语道破了团队和那些常被誉为"个人奋斗起家"的个人所具有的社会关系之间的重要性。有人问过安德森,为什么她在讲话中,总爱用"有人做了"和"我们做了"来代替"我做了"这种说法,她的回答是:"也许是因为,一个人活得越久,就越会认识到,没有哪件事,是你一个人单独能干得了的。在我们完成所做工作的时候,其实总是有许许多多的人都出了力的——那些作曲家、那些为乐师制造出伴奏的钢琴的人、那些确实对演出做出贡献的乐师。没有这些支持,完全靠你自己一个人,行吗?即使是你的声音,你的呼吸,你对表演所抱的意图,你怎么走上台去,但这全都不是你自己一个人做的。所以归根到底,'我'在这里面只不过是微不足道的很小一部分而已。"

(一)工作团队与工作群体的区别

我们通常把群体定义为两个或两个以上的个体,为实现某个特定目标,通过彼此间的互动而结合在一起的团体。在工作群体中,群体成员通过互动,共享信息,使每名成员更合理地做出自己的决策,更有效地行动,最后帮助每名成员更好地承担各自的责任。工作群体中的成员不一定要参与需要共同努力的集体工作,在工作群体中不存在一种积极地能够使群体的总体绩效水平大于个人绩效之和的协同作用,工作群体的绩效仅仅是群体成员个人绩效的简单相加值。工作团队则不同,它是建立在工作群体的基础上的,它的特点是具有团队意识,内部成员之间相互帮助,能开放真诚地沟通,自由发表意见,坦诚互信,在适当的时机有策略地解决矛盾,所以能产生积极的协同作用,团队成员努力的结果使团队绩效水平大于个人绩效总和。一个正式的工作群体通过努力是可以建设成为一个高绩效工作团队的。

（二）高绩效工作团队的特性

孟子曰：天时不如地利，地利不如人和。一个高绩效的团队就是其中"人和"的重要组成部分。但是，建立一个优秀的团队并不是一件容易的事，虽然它看似简单：就是把一拨人拢在一起，朝一个方向走，但在实际的操作中却往往因为一些关键因素没有把握好而导致不良后果。

肯·布兰佳在其1993年由哈佛商学院出版的《聪明的团队》一书中认为，工作团队想要具备高效率，必须有7种特质：目标一致(purpose)、授权使之发挥潜能(empowerment)、良好的工作关系沟通(relation and communication)、弹性十足(flexibility)、最高的绩效(optimal performance)、给予肯定及赞赏(recognition and appreciation)、高昂的士气(morale)。肯·布兰佳利用7种特质的头一英文字母拼成perform(表现)一词，作为"高效率工作团队"的最佳注解。

（三）建设高绩效护理工作团队的基本原则

1. 领导推动与全员参与相结合原则 建设高绩效团队的愿望是领导者良好意图的重要反映。领导者的意图必须要与团队所有成员的美好愿望结合起来才有群众基础，否则，这种意图就会变得不切实际，无异于空中楼阁。有效的领导者能使团队具有凝聚力，共同为组织的目标努力，同时也能积极地为组织的发展提供创新思路，充分发挥团队的协同效应。"人心齐，泰山移"，只有目标一致，心往一处想，劲往一处使，团队目标的实现才能指日而待。能调动护士积极性，把护理工作管理得井井有条，得到广大护士认可的护理管理者才是一名合格的领导者。任何一项工作，都要靠大家去努力完成，作为一名护理管理者不可能、也不应该亲自去做所有的具体工作，而是应该起统帅和参谋长作用。

2. 相对稳定与适度竞争相结合原则 人们都渴望有一个稳定的职业，但是我们必须看到，过分的安全感和稳定性对员工工作的积极性和创造性是一种束缚。员工如果没有压力，也就失去了动力，因此在团队内部引入竞争机制是必要的。护理管理者在护理人员使用过程中应实行"岗位能上能下，员工能进能出，待遇能高能低"的措施，应给每位护理人员施展才华的机会与空间，让他们在一次次的自我挑战和激励中，在一次次你追我赶的热浪中，使其自身价值得到实现。当今许多医院推出的"五星级护士"竞争激励，收到的激励效应是：护理人员的工作热情高涨，学习氛围日益浓厚，护理人员与患者沟通更主动了，医院呈现出一派生机，护理管理又上了一个新的台阶。由于这一竞争激励机制的出台，各类护理差错发生率明显下降，患者满意度也得到提升。

3. 满足需要与引导需要相结合原则 人总是期望在达到预期的成绩后能得到适当合理的奖励(这个奖励是广义的概念，如奖金、提升、表扬，还包括看到自己工作的成效，得到同事信任，提高个人威望等)，能够按劳取酬，体现多劳多得。奖励使所有人在工作绩效的问题上有了一个最基本的共识：良好的工作绩效会赢得美好的生活。因此，医院护理管理者必须对护理人员进行有效的利益激励，只有这样才能使护理人员的积极性得到最大的激发，使医院的护理质量不断提高。

但需要指出的是，奖励只是提供了有效的有机肥料，要让团队的花园繁盛起来，还需要对奖励的尺度进行合理把握。再好的肥料也难免有副作用。如果一味地满足员工的需要，也会带来激励工作的被动局面和偏差。人的欲望是永远无法满足的，因此，护理管理者在满足护理人员需要的同时，还要运用教育和同化等措施来引导护理人员的需要，给护理队伍成员灌输符合护理工作团队需要的人生观和价值观,并扎根于护理人员的内心深处。

4. 制度化与人性化相结合原则　一份权威研究报告揭示了一个团队或组织问题的症结所在:问题的 75% 来自员工和团队或组织的结构上,25% 出在技术上。这一事实告诉我们,单有科学的制度和先进的技术是远远不够的,人性化在高绩效团队中是十分重要的因素。

在现代医院护理管理中,要创造一流的服务水平和理想的护理技能,医院护理管理者必须建立健全以人为本的人性化护理管理制度,这样才能更充分地调动职工的积极性。护理人员是从事护理事业的主体,医院护理管理者应了解护理人员的特点,尊重与理解护理人员、关心护理人员的生活及各种需求,为护理人员提供公平竞争的机会,促进护理人员的个性发展,满足其自我价值实现的需要。要对各类人才合理使用,做到优势互补、扬长避短、人尽其才、提高效率。只有关心护理人员的身心健康,才能更好地调动护理人员的工作积极性,才能发挥护理工作在维护人类健康中的重要作用,促进护理事业的发展。同样,我们也很难想象一个没有经过制度化管理磨炼的团队,或者说缺乏制度保障的团队,单纯依靠人性化因素就能够保证团队的效率。

本章小结

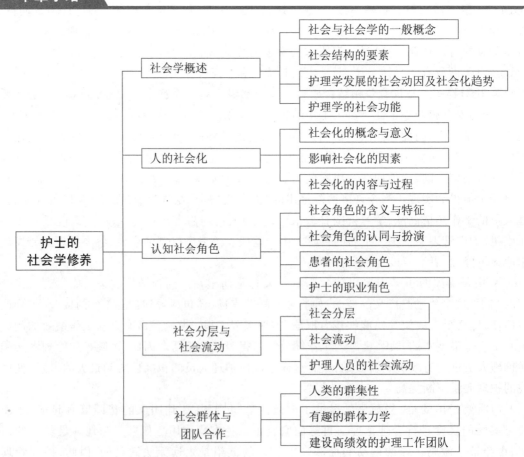

【思考题】

1. 尽量写出自己现在所扮演的每一个角色,并说出最喜欢的角色和喜欢的理由。

2. 说说你对患者角色的希望有哪些?

3. 在过去的生活中,什么样的人和事对你产生了深远的影响?

4. 你认为自己扮演好护士职业角色的优势是什么? 可能存在的困难有哪些?

5. 说说你最有趣的一次群体生活的体验。

【实例分析】

1998 年冯小刚有一部电影叫《甲方乙方》。电影中有一角色叫刘万成,是一位吃腻了山珍海味的老板,特别想吃苦。为此与"好梦一日游"公司签订了一份合同,全权委托公司为其实现"吃苦受罪之梦想"。当公司代表确认合同,念到违约部分的时候,刘万成说:"甭念了,如果我不能吃苦,这大奔、这高尔夫球场都是你们的。"按照合同,公司将其送到了一个偏僻的农村,刚到的时候刘万成还说"我要吃得比他们(当地村民)还差,我不就是来受苦的吗?"可是等公司到了约定的时间来接他的时候,却发现他早就在村口的土窑子上等着,一见到接他的人,就痛哭流涕。还没有等车停稳,就窜到了车上,说:"我再也不下这车了。"当公司的人了解到刘先生将村子里所有的鸡都吃了的时候,想请他下车和村民们道别,他却说:"你们甭想把我撂下。"

影片中还有一位角色是叫唐丽君的电影明星,她不是腻味了山珍海味,而是厌倦了人潮如涌,厌倦了明星生活,希望过普通人的生活。在"好梦一日游"公司宣布唐丽君将中止一切演出活动和社交活动以后,她真的过上了普通人的生活。可不久,她就不能忍耐了,让经纪人到处打电话,希望参加那些她从前根本就瞧不起的活动,甚至不要报酬也行。

请用社会学的相关知识分析此案例中两个角色的行为。

【能力提升】

1. 苏格拉底说过:没有思考过的人生,是不值得过的人生。人只要还有精神,就不可能不考虑生命的意义、人生的价值。你认为你的一生应该怎样度过?以什么为标准?以什么为方向?

2. 近年来,中央国家机关每次招考公务员都在社会上引起较大反响,尤其自 2006 年招考不设户籍限制以来,不仅招考人数逐年增加,报名人数也在持续增长,见下表:

2003—2012 年国家公务员考试报考人数统计表

年份	招考职位	招录人数	审核通过	参考人数	最终比例
2012	10 486	17 941	130 万	96 万	53:1
2011	9 763	15 290	141.5 万	90.2 万	59:1
2010	9 275	15 526	144.3 万	92.7 万	59:1
2009	7 556	13 566	105.2 万	77.5 万	58:1
2008	6 691	13 787	80 万	64 万	46:1
2007	6 361	12 724	74 万	53.5	42:1

年份	招考职位	招录人数	审核通过	参考人数	最终比例
2006	6 053	10 282	54 万	50 万	48.6：1
2005	5 456	8 271	31 万	29 万	35：1
2004	4 036	7 572	18.2 万	12 万	15：1
2003	5 400	5 475	12.5 万	8.76 万	16：1

请思考：上述统计数据给我们哪些启示？

【实践演练】

就护士的职业认同感或流动心态等问题进行调查并形成报告。

【网上练习】

在"中国期刊全文数据库"中查找有关专家撰写的"护士的国际化流动对我国护理专业发展的影响"全文，阅读后谈谈你对"护士国际化流动的利与弊"的看法。

【思维拓展】

阅读《小汤山奇迹》，谈谈对小汤山医院团队的感受。

小汤山奇迹

2003 年 4 月 26 日，当中央军委向全军下达紧急选调医务人员支援北京决战"非典"的指示后，各大军区和武警部队立即行动，各单位主要领导亲自动员、部署，一道道命令火速传向各医院和 4 所军医大学。26 日下午 2 时 30 分，301 医院抽组的医务人员最早到达定点医院——新组建的小汤山医院。304 医院抽调的医护人员在 20 小时之内完成抽组，当日抵达。济南军区抽组的 76 名医务人员，遍布全区 20 多所医院，军区上下以战时速度进行抽组，于 27 日中午就抵达北京，是外区部队最早到达的医疗队。兰州军区的医务人员克服路途遥远的困难，也于 4 月 30 日到达北京。北京军区白求恩和平医院，成建制把传染科抽组出来，支援北京决战"非典"。他们说，成建制抽组，可以减少适应和培训时间，能以最快的速度投入战斗。短短几日，海军、空军、第二炮兵、兰州军区和武警部队抽组的一批批白衣战士，以最快的速度赶往北京。南京军区用飞机把医疗队运往北京，沈阳军区的医疗队乘特快列车向北京开进，北京军区派专车把医护人员直接送到定点医院。分秒必争的背后是过硬的素质，更是一种奉献精神的支撑。

在 50 多天的战斗中，小汤山医院的全体医务人员以"特别能吃苦、特别能战斗、特别能奉献"的精神，不辱使命、不负重托，出色地完成了医疗救治任务，为北京抗击"非典"斗争做出了重要贡献，小汤山医院千余名官兵创造了 98.8% 的患者痊愈出院、医务人员零感染等多个奇迹，这是"小汤山奇迹"。小汤山医院是军地合作、高效建设的成功典范。官兵们视党和人民的利益高于一切，视疫情为命令，视病房如战场，视患者如亲人，充分展示了新时期人民军队文明之师、科学之师的良好形象，为保证人民群众生命安全、维护国家和军队的声誉做出了突出贡献。小汤山医院以出色的救治工作成绩，得到了国际社会和世界卫生组织的高度评价，为我们国家争得了荣誉，受到了人民群众的广泛好评和赞扬，创造了军民携手、众志成城、共抗"非典"的光辉典范。

（周柳亚）

第四章

美的职业与人生
——护士的美学修养

【学习目标】

1. 了解美的本质与特征以及美学思想对护理学的影响。
2. 熟悉美的基本形态并能阐述其特征。
3. 熟悉形式美的概念、特征以及基本规律。
4. 掌握护士审美评价的基本原则及评价标准。
5. 掌握塑造护士职业形象美的途径与方法。

看巍峨群山层峦叠嶂,我们心旷神怡;观红日喷薄大江东去,我们心潮如涌;听春雨如诉秋风萧瑟,我们思绪万千;赏婀娜舞姿绝伦工艺,我们赞叹不已。从自然界到人类社会,从物质到精神,从科学到技术,美无处不在,无时不在。美在大自然,美在生活中,美在智者的双手上,美在仁者的心灵中。

美令我们愉悦,令人类高尚,令生活美好,令世界光明。热爱美、欣赏美、追求美、创造美,又能美得内外如一、恰到好处,这便是美学修养的理想境界。

美,只属于那些能领悟它的人们。

第一节　找回那双发现美的眼睛——美学概述

美学问题是人类最扑朔迷离的问题之一。不同的人对美有不同的见解,有人说美是自然对称,有人说美是和谐均衡;有人以自然为美,有人以智慧为美,有人说丑极也是美。悲观的社会学家说:世界上不是缺少发现,而是缺少美。罗丹说:世界上不是缺少美,而是缺少发现。

对美麻木不仁、熟视无睹的人,往往缺少一双发现美的眼睛。众里寻他千百度,不知美在何处。学习美学理论,可以使人们对美的发现从混沌走向清晰,对美的思考从抽象走向具体,对美的理解从学术走向生活,对美的探索从原理走向应用。我们不求真正找到美的终极真理,只求找回那双发现美的眼睛。

一、从甲骨文的"美"字说起——美的起源、发展与含义

在甲骨文中,"美"字下部是个正立的人形,后来演化成一个"大"字,上面是个"羊"字。

原始人以"羊大好吃为美"，它说明美与人的感性存在、与满足人的感性需要相关。同时，原始人常常戴着羊头舞蹈，以示人际间的礼仪和友善，从而导引出"善"意。先民是在对羊图腾崇拜中表现美感的。

从文字到实物，从故事到艺术，无不显示出在每一种文化、每一个时代中，人们对美的追求。"美"是什么？从早期古希腊哲人对美的探问，到今天美学家们对美的研究，始终没有一个最终的答案。柏拉图在《大希庇阿斯》篇结尾引入了一句谚语说"美是难的。"20世纪初，列夫·托尔斯泰也写到"'美'这个词儿的意义在一百五十年间经过成千学者的讨论，竟仍然是一个谜。"

究竟"美"在哪儿？什么是"美"？让我们撩起它神秘的面纱。

（一）美的起源与发展

有人把"美"定义为一个三角整体——审美、审美对象、审美主体的统一，这就意味着先有人然后才能发生审美。因此，美的起源应追溯到人类起源时期。

美的存在与人类是息息相关的。在大自然中，早就存在着茂密的森林，潺潺的流水，艳丽的鲜花。但是大量的事实证明，在人类社会出现以前，自然界的事物不具有任何美学意义。大自然与人类发生的审美关系是在实用与认识的过程中产生的。从人类进入旧石器时代，学会制造工具，具有语言能力，到中国黄河、辽河流域有人体装饰品，人们在一系列的生产、生活实践过程中，逐步建立了与大自然的认识关系。人与事物之间的爱与恨、悦与厌的情感形成，标志着最原始审美关系开始萌生，自然界也就逐步获得了美学意义。自从人类通过劳动摆脱了动物的状态，开始有意识地进行原始审美活动的时候，人类的审美观念和最初的美学思想就已经产生了。

石器是一种实践工具，它的出现使人在浑茫的大自然中，形成了一种自我空间，并从自然界中被动的一员转为主动的一员。用这种工具的人，有与之相适应的生产方式、居住方式、群体组织方式和观念形态，其核心是人的演化。对美的起源来说，就是一个从自然人到具有审美能力的人的演化。因此，美是随着人类社会结构的发展而产生出来的。从原始社会、奴隶社会、封建社会到当代社会，美是一步步地从人的实践活动中衍化出来的。可以说，美在"礼"中孕育，美从"文"中涌出……

美是人类社会和历史发展的必然结果，人类通过劳动区别于动物，人类对劳动工具的发明和制造，充分体现了人类怎样从猿人到现代人，从丑陋到美，从野蛮到文明的历史过程。

（二）什么是美

几千年来，中外众多哲学家、美学家、艺术家为了揭开美的奥秘，曾经从不同的角度进行了艰难的探索，并提出了许多有价值的见解，成为后人揭开美之谜的良好开端。

古希腊哲学家柏拉图曾经发问：什么是美？这一问，唤醒了人们自以为明白的糊涂，从而也挑起对这一问题的争论。在《大希庇阿斯》中，柏拉图借苏格拉底之口，提出应当区分"什么东西是美的"和"什么是美"两个问题。"什么东西是美的"，答案是一个个具体的审美对象：山、水、花、草等，生动而形象。"什么是美"却要概括出审美对象的所有共同本质，艰难而抽象，如群山、湖水、鲜花、阳光等明明是不同的东西，而我们都把它称为"美"，说明这些不同的事物中有一种共同的东西决定着我们要称它们为美，这就是美的本质。

古希腊有毕达哥拉斯学派的"美在形式"说。该学派认为，美与事物所表现出来的均衡、对称、比例、和谐、多样统一分不开。例如,该学派认为,一切立体图形中最美的是球形,一切平面图形中最美的是圆形。

我国道家美学的代表庄子有"道至美至乐"说。"道"的根本特征是自然无为而无不为,是一种无意识、无目的却又含目的的力量,而这正是美的存在。它认为天地所包含的美的根源在于"道",即心理和精神因素,也就是人的审美观念。

各学派从不同的角度对美进行了探讨,却没有一个公认的、全面的美的定义描述,每一种学说都有其独到的见解。

美学上的"美",在4种意义上被使用:① 美=美的本质,这是柏拉图建立美学基础的用法;② 美=审美对象,这是现象学美学的常用语;③ 在审美对象中细分,美是审美对象之一,与崇高对象、悲剧对象等相对;④ 美=美感,这是审美心理学的用法。美,在历史上形成了以上4种用法,其中正包含了美的智慧。美,真实存在于这四者的关系之中。

二、"若言琴上有琴声,放在匣中何不鸣"——美的本质与特征

苏东坡有一首著名的琴诗:"若言琴上有琴声,放在匣中何不鸣?若言声在指头上,何不于君指上听。"优美悦耳的琴声是怎样产生的?诗人在这里通过发人深省的问句,说明再好的琴放在匣中也发不出美妙的琴声,再好的指法和技巧,离开琴弦也弹奏不出动人的音乐。

事实上岂止是音乐,一切美感的产生,无不在于主观和客观的有机结合。这首诗正是以这样的哲理通过形象的比喻告诉了我们美的本质与特征。

(一) 美的本质

美的本质问题,是一个古老的命题。2 000多年来,不知有多少思想家、艺术家为它绞尽脑汁,试图回答,但至今仍众说纷纭,莫衷一是。从历史上看,对美的本质探讨主要有两种途径:一是从精神方面探讨,二是从客观现实方面探讨。归纳起来基本有以下4种观点。

一是客观美说。这种观点试图从客观世界的特征出发来说明美的本质,认为"美在形式",即美在客观事物本身。我国著名美学家蔡仪认为,美"在于客观事物的属性条件",它不以人的意志为转移。如客观事物的"对称""和谐""秩序""匀称""明快""多姿"等,就是美。即使是人类还没有出现,美也以自在的形式存在着。客观美说的合理之处是坚持了唯物论,承认美的客观性,缺陷是它忽视了人的社会生活实践,有明显的直观性、机械性。例如,在客观美说看来,植物、动物,凡能体现本种类特征的就是美,如健壮的野牛、轻快的小鹿等。但同样是体现本种类的特征,为什么苍蝇、毒蛇就不美呢?

二是主观美说。这种观点的代表人物是柏拉图、黑格尔和休谟等。他们认为,美的本质是"理念"。如柏拉图就提出"美是理念",认为这个理念是先于美的事物而存在的,是美的事物的创造者。他举例说,桌子有三种,第一是决定桌子之所以为桌子的理念,第二是木工依照这个"桌子的理念"制造出来的具体的桌子,第三是画家模仿具体的桌子所画出来的桌子。由此可见,"桌子的理念"是先于具体的桌子而存在的,是桌子的创造者。这就夸大了人的主观能动性。主观美说的合理之处是把人的心灵和审美心境、审美态度、审美感觉等主观的东西引入了对美的本质和规律的探索,突出了美的价值评价主体的能动作用。但是把美与美感等同起来,把美的价值与主体对美的价值体验等同起来,就陷入了唯心主义。

三是主客观相统一的美说。这种学说认为,美既不是纯客观的,也不是纯主观的,而是在"心物之间",是主观与客观的统一。从主客观的关系上来研究美,是中国古代美学思想的

一个特点。中国古代艺术家所追求的美的境界是意境,就是心与物、情与景的统一。主客观相统一的美说还没有从人的社会实践的高度来认识美的本质。美是主客观的统一,但这两者为什么能统一,是怎样统一的,在这个至关重要的问题上,主客观相统一的美说没有做出令人信服的回答,也没有提示美的本质。

四是马克思主义的美说。按照马克思主义的观点,美既有自然属性,又具有社会属性。所谓美,从其本质上来说,是人的本质力量的对象化,是自然属性与社会属性的辩证统一。马克思主义认为,美的本质是与人的本质联系在一起的,因为美是对人而言的,没有人就无所谓美丑,就像没有人就没有善恶一样。所以要揭示美的本质,就必须科学地说明人的本质。关于人的本质,马克思有句名言:"人的本质是一切社会关系的总和。"另外他还指出,"自由自觉的活动恰恰是人类的特性。"这两段话,第一段是就人本身而言的,强调了人的社会性;第二段是从人与动物的本质区别上讲的,可以说人之所以为人,就在于"自由自觉的活动"。既然人的本质是在一定社会关系中进行的"自由自觉的活动",那么美的本质就应以此为基础去理解。

在马克思以前,一些哲学家和艺术家已经认识到美的事物具有令人愉悦的感性形式。那么,美的事物为什么能引起人们的愉悦?就是因为它里面包含了人类的一种最珍贵的特性,这就是人的自由自觉的创造性劳动。在活动中,人们充分发挥自己的聪明才智,去掌握和运用客观规律,以达到行动的自由。这样,人们通过劳动,不仅能在生产物上打下自己意志的烙印,而且能从劳动成果中看到自己的力量、智慧和才能,从而在精神上产生一种自由创造的愉快。这种愉快就是最本质意义上的美感,而引起这种愉快的具体对象,就是我们所说的美。所以现在许多人在谈到美的本质时,都引用了马克思的话,美是"人的本质力量的对象化"。

（二）美的特征

美的事物千姿百态、各呈异彩,且具备美的自身特点,要想真正地把握美,需要了解美的各种特征。

1. 具体形象性　形象性是美最基本的属性,美的生命力在于形象的显现。所谓形象性,是指人们要认识对象的美,必须以形象的直接方式去感知对象。没有具体的、具有一定观赏价值的感性形象,美是无法存在的。中国名山泰山、华山、黄山之所以美,根本原因在于它们呈现出各自的雄、险、奇的风景。《三国演义》中关羽、张飞、曹操等人呼之欲出,关键在于作者对人物个性的刻画。不仅自然、艺术之美是具体的、形象的,社会美也是如此。我们之所以称护士为白衣天使,因为他们从事的职业是救死扶伤,护士关爱患者,挽救生命,付出的是无限的爱,他们的美是通过实际的工作体现出来的。黑格尔说:"美的生命在于显现。"别林斯基说:"形象在美的领域中占有统治地位。"当然形象性并不为美的事物所专有,它只是构成美的重要条件之一。

2. 感染愉悦性　感染性是美最显著的特征。美诉诸人的情感,能引起人们喜爱、激动和心旷神怡,使人在精神上得到愉悦和满足。

美的感染性既不是单纯表现在内容上,也不是单纯表现在形式上,而是从内容和形式的统一中体现出来的。俄国美学家车尔尼雪夫斯基说:"美的事物在人心中所唤起的感觉,是类似我们在亲爱的人面前时,洋溢出我们心中的那种愉悦。"中国古代有所谓"比喻说",如莲逗人喜爱,因为"其出淤泥而不染""不蔓不枝"等自然属性使人联想到高雅、正直的品格。

在美的事物中,艺术美也具有强烈感染力。2005年中央电视台春节联欢晚会中的舞蹈《千手观音》,使人们为一群残疾演员精湛的演艺之美赞叹不已。社会美同样感人至深,一个精力充沛、充满激情的人不知不觉会带动周围的人。护士对疾病晚期或顽疾患者的治疗充满热情和信心,可使本想放弃治疗的家属或患者再鼓勇气,再振抗病精神,所以一名极富感染力的护士就体现出一种感召力,这是一种本身的美。这种样板是极具感染力的,它会感染他人去效仿。

3. 客观社会性 美不是纯自然的,而是社会的。美的社会性的第一个含义是指美是一种社会现象,而不是一种单纯的自然现象,它是人类社会实践的产物。第二个含义,是指美是一种社会共有的现象和具有普遍的社会价值,它不依赖于某一个人或某些人的主观感受和判断,而依赖于客观的社会实践。在人类的发展史上,实践活动一开始就是社会性的,作为人类社会实践活动的产物——美,它必然是具有社会性的。这种社会性是美的基本品格、根本属性。

4. 相对性和绝对性 斯大林曾指出,自然界的任何一种现象,如果被孤立地、同周围现象没有一点联系地拿来看,那就无法理解,因为自然界的任何领域中的任何现象,如果把它看做是同周围条件没有联系、与它们隔离的现象,那就会成为毫无意义的东西。同样,美也具有相对性。它与周围的事物和环境发生着各种各样的关系,并在各种复杂的关系中存在、发展、变化。如同样是鲜红的颜色,用于描写"革命先烈的鲜血染红的旗帜"时,让人体会到它的崇高和伟大;用于描写鲜艳的花朵时,能让人感受到生活的甜美;而用于描写"刽子手的双手沾满了革命烈士的鲜血"时,让人感到它的恐怖和丑恶。封建时代妇女的"三寸金莲"是美的标志,现代社会追求的是健康成长。过去医院采用白色,象征着肃穆、整洁、安静;而现在医院追求的是家庭化、个性化的温暖。因此,对于美要在一定的具体环境中来看。

美具有相对性的特点,但美的相对性又是同绝对性相联系而存在的。美的事物不论具有多么突出的相对性,总蕴含着客观的、确定的美的内容。事物之所以美,主要决定于它自身具有美的特点,符合美的规律,这就是美的绝对性。

三、人类漫长旅行的陪伴者——美学及美学思想

人类从荒芜中走来,穿过由危险、陷阱、物质、黑暗构成的道路,走向未知的、无尽的未来……陪伴着人类进行漫长旅行的,是人类的审美活动。

从与猿人相揖别的开天辟地之时,到今天的太空时代;从人类祖先装饰的身体,到今天人们的化妆;从原始部落篝火旁的舞蹈,到今天的音乐会……人类在其艰苦卓绝的奋斗中,一直有审美活动相陪伴,并逐渐由感性认识上升到理性认识。

(一)美学

1. 何谓美学 "美学"是一个偏正词组,"美"是修饰"学"的。"学"亦即"学问""学说"。从语义上说,美学就是关于"美"的"学问",就像生物学是关于生物的学问,教育学是关于教育的学问一样,它是一种学问,一个学科的知识体系。它是研究现实中美的事物、人对世界审美理解的特点和按照美的法则创作的作品,是一门既年轻又古老的学科。

2. 美学的形成 美学的渊源一直可以追溯到邈远的古代。可以这样说,人类最早的审美意识,几乎和人类的起源一样古老。美学的产生和发展,经历了一个漫长的历史过程:先有人类的审美意识,后形成美学思想,最后才诞生了美学这门独立的学科。

18世纪德国理性主义者鲍姆嘉通(1714—1762)出版《美学》一书,创立美学。从此,"美学"这一名称才逐渐获得学术界的公认,美学也开始成为一门独立的学科。尔后,黑格尔、车尔尼雪夫斯基等人对美学进行了更深入的研究,丰富了美学体系,赋予美学以更完整、更严密和更系统的理论形态,使美学得到巨大的发展。

（二）护理美学

1. 何谓护理美学　护理美学是指从护理的角度研究人们维护和塑造人体美的进程中表现出来的护理美的现象和护理审美规律。它以美学基本原理、原则和观点为指导,借鉴人文、社会科学等诸多学科的理论、方法和研究成果,从人、环境、健康、护理的角度出发,探究护理美的现象、护理审美的发生、发展及其一般规律。

作为一门发展较快的新兴学科,护理美学凝聚着护理的社会文化、发展历程、人生哲理,闪烁着护理事业为人类健康奉献的智慧和人们所期望的护理专业形象。护理美学是在宏观医学模式的引导下,寻求正确的护理方式,消除各种不利因素,以增进人的健美素质。其具体任务包括:① 发掘护理工作中的美学问题;② 为实施护理审美评价提供理论依据;③ 为护理审美教育提供教材,提高护理人员的鉴赏力和创造力;④ 为护理审美环境提供理论指导和实践手段。

2. 护理美学的发展

（1）护理美学源于远古的护理活动,根植于护理的本质之中。自人类社会诞生以来就有了护理活动,包含了对人躯体、心理、精神的呵护,体现在言、行、技、形的护理过程之中。从这些护理活动中,蕴含着护理最朴实的美,那就是始终遵循着博爱、奉献、服务的精神信念,将同情与关爱无私地奉献给人类健康。这种对人的生命、尊严、权利的尊重与服务,就是护理所特有的美的本质。

（2）护理美学孕育在护理学创立与发展的历程中。19世纪中叶,南丁格尔创立了护理学。在西方美学思想的影响与熏陶下,她把护理升华到"艺术"的思想与实践,对护理美学的形成与发展产生了重大的影响,为护理美学的建立奠定了一定的基础。如今,美学理念已经渗透到护理理论与实践之中,渗透到护理领域的方方面面,护理已成为一门科学与艺术相结合的专业学科,成为社会美的组成部分。全方位塑造护理专业形象已成为广大护理人员的自觉行动,护理环境正在得到不断的改善与美化,整体护理的实施充分体现了护理学的科学性、理性、柔性与坚韧性融为一体的美的实质与内涵。

（3）护理美学在吸收美学思想和相关学科的研究成果中不断得到发展。20世纪80年代以来,诸多相近学科向美学渗透,涌现出许多美学的分支学科,护理美学就是其中之一,美学及相关学科的研究成果为护理美学的发展提供了可借鉴的科学理论和成功经验。如心理学研究成果为研究护理审美提供了新的科学论点和论据,伦理学、逻辑学的研究成果为护理美的现象及其审美规律的研究提供了科学的理论和方法,工艺美学创新出的新型护理产品与用具为护理美学的审美教育与审美创造提供了不断创新的有形产品。美学及相关学科的繁荣与扩展推动了护理美学的发展与完善。

（4）护理美学在为人类健康的服务中不断得到升华。当今,维护健康已成为现代人强调的理念和追求的目标,人类对健康的需求不仅坚定了护理"维护健康、预防疾病、恢复健康、减轻痛苦"的使命和目标,而且对护理工作的美学要求提出了更高的期望。为此,护理在服务对象、服务范围、服务模式等方面正在发生根本性的变革。人类对健康的重新认识,引发了社会对护理美的追求,护理美学的理论与实践也必将在为人类健康服务的过程中得到进一步升华。

（三）美学思想

美学的发展始终有美学思想相伴随。美学思想的发生发展源远流长、博大精深,并有其独特的思想体系。

1. 中国美学思想　中国美学思想始于先秦时期,其突出代表是儒家、墨家、道家、法家,他们从不同的侧面形成各具特色的美学思想。汉代美学是从春秋战国美学发展到魏晋南北朝美学的过渡阶段,它综合了儒、法等各家的美学思想,同时又表现出不受儒家思想束缚的气概。魏晋南北朝是中国美学思想体系的正式建立期;唐、宋、元、明是中国美学思想的发展丰富期;清代美学思想是对我国明代以前美学思想的总结和发展;晚清,随着旧民主主义革命的发展,西方资产阶级美学思想传入中国,使中国美学思想发生了转变。新中国成立后,美学和其他学科一样进入了一个新的历史发展阶段。

2. 西方美学思想　西方美学源于公元前 9 世纪的希腊时期,它是历史发展的必然产物。古希腊、罗马是欧洲文化的摇篮,也是西方美学的源头,毕达哥拉斯学派、赫拉克利特、柏拉图、亚里士多德等都对美学进行了探讨,亚里士多德的《诗学》是欧洲文艺美学最早的经典著作。公元 6 世纪起,一些自然哲学家就对美的概念进行了研究。18 世纪末到 19 世纪初,美学在德国得到发展,建立了内容丰富、规模空前完整的美学体系。

马克思主义的诞生为美学思想发展开辟了广阔的前景。马克思提出了"自然的人化""人的本质力量对象化""劳动创造了美""人也按照美的规律来建造"等重要命题,对美、美感、美的规律等美学的基本理论问题作了精辟的论述,为新美学思想的崛起奠定了坚实的理论基础。

（四）护理理念中的美学思想

护理理念是指人们对护理所持的一种价值观和信念。它的形成和演进,受时代、社会、政治、经济、文化的变迁等因素的影响。

美学思想是人们对现实的审美关系、审美意识、审美创造等思想认识的综合。现代护理理念中包含着丰富的美学思想,概括起来主要有以下几个方面。

1. 以维护人的整体健康为美　人是集身体、心理、社会关系于一体的有机整体,因此,护理的服务对象是整体的人,护理所要维护的是人的整体健康。同时,由于人又是社会环境中的一员,因而在护理实践中,护理不仅要关心整体的人的健康,还要注意人赖以生活的自然环境和社会环境,帮助人们能安全、健康地生存于环境之中,从而获得完整意义上的健康美。

2. 以实施有效的整体护理为美　人的健康包括了身心的健康和良好的社会适应状态,这就决定了对人的护理必须是整体的护理,即给服务对象提供生理、心理、社会适应等方面的全方位的护理。而以往只注重对疾病的护理不再被认为是美的,只有运用科学的工作方法——护理程序,实施有效的整体护理,最大限度地帮助人们获得整体的健康才是美的。

3. 以尊重护理对象的权利为美　服务对象的基本权利主要有获得公正且必需的医疗、护理的权利,包括自主权、知情同意权、保密权、隐私权等。护理人员应把在工作中处处注意尊重服务对象的各项权利视为义不容辞的责任。

4. 以强调护理人员的自主性为美　"生物－心理－社会－环境"这一新的医学模式给

护理学的发展带来了重大变化,不仅丰富了护理工作及研究内容,而且改变了护士工作的方式和角色。护士不再是被动地、单纯地执行医嘱和各项技术操作,而是要主动、全面、系统地了解患者的整体情况,帮助患者解决健康问题。医护关系是平等的合作关系,护理人员依据专业知识及经验,自主地作出判断、决策,如健康问题的护理评估、预防保健的护理措施、护理指导与咨询、心理支持等护理活动,完全由护理人员自行完成。

5. 以良好的护理道德加精湛的护理技艺为美　护理是科学性与艺术性、助人性与技术性互相交织的一种专业,要求护理人员必须具有良好的护理道德,热爱专业,有奉献精神,有高度的责任心和同情心;有强烈的进取意识,有敏锐的观察力和解决问题的技巧;对业务精益求精,不断提高观察患者的技巧、与人沟通交流的技巧、进行健康教育的技巧、做好心理护理的技巧等。只有具备了这些条件,护理人员才能在护理工作中,更好地体现出护理的价值和护理美。

四、江山多娇人多慧——美的基本形态

我们生活在一个美的世界。观自然景色,山川之壮美、花草之秀美,令人心旷神怡。看社会万象,崇高人格之美、丰沛心灵之美,令人油然起敬。赏艺术天地,《二泉映月》之凄美、《蒙娜丽莎》之恬美,令人沉醉流连。览科技领域,技术工艺之美、理性精神之美,令人赞叹不已。

客观世界的丰富性,决定了美的多样性,按照美在不同存在领域性质的差异,美的存在形态分为自然美、社会美、艺术美、科学技术美4类。

（一）自然美

自然美是客观世界中自然事物和自然现象作为审美对象而形成的美。大自然给予了人无限的审美领域,如朝阳晚霞、春花秋月、长河落日,都以自然无雕饰的美摄人魂魄,给人以巨大的感染。

1. 自然美的分类　从自然与人类实践活动的关系方面考察,美学理论上把自然美分成两大类别。

一类是指未经人类加工改造过的自然之美,如辽阔的大海、浩渺的星空、多彩的云霞,又如湖南的张家界、四川的九寨沟、福建的武夷山。这部分自然景物和社会生活的联系,是以形式美为中介的,特有的自然风貌,使人得到愉悦并获得美的享受。

另一类是指经过人类加工改造的自然之美。它们的基本形态是大自然,但其中带有人类实践活动的痕迹,如江河治理、山川绿化、珍禽异兽的驯养等,属于经过一般加工的自然美;园林景观、楼台亭榭、假山石径、插花艺术等,属于经过艺术加工的自然美。人类辛勤的劳动和顽强的斗争,征服、支配、改造、开发了自然,给自然界打上了属于自己的烙印,人们也因此在观赏自然时,感受到了自身的智慧和力量,从而获得审美的愉悦。

2. 自然美的特征

（1）侧重于形式。审美对象都是内容和形式的统一体,但自然美具有形式胜于内容的特点。人们在观赏自然景物时,往往专注于评价它的外在形式的美与不美,很少涉及它的内容。如蝴蝶对人类虽然益少害多,但它那五彩斑斓的双翅和翩翩优美的姿态却使它成了人们欣赏的对象。

（2）寓意和象征性。自然界的事物,只有作为人的一种比喻、暗示才有美的意义。在生活中,人们常常借助自然物的某种属性象征性地表达人类的某种思想感情,如出淤泥而不染

的荷花、迎风斗雨的海燕、壮丽的火山、素净的雪景等都以其自然特征,显示出令人神往的自然美,给人以高洁、勇敢、悦目的审美感受,人们常常对它赋予高尚的品格。

（3）多样性。自然美的形态本身就具有多样性特点。同一自然物,由于人们欣赏的角度不同、季节不同,对同一审美对象会产生不同的审美感受。如盛开的鲜花,或惊艳夺目,或芬芳扑鼻;同一座山,"横看成岭侧成峰,远近高低各不同";同是一个太阳,或骄阳似火,或温暖如春。由于自然对象与人的不同联系和自身的运动变化,表现出丰富多彩的自然美,给人以不同的审美感受。

（二）社会美

社会美是社会实践产物最直接的美的存在形式,是美的本质最直接的体现,因此社会美是人类创造的一定历史时期社会事物的美。

1958 年,江西余江县彻底消灭了长期困扰人民健康的血吸虫病,中国 6 亿人民改天换地的精神风貌感动了诗人,"春风杨柳万千条,六亿神州尽舜尧",这富于浪漫色彩的瑰丽诗句,不仅是对消灭血吸虫病这一奇迹的赞叹,不仅是对新旧社会两重天的无限感慨,也是对人民群众表现出来的创造、智慧和力量的颂扬。

1. 社会美的含义　社会美就是社会生活的美,是社会生活中客观存在的社会事物、社会现象的美,它指的是那些包含着社会发展本质规律、体现人们理想愿望,并能给人以精神愉悦的社会现象。它普遍存在于人类社会生活之中,是人的本质力量的直接体现。社会美的范围广泛、内涵丰富,它以恰当的形式表现和反映一定社会的政治、经济、文化和道德等方面。社会美有以下不同的内容范围。

（1）社会美包括生产斗争、阶级斗争和科学实验活动中的美。

（2）社会美包括物质文明和精神文明的社会活动、社会成果和审美主体的美。

（3）社会美分为实践过程的美、实践成果（产品）的美和实践主体的美。

（4）社会美是生活美、生产劳动美和人的美。

2. 社会美的特征

（1）侧重于内容。具有社会美的事物,有明确的社会内容,其内容是感染和熏陶人类的灵魂和精髓。各种人与物的外部形态和形式只是表达社会美丰富内容的桥梁和媒介,人们通过这些人和物的表现形式和外部形态领悟社会美、欣赏社会美。在社会美中,起决定作用的是内容,内容决定形式,内容胜于形式。社会美的形式一旦离开其内容,便是没有生命力的空壳。

社会美是以善为前提和基础的。凡符合大多数人的利益,对人类社会进步有积极意义的便是善,这种善在具体行为中表现为美的形象,如雷锋助人为乐、艰苦奋斗、言行一致、公而忘私的行为是善的,因而雷锋精神是美的。

（2）民族性和时代性。社会美不是孤立和一成不变的,总是依托社会历史条件,具体地存在于一定的社会生活中,并随着社会的发展而不断完善和拓展,真实和恰当地反映当时、当地的社会风貌和民族个性。无论是生产劳动的美、服饰打扮的美还是社会环境的美,都与当时的社会生活、科技水平、社会制度、社会环境、时代风貌、风土人情相关,与地理区域、自然条件、民族历史、生活方式和审美标准有关,展示了鲜明的时代特性和民族个性。俄国车尔尼雪夫斯基告诉我们,每一代的美都是而且也应该是为那一代而存在,它毫不破坏和谐,毫不违反那一代美的要求;当美与那一代一同消逝的时候,再下一代就将会有它自己的美、新的美,谁也不会有所抱怨的。

（3）阶级性。在阶级社会里,社会美充满了人类历史斗争的痕迹,带有强烈的阶级色彩。由于社会各阶级的政治和经济地位的不同,以至对社会美的审美态度、观念、价值取向迥异,对社会美的面貌、尺度和评价标准都烙下了阶级的本性。所以,分析社会美,必须了解时代背景和历史轨迹。对于社会的各种现象、事物、人物和行为,只要它体现了先进阶级的利益和愿望,代表了广大人民的根本利益,反映了大众的美好理想,就是社会的美;反之就是丑的。虽然社会美一般具有阶级性,但也有阶级性不明显或没有阶级性的社会美。

3. 社会美的核心　社会是由个人组成的,社会的一切活动都是人的活动,社会发展离不开人的发展。人是社会实践的主体,是社会美的体现者、开拓者、欣赏者,是社会美的基础和核心。人的美,包括内在美和外在美两个方面,是人的内在品质通过外在形式表现出来的形式美与内容美的统一。

（1）人的内在美。内在美是指以道德、人格为主导的内心精神世界的美,是人的思想、品德、情操、性格等心理文化素质的具体体现,崇高的道德、远大的理想、高尚的人格、睿智的才识、真挚的情感是构成一个人内在美的主要因素。

内在美是人的本质的美,是我们认识人的美的出发点和归宿点。"马的好坏不在鞍,人的美丑不在穿",人的内在美的意义解释了人的美的精髓和实质。首先,内在美决定人的"美"与"丑",人的本质、品格、才识、创造力、评判力等都能在内在美中寻找到答案。因此,人的内在美是社会美的重要内容,是美丑的判断标准。其次,内在美能引发持久的美感,产生更深刻和更强烈的审美感觉,内在美的稳定性和持久性源于人的品德的相对稳定性。再次,内在美的个人价值和社会价值是社会的宝贵财富,内在美的个体能对社会的进步起到积极推动作用。

人的内在美是可塑的,它贵在自我完善。护士在良好职业形象的塑造过程中,应注重内在美的培养,正如南丁格尔所说:"护士是没有翅膀的天使,是真善美的化身。"

（2）人的外在美。外在美是通过人的相貌、体态、语言、行为、仪表、风度、气质等表现出来的美,是人的外在表现形式美的总称。外在美是内在美的形式载体,它受内在美的支配。

人的外在美可分为先天的美和后天的美,先天的美就是天生丽质,后天的美是修饰之美和修炼后的美。护士端庄的妆容、得体的服饰、亲切的笑容、温暖的语言、优雅的姿态无疑是外在美的具体体现。

外在美根源于人类的社会实践活动,人的相貌、体态、风度、仪表、语言等方面的美都是社会实践的产物。不同生产力发展水平、不同历史时期、不同国家和地区、不同民族对美的要求不同,外在美的表现形式和内容也不相同。随着人类的进步、社会的发展、文明的昌盛,人类从原始的赤身裸体发展到如今的巧妙修饰打扮,外在美成为一种生存和社交的资本。人们崇尚自然、欣赏自然美的同时,在修饰打扮中遵守"适度为美"这个美学原则,通过内外兼修、形神兼备的修养,达到赏心悦目,将短暂的、肤浅的、易变的和不深刻的外在美提升为整体美,增添人的魅力。

（三）艺术美

宋代山水画家王希孟创作了一幅《千里江山图》,画面上的奇峰幽谷、渔港水村、云林烟树、飞泉溪流,集江山之奇秀,给人以美的享受和熏陶。

人们常说："江山如画"，杰出的山水画确实集中了自然的精粹。现实美虽然很生动、丰富，但往往比较粗糙分散，不大为人注意，在艺术中由于精粹、集中，形成整体，美的特征也就更显著了。亚里士多德曾说："美与不美，艺术作品与现实事物，分别就在于美的东西和艺术作品里，原来零散的因素结合成为统一体。"

1. 艺术美的含义与分类　艺术之美来源于艺术作品，艺术作品是创作者通过对现实生活的感悟而产生审美反映、审美需求和审美创造的必然产物，一件成功的艺术作品融会了作者的创作思想与技法，艺术美就必然存在于其中。艺术美与人类的现实生活密不可分，存在于整个人类社会活动的方方面面，如绘画、书法、建筑、雕塑、音乐、舞蹈等作品之中。

艺术美的分类是受艺术分类的影响而定的。由于各种艺术的不同规律和特征，表现这些不同的艺术形象的艺术美，也相应地分为实用艺术的美（工艺、建筑）、表现艺术的美（音乐、舞蹈）、造型艺术的美（雕塑、绘画）、综合艺术的美（戏剧、电影、电视）和语言艺术的美（文学）。

2. 艺术美的特征

（1）典型性。典型性是艺术作品通过个别艺术形象表现出某些普遍性、代表性的东西，借助于典型达到对事物本质规律的把握。鲁迅说过：他的人物模特，没有专用过一个人，往往嘴在浙江，脸在北京，衣服在山西，是一个拼凑起来的角色。艺术的典型性说明艺术中的美要比生活原型更美，更富有理想性，更有审美价值。

（2）感染性。《青春之歌》之所以感人，在于作者把多年凝聚在心头的对共产党员的崇高品质和视死如归的浩然正气的真挚情感写了出来。曹禺写《雷雨》时，"隐隐仿佛有一种情感的汹涌的流来推动我，我在发泄着被压抑的愤懑，抨击着中国的家庭和社会。"艺术美之所以具有强烈的感染力，一个重要的原因就是它饱含了作家、艺术家的情感。

（3）永久性。人类祖先借助艺术作品的"记录"给后人留下了许多不朽的艺术之作，从古希腊到古代东方文化，那些经典的诗歌、绘画、雕塑、文学、戏剧、音乐、舞蹈、建筑、工艺品等，无不令后人感受到这些艺术作品永恒的生命力。尤其是那些真实反映时代、民族、社会生活和思想感情的艺术作品，更显示了它的永恒魅力与价值。所以，人们今天才能从中领略到不同时代的艺术珍品，使审美视野得以开阔。

（4）具有独特的审美功能。与自然美、社会美比较，艺术美更能提高人的审美能力和高雅的审美情趣。如造型艺术培养人的视觉器官的审美能力，发展人们的色彩感、形体感、质感、韵律感、构图感、立体感及目测能力、透视能力和直观能力；音乐艺术培养听觉器官的审美能力，发展人们的节奏感、音色感、协调感、结构感；文学艺术培养言语器官的审美能力，发展人们领会和表达情感意蕴的素养。

（四）科学技术美

2003年10月15日，我国第一艘载人飞船"神舟"五号发射升空，在绕地球环行14周后，安全落地。这是我国航天事业和国防科技事业发展史上一座新的里程碑。灿烂的"神舟"飞天之路，将作为中国科技领域壮美的里程碑而永恒千古。

1. 科学技术美的含义　科学技术美是美的一种高级形式，只有人类审美心理、审美意识达到较高的发展阶段，理论思维与审美意识交融、渗透的情况下，才得以产生。

科学技术美客观地存在于人类创造性的科学发明和发现之中，它是人类在探索、发现自然规律的过程中所创造出来的成果或形式。科学理论给人的美感主要来自人们对研究对象内在美的领悟,而不着重人的肉眼对研究对象外在美的观赏。用美的尺度来衡量理论成果,是科学技术美的主要内涵。科学技术美与艺术美是有区别的,欣赏艺术美是"美中见真",领略科学技术美是"真中见美"。

2. 科学技术美的特征

(1) 主观客观的统一性。科学揭示了自然界丰富多彩的运动形式及发展规律,同时也展示了自然界的客观性。科学不是美学,但只要它反映了自然界的本来面目,其中必然包含着美的因素。科学技术美也具有主观性,科技美的内容随着人类的进步而不断丰富和发展。科学技术美是主观性与客观性在实践基础上的统一,没有人的社会实践,就无法达到主客观的和谐统一。

(2) 科技美与科技真之间的辩证统一。科学理论中真与美之间具有统一的关系。科学理论的真是美的基础,没有真就没有美。科学理论的真实性表现在它同客观事实相符合,并达到对自然界的物质及其运动规律本质上的正确认识。但事物的本质有无限多的层次,科学对这种本质的认识是一个不断深化的过程,即使是某一时代与客观事实相符合的科学认识,它的真也是相对的、有弹性的,与此相应,科技美也是一个历史性的不断变化的范畴。

第二节 天地有大美而不言——美的形式

著名画家吴冠中有一幅绘画小品《伴侣》,画面上是极其简单的背景,一些离散的横向线条,吸引视觉注意力的是两块看似随意涂抹的色块,"一块鲜红""一块淡绿"。倘使这样的色块不是安排在这样的结构里,倒也见不出什么意味。然而,一旦经过画家摆弄,便构成独特的意义:是两条小鱼儿? 还是两只蜻蜓? 匠心独具的形式,给人以无穷遐想。

大自然形形色色的事物,通过赋予形式,通过构造形式,使之变得富于美感,具有审美价值。例如,一团杂乱无形的泥胎,在雕塑家手里,变成栩栩如生的各种形象;形状各异的树根,经根雕艺术家发现和整理,变成风格独特的造型艺术品。这是为什么? 美学家说:"这是赋予它们有意味的形式。"

一、社会实践的结果——形式美的概念和特征

色、光、声、形、整齐一律、节奏、韵律、对称、均衡、比例、层次、多样统一等是客观事物固有的自然属性,在人类诞生之前,就已经存在,但只有形式,没有形式美。形式之所以美,形式之所以成为一种特殊的审美对象,这是人类的发现,是在人类的社会实践中逐步形成的。

(一) 形式美的概念

形式美是指客观事物外观形式的美。它有广义和狭义之分,广义的形式美是指美的事物的外在形式所具有的相对于美的内容的审美特征,狭义的形式美则指构成事物的物质材料的自然属性(色彩、线条、形体、声音等)及其组合法则所呈现出来的审美特征。后者是从具体事物中将构成美的形式因素加以抽象,如将黄的颜色从黄色物体中"抽象"出来,将椭圆形的线条从椭圆形的物体中"抽象"出来。这样既不直接显示具体的美的内容,又有一定的审美特征,就成了一种抽象形式的美。我们通常所说的形式美,一般是指狭义的,即从相对意义上说抽象了的形式美。

形式美是在人类的社会实践过程中逐步形成的。形式之所以美,形式之所以成为一种

特殊的审美对象,这是人类的发现。离开了人和人类社会,形式就无所谓美与不美。客观事物的自然形式,在人类的社会实践过程中,不断被人们发现、利用,并借助于联想和想象,逐步同人的社会生活和传统观念联系起来,通过长期的历史沉淀,形式美就作为一种特殊的审美对象,进入了人类的审美领域。

（二）形式美的特征

1. 抽象性　形式美是对生活形象的高度概括,人们从众多美的形式中概括出来的某种共同特征,具有朦胧的审美意味。人们欣赏形式美时,不像欣赏一个具体的美的事物那样,能给人一种比较确定的意味。如红色会使人产生一种热烈、兴奋的情绪,但这种情绪具有不确定性,如红花、红旗、红领巾等。形式美的抽象性特征,使它适应于表现各种事物的美。

2. 相对独立性　人们对美的感受都是直接由形式引起的。在长期的审美活动中,人们反复地,直接地接触这些美的形式,从而使这些形式具有相对独立的审美意义,即人们只要接触这些形式便能引起美感,而无须考虑这些形式所表现的内容。如观看芭蕾舞表演,人们欣赏的是表演者的舞姿,旋转、跳跃的优美动作,并不刻意追求每种舞姿所蕴含的意味;又如,疲劳时听一曲轻音乐,优美的旋律让人轻松愉快,欣赏者也不必了解这首曲子的意义何在。人们欣赏一个人或一件艺术品时,最先进入审美视野的是其色彩、形体等外在形式的美,然后才深入领会作品的内容。因为形式美在人们欣赏的客体对象中,有这种特殊的作用,所以形式美具有相对独立的审美特征。

3. 时代性　形式美的各种表现总是不断地随着时代的变化而变化。例如人体,唐代以丰腴肥胖为美,宋代以纤细苗条为美,现代以丰满匀称、红润健康为美。

4. 普遍性　形式美普遍存在于美的所有领域,是任何美的对象不可缺少的最基本的属性。自然美以形式美为主,社会美中的富有线条的身姿、形体,优雅举止以及艺术中富有表现力的结构、造型、质地、韵律、节奏等均属于形式美之列。

二、色彩缤纷的大自然——形式美的表达

赤橙黄绿青蓝紫造就了大自然的色彩缤纷。外部世界的色彩、声音、形象,是形式美的表达方式。对于以眼睛和耳朵为主要审美感觉器官的人来说,形式美的表达方式是构成形式美的基本感性因素。

（一）色彩

千变万化的色彩在我们的身边无处不在,对人类来说,390～770nm 波长的电磁波才能引起视知觉,不同的波长产生色相差别。这些光谱的颜色包括赤、橙、黄、绿、青、蓝、紫,其中"赤、黄、蓝"是三种基本颜色,又称"三原色",在它们之间相互调和,可以产生各种各样的颜色。在美的感受中,色彩几乎是不可缺少的因素:火红的太阳,蔚蓝的天空,碧绿的原野,金黄的稻田……构成五彩缤纷、争奇斗艳的大千世界。色彩在形式美中具有如下作用。

1. 视觉效果　色彩是人们辨认客观事物的重要依据。人们可以根据不同的色彩将各种事物区别开来。如红色消防车、绿色邮车、白色救护车、红绿灯等。另外,不同的色彩往往给人以冷暖、轻重、大小、华丽与质朴等不同的感受,如红、黄给人以温暖热烈的感觉,称为暖色;绿、蓝、紫被认为是冷色;黑、灰、橙色给人以重的感觉,白、绿、蓝色给人以轻的感觉;浅色给人以宽大的感觉,深色给人以狭小的感觉;明亮色给人以华丽感,灰暗色给人以质朴感。

2. 情感效应　色彩的表现性给人以情感的感染,不同色彩给人们带来不同的生理、心

理感受,会直接影响人们的情绪和工作效率。色彩可划分为积极、主动的和消极、被动的两类。黄、红黄是主动的色彩,能使人产生一种积极向上、勇于进取的态度;蓝、红蓝是被动的色彩,表现出人的不安、冷峻和向往的情绪。由于长期历史形成的民族心理、文化和传统习惯,使人们对色彩的感受具有某种共同性,如拉丁民族爱好暖色,日耳曼民族爱好冷色等。

3. 象征性　不同的颜色可使人们产生各具特色的联想,而将某种颜色和特定的内容相联系,使色彩获得一定的象征意义。如红色使人想起火和血,象征着忠诚、喜庆、革命;黄色使人想起灿烂的阳光和麦浪,象征着温暖和富裕;蓝色使人想起天空和大海,象征着宁静、平和;绿色使人想到草原、树林,象征着青春和繁荣;淡紫色象征着清爽、温柔,深紫色象征着高贵等。

(二) 形体

任何事物都有一定的外形,都占有一定的空间。形体则是事物存在的一种空间形式,它们的外形都是可见、可感、可触摸的。因此,形体也是视觉审美的重要感性因素。构成美的形体的基本要素是点、线、面、体。

1. 点　点是要素中的基本元素,在空间起标明位置的作用,并且点与点的连接,点与点的应集,可以组成线和面。例如,人体美的黄金点。

2. 线　线是点运动的轨迹,起贯穿空间的作用。人体的轮廓就是由线来表示的。这些线条基本形态可分为直线、曲线和折线。随着线条的流动、起伏、并行、垂直等,反映出不同的审美特性。直线表示出刚毅、挺拔、稳定和力量;曲线则传递出优美、柔和、轻盈、典雅、流畅等;折线则是直线的转折,一般表现为运动过程中的起伏、升降等。在医学人体美的审美创造中,对不同的部位用不同的线条塑造而形成不同的优美形象,例如,鼻梁的挺直和乳房的圆滑曲线表现了两个不同器官的审美特征。

3. 面　两条平行线构成一个面,起分割空间的作用。由数面组合即构成形体。面的形态可分为方、圆、三角形,即是通常所说的三原形,它们的审美特征各不相同。方形给人以平实、安稳、拘谨和固执等感觉;圆形给人的感觉则是柔韧、温和、丰富、富有弹性,并且有满足、包容的意味;不同的三角形则可以使人产生不同的情感,正三角形可以表现出稳定、庄重、崇高和永恒,倒三角形表示动荡和不安,斜三角形则表示方向、位置等。

4. 体　体是点、线、面的有机组合,是物体存在的空间形式。体可以分为球体、方体、锥体。其视觉效果与圆形、方形、三角形相似,但较其更具体,反应更强烈。例如,厚的物体给人一种敦厚、结实之感,薄的物体给人一种秀丽、轻盈之感。

(三) 声音

声音是由人的听觉器官所感知的时间性的美。它的物理属性是由物体运动所产生的振动引起,由于频率与振幅不同构成声音的高、低、强、弱,它是一种诉诸人的听觉器官的物质材料。人耳可听到 20 ~ 20 000 Hz 的声音频率,人们通过不同的声音,大致可判断出物体的类别、方位、环境等。

声波的要素是频率、幅度和波形,是在时间中存在和流动的,而周期性和可重复的波形,则可使人听到和谐、悦耳的声音。因此,节奏和旋律就成为声音这一形式美的重要构成因素,不同的情感又形成了不同的节奏和旋律。

声音的高低、强弱、快慢、纯杂,都可能传达出某种信息或某种情感。一般认为,低音凝重深沉,高音亢奋激昂;强音坚定有力,富于鼓动性,令人振作,轻音柔和细腻富于抒情性;急促的声音显得紧张,缓慢的声音显得舒展;纯正之音悦耳动听,令人愉快,而嘈杂之音令人心烦意乱。

三、万变不离其宗——形式美的基本规律

埃及金字塔、希腊神庙、歌德教堂、佛教石窟、伊斯兰清真寺、中国宫殿、日本茶园等,人们无不为其巧夺天工的造型、绚丽多姿的色彩所倾倒。

仔细品味它们的美丽,可以发现不管其整体形象有多么不同,有两个东西是相同的:一是基本因素,它们由线、色、形组合而成;二是境界,可以归结为崇高、壮美、优雅、庄严等。

用中国哲学语言来说,基本的声音不过五音,宫、商、角、徵、羽,但五音的变化,却可以谱出千千万万的乐曲;基本的颜色不过五种,黄、白、青、红、黑,但五色的变化,却可以产生万紫千红的色彩;基本的味道不过五类,甘、辛、酸、苦、咸,但五味的变化,却可以创造形形色色的美味佳肴。

色彩、形体、声音等形式美的感性材料,它们本身虽然具有一定的审美特性,但要构成一种独立自主的形式美,则有赖于某种合乎规律的组合。

 【相关链接】

北京城的美

北京城本身宏大的建筑群就是一个和谐的整体,它的宏伟气势,主要不是体现在单体建筑,而是体现在建筑群的组合。金碧辉煌的紫禁城位于中央,十分耀眼,四围是灰蒙蒙的民居,幽静的四合院富有生活情趣。干道和胡同排列纵横有序,在绿树掩映中露出白塔、景山和一些高大坛庙的琉璃屋顶,还分布着一些大小湖泊……好像一幅展开的长画卷,也好像一首乐曲,有序曲、有高潮、有尾声。

(一)对称与均衡

所谓对称,是指以一条线为中轴,左右、上下、前后双方形体上的均等,如人体中眼、耳、手、足都是对称的。但既是左右相向排列,也就出现了方向、位置上的差异。自然界符合对称法则的审美对象比比皆是,人类制造的大多数生产工具、交通工具及运动器械,在形体结构上也都是对称的,因为唯有这种结构上的对称,才能使这些工具、器械在运动中保持平衡。

均衡是对称的一种变体,其特点是两侧的形体不一定等同,量上应大体相当。均衡给人以稳定又活泼、既有规律又有生气的感受,是静中有动。如盆景造型,就是通过静止的造型暗示动态美的一种艺术,而它往往要通过人的心理体验来实现。

(二)整齐与节奏

整齐与节奏是最基本的形式美法则。整齐的审美特性是一致性、反复性。一致性是一种整齐的美,如农民插秧、仪仗队的方阵、诗词中的韵律等,它们的排列都是整齐一致的。有规律地反复,则形成节奏。节奏是一种合规律地周期性变化的运动形式。客观事物(包括人的生命和社会生活)在运动中,都带有一种规律的反复。昼夜交替、春夏秋冬,这是时令运行的节奏。人的呼吸、心跳、新陈代谢等生理活动都具有一定的生物节奏。构成节奏有两个重

要关系：一是时间关系，指运动过程；二是力的关系，指强弱的变化。运动过程中强弱变化有规律地组合起来，按周期重复便形成了节奏。节奏在人体中具体表现在空间关系上，人体各部间的膨大与内缩、凸起与凹陷，相互交叠便形成了曲线优美、形体活泼的节奏美。在节奏的基础上赋予一定情调的色彩便形成韵律，韵律更能给人以情趣，满足人的精神享受。

（三）调和与对比

调和与对比反映了矛盾的两种状态。调和是差异中趋向于"同"（一致），就是把两个近似的东西并列在一起，如色彩中的红与橙、橙与黄、绿与蓝、紫与红都是邻近的色，调和在一起使人感到融合、协调，在变化中保持一致。而对比是在差异中倾向于"异"（对立），就是把两种极不相同的东西并列在一起，使人感到鲜明、醒目、振奋、活跃，如色彩中红与绿、黄与紫、蓝与橙、黑与白都是对比色。调和、对比所产生的美学效果恰恰相反，它们在自然界的万事万物中都能体现各自的形式美。人们只有正确利用这一重要法则，才能更好地去认识美和创造美。

（四）比例与和谐

比例是指事物整体与局部以及局部与局部之间的关系。我们日常所说的"匀称"，就涵盖了一定的比例关系。古代宋玉所谓"增之一分则太长，减之一分则太短"就是指比例关系。例如对人体的描绘，上体、下体、四肢及五官的位置必须大体合乎人们所熟悉的比例关系，否则就会丧失形态，不能产生真实感和美感。所以中国画很讲究事物各部分比例的匀称。画人物，有"立七、坐五、蹲三"之说，这是用人的头部作尺度来定出人体三种基本姿势的身高比例；画山水，有"丈山、尺树、寸马、分人"之说，要求对各种景物之间的比例关系作合理安排。

关于什么样的比例才能引起人的美感，对这个问题古代人早有探讨。古希腊哲学家毕达哥拉斯提出了黄金分割，来说明客观世界中普遍存在的一种恰当的比例关系，但任何一种比例关系都不是绝对的，包括黄金分割。

和谐即多样统一，是形式美法则的高级形式。"多样"体现了各个事物的个性千差万别，"统一"体现了各种事物的共性或整体联系，多样统一，就是寓多于一，多统于一，在丰富多彩的表现中体现着某种一致性。例如在大合唱中，如果全都是同一个声部，听起来将平淡无奇，而如果合唱中分高、中、低音，那种和谐悦耳的效果，会给人带来一种视听享受。

多样统一是形式美的基本规律，是对形式美中对称、均衡、比例、协调、节奏等规律集中的概括，因此多样统一是形式美的最高形态，是事物对立统一规律在人体美中的具体表现。多样统一法则是在变化中求统一，在统一中有变化，使人感到既多变又单纯，既活泼又有序。

形式美虽有许多不同内容的法则存在，但多种法则在表现一个美的事物时并非孤立存在，而是互相补充、互相协调，共同处于一个和谐的整体之中的。作为一种形式美的规律，我们必须遵循它，但也应认识到它并不是僵死的教条。在实践中，我们要依据具体情况在达到功能与形态最大和谐的基础上灵活运用这些法则。

四、美的欣赏和创造——形式美的基本范畴

一个画家天天在郊外画画，一个农民天天在一旁看着。终于有一天，农民忍不住了，他问：请问你究竟在干什么呢？画家奇怪地回答：难道你没看见我在画画吗？农民点头回答：我知道你在画画，可是，请问你在画什么呢？画家更奇怪了：难道你没看见我在画那棵树吗？农民说：是呀，那棵树不是好好地长在那里吗，你画它干什么呢？画家无言以对。若你也在

一旁,会怎样回答?你会用不同的形式来欣赏和创造美吗?

美的范畴是按照审美对象的审美特征和审美对象给人的审美感受来分类的,它是人们对美的现象形态的认识和把握。研究它有助于从各个角度揭示美和审美的本质,使人们更加自觉地进行美的欣赏和创造。形式美的基本范畴包括优美、崇高、喜剧、悲剧。

(一)优美

1. 优美的含义　优美是一种优雅的、柔性的偏于静态的美。它处于矛盾的相对统一和平衡状态,其根本特点在于和谐,以此特征营造了感官的宁静协调、情感的平和愉悦。优美根源于社会实践,遵循了形式美的原则,体现了实践主体和审美对象之间和谐统一的关系,它完全排除了任何丑的因素,是唯一的、纯粹的美。它符合人们长期的审美习惯,对人的吸引力是柔和持久的。

在自然界、社会生活与艺术中,优美有着不同的表现形式。自然中的优美偏于形式,以其形式上的和谐统一唤起人愉悦的体验。如傍晚安静的云霞、微微起伏的山丘、潺潺流淌的小溪、纤细嫩绿的小草,都给人以优美的感受。社会生活中的优美侧重内容,是审美主体与社会道德伦理内容之间最大限度上的和谐统一,既要有外在的形体美,又要有内在的心灵美。艺术中的优美是艺术家对现实中的优美的提炼加工。艺术家按不同艺术种类的特性将符合目的的优美的内容与符合规律的优美的形式有机结合,创造出丰富多彩的优美的艺术形象。

2. 优美的本质和特征　优美的本质是和谐。它不仅表现了人与现实自然、人与社会的和谐关系,更说明了人与世界的和谐关系,是优美对象外观形式与美的内容的相互协调,是个体形态与普遍内容完美有机的结合。

优美的特征为:① 从审美客体要素上看,优美的事物其质地上的刚与柔、力度上的强与弱、体积上的大与小差异不明显,在形式和形态上显得完整、和谐、优雅,使人平静、松弛、舒畅,令人心醉神迷,给人以美的享受。② 从审美主体感受上看,优美的事物给人的刺激是温和轻柔的。如"梨花院落溶溶月,柳絮池塘淡淡风"展现的惬意抒情的自然美,《蓝色多瑙河》传递出的幻境般的乐曲美,《蒙娜丽莎》显现出富于感染力的绘画美,它们都以温和、淡雅、幽静等形式表现美感,给人以美的享受。

(二)崇高

1. 崇高的产生和发展　崇高的概念首次出现于古罗马朗吉弩斯的《论崇高》一文中。他认为崇高是"伟大心灵的回声"。同时,他还把崇高的范畴扩及对人格的评价,从主观的角度寻求崇高的源泉。他还认为自然界中如辽阔的海洋、无垠的星空、喷发的火山等也是崇高的对象。英国经验主义美学家博克把崇高的研究提升到美学的范畴,认为崇高对象具有体积巨大、力量强大等形式特征,其审美效果是以痛苦为基础,使人产生危险感与恐怖感。之后,德国古典哲学的奠基人康德在继承了英国经验主义的崇高观的基础上,从哲学的高度对崇高进行了深入研究。他认为崇高的实质在于人的精神和力量,崇高对象具体表现为"数学的崇高"与"力学的崇高"。黑格尔进一步从崇高对象的自身结构进行研究,认为崇高实质是"观念压倒形式",即当有限的形式容纳不了理念内容时,无限的绝对精神便直接呈现出来,引起人的崇高感。

在中国的古典美学中,先人所倡导的"大美""阳刚"等与西方美学中的"崇高"是相近的。如孟子说:"充实之谓美,充实而有光辉之谓大""天地有大美而不言"。但是与崇高不同,"大美"强调的是主客体间的和谐,这与崇高对象的恐怖感有明显区别。

2. 崇高的本质和特征　崇高是主客体双方在对立、冲突中趋向统一的动态美。崇高的形式和内容是以现实客体压倒现实主体为外表特征,而其实质在于受到压抑的实践主体,充分激发人的本质力量,转而征服、掌握客体。崇高既是客观存在的宏大现象,又是人的本质力量的自我显现。

崇高是人的本质力量经由对象的震撼和压抑而获得的显现,具有鲜明的美学特征。① 感性形态:崇高的事物多具有粗犷博大的形象、强健的力量、雄伟的气势,以量的巨大和力的强劲,显现出人的感官难于掌控和不可遏制的特征,如巍巍泰山、滔滔长江、万马奔腾等。② 心理效应:崇高的事物还易使人产生强烈的心理效应,给人心灵上的震撼,令人惊心动魄、心潮澎湃,引人赞叹且催人奋进。总之,崇高不仅是一种外在形象的宏大与震撼,更是产生于内心的震撼和精神上的痛感。

(三) 喜剧

"喜剧"一词源于古希腊,同当时祭祀酒神的仪式和流行民间的滑稽演出相关。"喜剧之父"阿里斯托芬以其杰出的创作促成古希腊喜剧的定型化。喜剧是美学范畴之一,它涵盖社会生活中的一切喜剧现象及其在艺术中的反映。

1. 喜剧的类型　喜剧的表现形式多种多样,从一般形式看可分为肯定性喜剧和否定性喜剧。

(1) 肯定性喜剧。通过善意的讽刺、幽默,运用误会、巧合等表现形式,对正面人物进行歌颂,如《七品芝麻官》。

(2) 否定性喜剧。通过滑稽、诙谐、讽刺等手法揭开陈旧的生活方式及丑的事物的伪装,揭示其丑陋的本质,如莎士比亚的《威尼斯商人》。

2. 喜剧的本质和特征　喜剧是以笑为手段,在美与丑的矛盾冲突中,通过表现对象的内容与形式、本质与现象的矛盾倒错所引起的不合情理而引人发笑,引导人们否定丑,肯定美,直接或间接地肯定人的本质力量,给人精神上的满足,并从中获得某种审美享受。

喜剧的特征是"寓庄于谐"。"庄"是指喜剧的主题思想体现的一定的社会内容,喜剧中的"庄"就是要真实地反映生活的某些本质。喜剧情节和人物处理要认真反复推敲,不能单纯追求逗笑和新奇,著名喜剧大师卓别林堪称这方面的楷模。"谐"是指主题思想的表现形式是诙谐可笑的,喜剧中的"谐"就是要求艺术家在创作过程中要运用形象思维,把对生活的理解和艺术形象的塑造结合在一起,通过艺术形象去思索,通过诙谐的形式去表现特定的生活和情感。"庄"和"谐"是辩证统一的,没有一定意义的主题思想,喜剧艺术就失去了灵魂,没有诙谐可笑的形式,喜剧就不能成为真正的喜剧。

(四) 悲剧

悲剧和喜剧一样,也是美学范畴之一。它研究的是现实生活及艺术中的一切悲剧性现象及其本质规律。

1. 悲剧的类型　对悲剧的种类,美学界有各种不同的见解,作为经典模式的西方悲剧主要有 4 种类型。

(1) 命运悲剧。人生是由神所决定或由冥冥之中的命运所支配,个人无法掌握和逃避,在这种命运的捉弄下,人虽万般努力却无力回天。

(2) 性格悲剧。人物自身性格的缺陷、不同人物之间性格的冲突、人物与环境之间的冲突等,被视为决定命运的关键因素,认为导致人自身不幸的不一定是外在原因,而是人性自身的缺陷和片面性。

（3）社会悲剧。主要描述社会与个人之间或社会环境本身的冲突和对抗,揭露各种社会问题造成的个人或社会的不幸。

（4）存在悲剧。是存在主义思想的一种反映,这种悲剧观认为,人的存在本身就是悲剧、是荒谬的。

2. 悲剧的本质和特征　悲剧是现实中在美与丑的激烈的矛盾冲突之后,丑暂时性地压倒了美,但在精神上却引起了人们的同情、怜悯和激愤之情,展示出斗争的艰巨性、实践主体的顽强性及美必胜丑的历史必然性,使人们的心灵得以净化,精神得以提升,获得美的陶冶与享受。

悲剧所显示的是非正义力量对正义力量的暂时性压倒,表现为带有一定历史必然性的失败或挫折。它的特征主要为:① 必然性:悲剧冲突不以人的意志为转移,悲剧人物的痛苦与死亡是历史的必然。② 正面性:悲剧表现是邪压倒正,是假恶丑压倒真善美,是有价值的事物遭到毁灭,因而悲剧人物的思想性格应具有某种或某些正面值得肯定的东西。③ 乐观性:悲剧在本质上是乐观的,是通过美被毁灭的形式来达到肯定美、否定丑的目的,是用悲剧的方式来激发人们对美的追求。

第三节　"燕瘦环肥"为哪般——护士的审美素质

苏轼《孙莘老求墨妙亭诗》:"杜陵评书贵瘦硬,此论未公吾不凭。短长肥瘦各有态,玉环飞燕谁敢憎。"汉成帝皇后赵飞燕体态轻盈,唐玄宗贵妃杨玉环体态丰满,虽肥瘦不同,但均以美貌著称。为何? 因它反映了汉唐皇帝的审美口味,代表着不同时期的审美心理。

护士的审美素质必须符合护理专业的审美特点与发展的要求,它与护士的道德因素、文化水准、知识储备、生活阅历等有直接关系。

一、泰山美在何处——护士的审美意识、审美境界

五岳之首泰山,风景秀美,天下闻名,中外游人无不以一游为快。山顶上,有的人满眼云蒸霞蔚,体味到"海到尽头天作岸,山登绝顶我为峰"的感觉;而有的人却说:"上山看木头,下山看石头,山顶看日头,实在没看头。"为什么不同的人对同样的风景有不同的感受? 原来是因为审美心理、角度和审美境界的不同。

护理学的发展同样伴随着美,护理以健康为核心,脱离了护理审美意识和审美应用,疗效将受到损害,健康将得不到保障。可见,只有培养了护理工作者的美感意识,提高整体素质,才能更好地为患者服务,为健康服务。

（一）护士审美意识

审美意识是周围客观存在的各种审美对象在人脑中的能动反映,包括主客体审美的各个方面和各种表现形态。

1. 护士审美意识的含义　护士审美意识就一定意义上看,是护理审美主体将其自身的自然科学素质、社会科学素质、美学素质以及经验结合在一起,在护理活动中发现美、鉴赏美、创造美所达到的状态,它是护士审美修养的"自由王国"。在这个"王国"里,融合了护士

的审美感性与审美理性,呈现出了实现与忘我的精神状态。因此,它体现了个人、自然、社会的和谐一致,是自然美、社会美、护理美的有机统一。这种统一表达了护士的审美修养。由于护士既是社会的人,具有社会性,同时还是一个相对独立的个体,具有强烈的个性,因此,审美意识因人而异。由于护理活动内容的变化性和护理对象的流动性,审美意识对同一个护士来说,不同的服务内容,不同的时期,其审美的水平、层次不同。

2. 护士审美意识的结构要素

(1)审美观念。泛指在审美实践中逐渐形成的对美的欣赏和美的创造等问题所持有的一些基本看法和观点,简称审美观。它是人的世界观、人生观、价值观的重要组成部分,审美观不同于一般的理性观念,它与具体形象紧密结合在一起,是通过审美对象鲜明、生动的形象来表达审美主体的思想观念的,是具体而不是抽象的。

(2)审美趣味。是指审美主体从一定审美需要出发对各种审美对象所产生的主观情趣、态度、风尚和追求,又称"审美情趣"。它同人的思想、性格、气质乃至体质、特定心境都有密切联系。作为一种文化心理,审美趣味总是渗透着理性的情感选择和偏爱。不同时代、民族、阶级的人有着不同的审美趣味,不同个体间的审美趣味也具有丰富性、多样性和独特性。

(3)审美理想。是审美观念的高级层次,是人们向往和追求美的最高的境界。作为审美经验的结晶与升华,审美理想与一般的社会理想不同,它有经验性的形象特征,又有"物质化"的外壳,人们在欣赏和创造美的过程中,总是以自己的审美理想为倾向和标准,因此可以说,审美理想是人类实践活动的强大精神动力。审美理想是相对的,具有可变性,它在社会实践的基础上形成,与一定的世界观、社会制度和实践要求密切相关,并随着社会的发展而发展变化。

3. 护士审美意识的形成因素 护士审美意识的形成因素,是极为复杂的,因考虑的角度不一,而使组成的因素有别,但我们可以从主观和客观角度加以认识。

(1)从客观角度看。护士审美意识的形成离不开特定的社会历史条件。社会是人与人之间关系的总和。人类的相互依赖性,使得社会中已有的一切事实和现象,都影响着人们的审美水平。社会的经济状态决定护士审美意识的内容,社会的政治、法律等规范制约着护士的审美意识,社会道德影响着护士的审美意识,社会的科学、教育、文化为护士审美意识的形成提供了途径。

(2)从主观方面看。护士审美意识的形成离不开护士先天的素质和后天的努力。人体的自然美是大自然的杰作,人的身心美是社会塑造的结果。人类的美不会拘泥于大自然已有的一切,人会在适应社会中去创造美。护士先天素质是获得护士审美意识的前提因素,人体自身的先天特点,使护士在其职业生涯中以恢复人体健康美、恢复身心健康美为职业宗旨。先天条件奠定了护士后天审美的基础。护士后天的努力是形成护士审美意识的重要因素。护士后天的生活经历,审美修养直接地交织在审美心理结构之中,由此,形成了护理工作者鲜明的职业个性。护士的审美修养总是围绕着健康来进行。当护士以其对生命的珍爱和理解去拯救他人时,他们会把审美感觉、知觉、想象等心理因素自觉地调动应用,在修复人体健康美的活动中表现出很强的审美创造性。

(二)护士审美境界

1. 护士审美境界的含义 审美境界是一种精神状态,是美感认识水平,具有超前性。护士审美境界是护理审美心理、护理审美意识与护理审美活动交织而形成的一种思想和行为的高度统一,是护理审美教育和护理审美修养的积极成果,是两者有机结合的必然归结点。

2. 护士审美境界的类型 护士的审美境界是评价护士审美修养水平的标志,它因个性心理品质、审美修养、审美能力等的不同而有所差异。从个体的护理职业生涯看,有三个层次不同的审美境界。

(1) 护士感性愉悦的审美境界。在护理审美修养中,这种审美境界常表现为对形式、结构、色彩等产生的感知状态,停留于对外表的认识,是悦耳悦目的护士审美境界。这种审美境界是以感官的快适来反应体验,有很强的生理满足的成分,但又不仅是单纯的感官生理愉快,它是多种心理活动的结果,缺乏持久性,是易变的。

(2) 护士领悟愉悦的审美境界。这种境界具有深入性和持久性。它表现为经常反复体验之后,所获得的审美享受,品味越深,享受越大。如临床护理中,护士经常看到癌症晚期患者,在病症折磨,放射、化学治疗副作用下不屈服,乐观面对,坚持治疗。具有领悟境界的护士看到的不单纯是患者痛苦与药物的不良反应,而是看到患者的精神境界,于是在内心和行为上会有对患者敬佩、赞赏的积极倾向,反复观察、理解,还会挖掘出这种美对生命的更深层次的意义。

(3) 护士精神愉悦的审美境界。这是护理审美主体悦志、悦神的审美境界,是最高的审美境界,不是空想,不是主观臆断,是审美主体建立于感性愉悦境界、领悟愉悦境界基础上实现的人、自然、社会有机统一的境界。

二、佳作为何没有市场——护士的审美修养

不久以前在几个大学里举办的现代画展览中,中国的一批抽象派、印象派和少量先锋派的作品在校园内展出。为画展精心策划的工作人员最后在留言簿上读到如下评价:"不是我疯了,就是你疯了!""省点钱办点像样的事!"等。这些早已登上艺术殿堂的佳作,何以在校园中没有市场?一个合适的解释就是:审美修养不同。

护士每天面对不同的患者,尤其是面对缺乏健康的生命,如何发现、创造美的形象至关重要。同一病患在病房中面对不同护士提供的服务,总会有好坏判断之别,总会有美丑辨别之分。审美修养高的护士会在护理行为中将病患的生理与心理相协调,化解患者的心病如春风化雨。反之,则不然。

(一)护士审美修养的含义

护士审美修养是指护士通过美学理论的学习,在护理实践活动中自觉地进行自我锻炼、自我培养、自我陶冶所取得的感受美、鉴赏美、创造美的能力和品质的过程。护士的审美修养是护士从事护理实践必备的专业素养,它有助于护士理想人格的形成。

(二)护士审美修养的意义

1. 有利于培养高素质的护理人才,促进护理模式与现代医学模式相适应 随着护理模式的转变、护理工作内容的转变、艺术疗法的提出和应用,护士作为医学领域的一支重要力量,为维护增进人们的健康而履行自己的职责。加强护士审美修养,才能在护理活动中将患者的内心调节与环境等因素相结合,对患者实施整体护理。

2. 有利于陶冶护士的情操,形成高尚的道德品质 陶冶情操是一个潜移默化的过程,在此过程中通过审美修养,净化护士的情感世界,愉悦护士的精神,纯洁护士的心灵。道德行为源于内心的一种积极的心态,一切道德规范只有变成护士的内心修养后,才能在护理实践中得到实现。

3. 有利于护患关系的改善 在护理实践中,护患双方从对方一点一滴的行为、语言、

举止、表情等活动中捕捉对方美的信息,积累美感印象。护士审美修养的提高(美好的言行、丰富的知识、熟练的技巧等)为主动展示美感提供了先决条件,能有效地提高护理质量,为建立良好的护患关系打下基础。

（三）加强护士审美修养的途径和方法

当人们把南丁格尔的精神形象称为天使时,便在人类追求健康美的向往中认定和赞美了天使之美。加强护士的审美修养,培养优秀护理人才,就是在为社会造就传播美的天使。护士审美修养是永恒的,加强护士审美修养有以下途径。

1. 通过学校教育,加强护士的审美修养　前苏联著名的教育家苏霍姆林斯基认为,培养一名工程师容易,而培养一名真正有审美修养的人则很难。为了培养适应护理多元文化发展和展示审美修养潜能的优秀护士,高等护理院校的教育必须构建护生合理的知识结构,加强护生人文知识的学习,开设"护理伦理学""护理沟通艺术""文学艺术欣赏"等课程,通过人文学科与自然科学的结合,文理学科的相互渗透,拓展护生审美修养的空间。

2. 运用社会美的影响,加强护士的审美修养　社会美的感受可通过日常生活和临床学习而获得,尤其是在临床实践环境中,护生不但可感受到护士严谨的工作作风、娴熟的技术、端庄的仪表、得体的语言、和谐的人际关系以及医务人员创造的温馨的就医环境,还可感受到医务人员救死扶伤,实行革命人道主义的崇高精神。护生通过观察、体验、鉴赏这一切,积淀自己的审美功力,正确地评价和把握自己,矫正自己的审美品行,不断提高自己的审美修养。

3. 通过自然环境美的熏陶,加强护士的审美修养　自然界不仅是人类物质生活的主要来源,也是人们精神生活的重要寄托,它在陶冶人的情操方面,具有独特作用。通过自然美的熏陶,不仅可以提高护士的审美能力,还可以完美人性,激发护士在护理实践活动中为患者创造温馨、和谐的自然和人文环境,使患者获得心理上的美感和生理上的快感,建立与维护积极情感,促进患者的康复。

4. 通过艺术美的感染,加强护士的审美修养　艺术审美陶冶情操、以美表善、以美动人、以美动情,让人们在赏心悦目中得到享受,同时又在潜移默化中净化心灵。

三、断臂的维纳斯为何美——护理审美评价的基本原则

米洛斯的维纳斯,双臂残缺,有些人感到一种不够完美的缺憾,可是更多的人不这么认为,因为那失去了的双臂正浓浓地散发着一种难以准确描绘的神秘气息,深深地孕育着具有多种可能性的生命之梦。失去的双臂使维纳斯的美在层次上得到了更大的提升。

人的审美评价受到民族性、时代性、社会性和个人感官功能不同等多方面的影响,但审美评价是有共同的规律和客观的社会标准可循的。护理审美评价原则是从护理实践中归纳和总结出来的、被大多数人认可的观点,它对护理实践起到积极的指导及促进作用。

 【相关链接】

护理审美的含义

护理审美是人们在参与护理实践的过程中,逐步形成的审美情感、审美意识和审美能力的总和。护理审美有其特定的目的,它把维护人的身心健康作为护理审美的最高目标。

（一）护理内容与形式相统一的原则

护理内容是指在护理过程中所体现的医学科学规律的真实性，任何依据科学规律对患者所实施的治疗与护理，都会对其疾病有所帮助。护理形式即护理行为自身所呈现给人们的感觉与感受，包括优美的语言与优雅的动作，但如果是不符合医学规律的行为，即使再符合美的规律也不能给予美的评价，必须是两者的统一。

整体护理的护理工作方法，是护理内容与形式的完美统一。在这种护理活动中体现出护理工作的整体性、系统性、层次性、有序性等形式上的美，是现代护理科学发展的重要标志。护理内容上的美是护士自觉地运用护理程序的科学方法，以已有的知识经验、先进的技巧、精湛的技术、敏锐的观察力、和蔼的态度对患者进行系统的护理直至患者健康问题得到解决。系统化整体护理体现出护理人员的价值与信念，创造出护理工作的秩序美、环境美、护理诊断文书与格式美、语言行为美等全方位为护理对象提供有益于身心康复的服务，也体现了护理内容与形式相统一的护理审美评价原则。

（二）护理效果与审美效果相统一的原则

生命是人体美的载体，如果人的生命终止了，人体美也就不复存在。护理工作者创造美的根本目的，是使生命之花开得更灿烂、更持久。护士在审美评价活动中，要始终将挽救患者的生命放在第一位，遵循护理效果与审美效果相统一的原则。

随着人们物质生活水平和健康水平的不断提高，人们对医院环境美的要求，对护士语言美、行为美的要求，对技术美和安全美的要求更高了。这种良好的护理效果与审美效果的相互渗透，就要求护理人员不仅要在技术上精益求精，还要注重自身内在美与外在美的不断完善，提高道德修养、审美能力，以满足患者不断增长的对护理审美的需要，并在护理过程中，针对患者情况创造性地施之以爱，使患者在护理人员身上看到真善美的统一，得到美的护理和美的享受，产生愉悦的心情，从而产生良好的生理、心理效应，达到治疗与康复的最佳效果。

四、给我一双慧眼吧——护理审美评价的标准与实施

有人陶醉于典雅美妙的古典韵律，有人沉浸于激烈狂放的现代音乐；有人赞赏达·芬奇的大手笔，有人偏爱儿童的涂鸦；有人为《红楼梦》中众女子感叹，有人为金庸小说中众侠士动容；有人向往广袤的沙漠戈壁，有人依恋潺潺的小溪流水；有人喜欢春日的灼灼红花，有人欣赏秋日飘零的黄叶……

这一切都是自然的，是审美主体自身的兴趣、爱好、理想等作用的，不同的审美主体有不同的审美评价标准，护理审美评价的标准和实施也与护士自身素质息息相关。愿护士能有一双慧眼，把纷杂世界看得明明白白、真真切切，正确进行审美评价。

（一）护理审美评价的标准

1. "真"是护理审美评价的前提条件　　所谓"真"就是要符合事物的客观规律，它有两层含义。一是指护理活动的实施应遵循客观事物的固有规律，在工作中尊重医学科学知识，坚持护理活动的科学性、真实性。二是指在护理审美评价中，一方面要肯定评价标准的共同性，引导护理人员在实践活动中运用美、创造美，以社会认可的美的形式怡己悦人、怡目悦耳、怡神悦志；另一方面要承认审美感受和审美评价标准的差异性，对不同的个体，根据不同的病情特点、健康需求施以不同的治疗护理方案，满足个体不同的审美需求，使其在护理过

程中体验美的享受。

2. "善"是护理审美评价的道德标准　所谓"善"表现为社会功利性。广义地说，就是对人类有用、有益，这里主要指伦理道德领域的善。由道德、伦理、情感等因素组成的职业美德可以通过护理人员专注的神情、诚恳的态度、关切的语言、体贴的行为等表现出来，使人感受到护理活动本身的善与美，体会到白衣天使的圣洁与亲切。离开了善，事物也就是失去了美的意义。如一名护士，漂亮时尚、做事利落有序，有着外在的形象美与科学的精湛美，但与患者接触时表情冷漠、言语生硬，缺乏关怀体贴，便很难让人感受到护理活动的整体美，或者说对于护理艺术来讲，这种仅由形象美和科学美所组成的美感是一种缺乏灵性与生命力的残缺的美，是不完整的，不能得到人们的赞赏。

3. "美"是护理审美评价的重要尺度　所谓"美"是内容与形式相统一，是事物或行为表现出来的令人愉悦的外在形态，是真与善相统一的内容所表现出来的外在具体可感的美好形象。护理美是护理内容美与形式美的和谐统一，护理技术的精湛流畅、护理结果的有效实用、护理环境的优美温馨，以及护士自身在实践中表现出来的仪态美、语言美、行为美有机结合起来，才形成护理服务的整体美。

（二）护理审美评价的实施

护理审美评价的具体实施所涉及的内容非常广泛，评价形式灵活多样，涉及护理工作的多个层面。护理过程不但是科学过程，也是人文过程，护理审美评价中应充分体现科学美、艺术美、社会美三者的结合，应合理处理真、善、美之间相互依存和促进的关系，通过评价促使护理科学与护理艺术的协调发展。

1. 护理环境审美评价　护理环境主要指与患者的情感、情绪、治疗、康复有关的环境因素。充满生机、稳定和谐、健康向上的环境氛围能唤起人的愉快情绪，有利于患者的身心康复。

（1）舒适安全。环境的舒适具体表现在病房物理环境中温度、湿度、光线、声响、色彩、气味及布局结构的适宜与恰当，以及人际环境中的和谐、温暖、信任与归属感。环境的安全一方面是指环境布局中应尽量考虑保证患者的安全，预防患者的意外损伤；另一方面指环境的设置中应充分考虑保证工作人员的安全，如适当的职业防护设施的应用。

舒适、安全的护理环境不仅有利于患者的休养与康复，而且对于提高护士的工作热情与工作效率也有着积极的意义，对舒适的追求应成为护理环境设置的首要原则。

（2）怡心怡神。护理环境的美化应以能够使人感到身心愉悦为本位。在整洁舒适的基础上通过艺术的点缀，装饰美的环境，增添病室环境的趣味、生机、动感与艺术性，达到怡怡神的作用，缓解压力与疲劳不适，促进患者的身心康复，也调节工作人员的情绪和心境，增强工作人员的工作动力和效率。

2. 护理形象审美评价　良好的护理职业形象是护士美好心灵的外在表现。由容貌、服饰、举止、言语多个方面构成了护理形象美的共同特征。

（1）端庄的仪表，得体的服饰。端庄的仪表容易给人以信赖感和安全感，具体表现在护士容貌的塑造与修饰上，护士容貌应能够给人以自然、舒展、大方、优雅的感觉。护士服饰的得体是护理职业形象的重要组成部分，服饰的选择与搭配应体现专业的特性与内涵。护士服饰应遵循整洁、清丽、干练、柔和的原则，能给人以亲切感，又体现理性的专业精神。

（2）亲切的表情，真诚的微笑。护理形象的亲切主要表现在护士的表情和语言上。护士美好的内心世界以及护士对患者的关爱态度主要是通过真诚、友善、关切、自然的面部表情和温和、诚恳、耐心、礼貌的语言传递给对方的,亲切来源于对患者的关爱之心,又形象地表达了对患者的关爱之情。

3. 护理行为审美评价　护理行为美是护理职业形象美最直接的表现方式,通常表现为护士的姿态美、护理技术的操作美和护理人际交往的礼仪美。

护士行为规范和举止优美是护理科学性和艺术性相结合的具体体现。护士行为的美丑与个人的内在修养息息相关,美的护理行为首先表现在行为的规范性上,即护理行为符合护士职业礼仪和一般社会礼仪与规范的要求。护士举止中应表现出站姿挺拔、坐姿端庄、行姿稳健、蹲姿典雅,护理操作中应表现出程序流畅、动作精确、方式恰当,人际交往中应表现出态度真诚、礼貌周全、尺度适宜。行为的优美表现为人的举止行动、神态表情、待人接物中渗透出来的优雅、舒展与流畅。

在护理实践中,护理职业道德、职业形象、护理环境、护理行为等因素相互关联、相互影响,综合地表现着护理专业的整体形象。因此,护理审美评价中应注意将各方面结合起来综合评定,使得各种因素相互促进,共同为提高护理职业美感贡献力量。

4. 护理道德审美评价　护理道德是指护理人员在职业活动中应共同遵守的行为准则和规范。它是一般社会道德在护理领域的具体表现,是调节护理人员与患者、社会及其他医务人员相互关系的准绳。护理人员的道德理想、道德信念和道德品质,影响着他们对待护理工作的根本态度,制约着护理质量的高低优劣。

护理活动中,利他之心应是护理职业道德的重要准则之一,关爱之心是护理道德评价的重要尺度之一。护士应该有高度的责任感和工作自觉性,创造自身美好的精神境界,拥有高尚的情感和情操,拥有完美的人格和宽容豁达的个性。

【课堂活动】

名画欣赏——让我们一起来审美

教师精心选取几幅世界名画、几幅护士工作照,用课件在课堂展播,让学生欣赏几分钟后进行课堂讨论。

评论题:这几幅画(照片)美吗? 美在何处? 你最喜欢哪幅? 为什么?

第四节　给生命战场装点美丽——护理工作中的美学应用

全国防治"非典"工作优秀共产党员、全国五一劳动奖章获得者、全国三八红旗手、第14届"全国十大杰出青年"张积慧,是广州市第一人民医院联合病区护士长、主管护士。2003年广州突发"非典"疫情,她临危受命担任"非典"临时病区护士长,在缺氧和缺水的条件下每天工作12~16 h。她用自己无私无畏的实际行动,影响和带动其他护士克服心理恐惧,被医生和护士们称为"病区的中流砥柱"。夜深人静,劳累了十多个小时的她还坚持每天记录医生护士们救死扶伤的感人事迹,写下了《护士长日记》,留下了宝贵的历史资料。

南丁格尔说"护理是最精细的艺术"。护理工作离不开美,对于每一名护士来说,护理实践中的一切活动都可以看做是创造美的人生实践活动。

一、特殊的工作特殊的美——护理工作中的美学原则

病区中，一群"天使"步履轻盈，身材苗条，动作麻利，操作准确，服务周到热情。端庄的燕尾帽亮丽、雅致，配上素色的蝴蝶发结，就像那展翅飞翔的海燕，她们个个精神饱满，好像有使不完的劲儿，表露不完的温情和关爱更是令人陶醉和敬佩。她们一会儿穿刺，一会儿插管，一会儿记录，一会儿吸痰……这样的护士"美"吗？

在临床护理过程中，护理人员应该按照美的一般法则去体现美、创造美，以美的形象、美的语言、美的行为、美的心灵创造一个和谐的医疗环境和氛围，充分发挥美学在护理工作中的作用。

（一）护理科学美的原则

护理学是研究维护人类身心健康的护理理论、知识、技能及发展规律的科学。其任务是建立有助于护理服务对象康复的物质和精神环境，使用教授和示范的方法帮助人们预防疾病，为个人、家庭和社区提供初级卫生保健服务，从而帮助人们在一个健康的环境下，以健康的生活方式获得健康的体魄。

护理科学美的原则体现了人们对优质生命的追求，表现在求真、求善、求美三个方面，和其他形态的美一样，是以"真"为基础，失去了"真"也就失去了美。护士在扎实的科学理论指导下，以精细规范的技能及时地解除护理对象身心痛苦时，护理的"真"就闪耀出了光辉。护士对"真"的追求，对服务对象的关怀、照顾等，都体现的是对人的生命、尊严、权利的尊重。在护理过程中，护士表现出的智慧、力量、才能和创造性给人们以美的愉悦，就是护理美的求"善"。护理科学在对人的生命维护中，既要注重生理状况的改善，也要注重营造心理的愉悦，使护理对象在和谐、舒适的状态中提高生命质量或走完人生的历程，它和人类其他社会性实践活动一样，要以"美"的方法探究"真"的规律，以"美"的形式表现"真"的内容。

（二）护理行为美的原则

护理行为美通常表现为护士的姿态美、护理技术的操作美和护理人际交往的礼仪美。这些护理行为美具体又表现在以下方面。

1. 规范 美的护理行为首先表现为行为的规范性，即行为符合护理职业和一般社会礼仪与规范的要求。护士举止中应表现出站姿挺拔、坐姿端庄、走姿平稳、手姿得体，护理操作中应表现出程序流畅、动作精确、方式恰当，人际交往中应表现出态度真诚、礼貌周全、尺度适宜。

2. 优美 行为的优美表现为人的举止行动、神态表情、待人接物中渗透出来的优雅、舒展与流畅。如果说"规范"表现了护理行为科学的一面，那么"优美"则为护理行为增添了艺术的气息，使护理真正实现科学与艺术相结合。

二、什么是"秀色可餐"——护理审美视角中的人体美

晋代陆机在《日出东南隅行》写道："鲜肤一何润，秀色若可餐。"形容秀美的容色能使人忘掉饥饿。古希腊著名雕塑家米隆雕塑的《掷铁饼者》被视为男性人体美的标准：其身高是大腿长度的4倍，肩宽等于大腿围长，拳头围长等于前臂围长，腰围是颈围的2倍，脚长等于前臂长。人体美是自然美最高表现形态，人体美是最高级生命的尊严，人体美是人类自然创

造、选优、汰劣的伟大成果。

人体美是美中之最,一直被人们所赞誉和追求,那护理审美视角中的人体美又是什么样呢?

（一）人体美的基本要素和特征

人体美是人体形态结构、生理功能、心理过程和社会适应等方面都处于健康状态下的协调、匀称、和谐与统一,是自然美与社会美的高度交叉与统一。

1. 人体美的基本要素　美的人体充满生命活力,通过面部表情、体态变化、性格、精神状态等来表现,人体的线条美、色泽美、结构美是构成人体美的基本要素。

（1）人体的线条美。线条是构成人体视觉形象最基本的要素,是表现人体美的最直接、最明确、也是最富有概括力的部分。线条可分为直线和曲线,由于人类的进化,直立行走,手脚分工,肌肉骨骼的协调运作等,人体形成了多样而趋于统一的曲线美。在所有曲线中,人类容貌和体型的曲线是最美的。人体以它生动、柔和、对称、和谐的曲线轮廓,显示出人类特有的动态和静态、局部与整体之美。

（2）人体的色泽美。对于人的肤色,除了人种的肤色之分外,还可以从水色、血色、气色3方面进行评价。水色方面,皮肤要滋润、柔嫩、细腻、光洁;血色方面,外观红润、透出红晕;气色方面,是精神状态在容貌上的表现,如喜悦、满足等。头发的色泽具有明显的种族、地域差异,如东方人的黑发、西方人的金发,各具特色。人体的色泽美除了自然色泽美之外,还有化妆带来的色泽美。

（3）人体的结构美。人体的结构美包括容貌结构美和形体结构美两大类。容貌不仅是人的生命活力的表现,而且是人的内心活动的外化形态。容貌结构美主要包括眉、眼、鼻、唇、耳、颊、额等结构的美。形体结构美主要包括头部、颈部、肩部、胸部、腰部、臀部、四肢等部位的结构美。

2. 人体美的基本特征　美的人体以其严格的对称、精妙的比例、完美的轮廓、微妙的起伏、鲜明的色泽以及和谐的节奏,构成了世界上最美的部分。护理审美视角下的人体美是以健康为基础的人体美,其特征如下。

（1）和谐统一的整体。人体是一个和谐统一的整体,表现在人体自身的整体性和人与自然的统一性两个方面。人体自身的整体性是指身体各部分是有机联系的,它们在结构功能上是不可分割的。自然界的各种变化直接或间接地影响人体,人要维持自身的存在和健康,必须与外界环境保持和谐、适应关系。

（2）均衡匀称的形态。均衡匀称的形态通过左右对称、比例均衡、体型匀称和动姿协调体现人体的比例美、对称美与体型美。

人体的比例是指人体各部分之间的对比关系。美的比例是实现人体各部分和谐的根本。迄今为止较有影响的人体比例学说有:达·芬奇人体比例关系学说、弗里奇人体比例关系学说、巴龙通人体比例关系学说、蔡沁克人体比例关系学说。

人体形态一般说来是镜像对称,特点是对称双侧有高度的一致性。人体除一部分脏器外,外部形态及部分器官左右侧位高度地镜像平衡,如人的眉毛、眼睛、鼻翼、耳朵、双手、肾等。倘若这种平衡遭到破坏,就不能给人以美感。

体型就是身体的外形特征和体格类型,它与姿势、姿态、左右差、弯曲度等共同构成人体的形态。美的体型可用16个字来概括:身高适度、比例匀称、线条流畅、内涵饱满。

（二）人体美的标准及其医学基础

人体美是一种文化现象，普列汉诺夫曾说："绝对的美的标准是不存在的，并且也不可能存在，人们对美的概念在历史发展过程中无疑在变化着。"

1. 人体美的标准 尽管审美意识存在鲜明的时代性、民族性和阶级性，但审美标准仍然存在某种共同性，有一个为大家所普遍接受的基本尺度。包括：① 人体美的定量标准，这一标准是根据人体的测量数据，如身高、体宽、围度、角度以及人体各部分之间按比例来确定人体美的量化标准。② 人体美的定性标准，古今中外美学家和艺术家对人体美发表过许多见解，这些见解概括了人体的特征，但因它们所面对的对象的人种和文化方面的差异，其标准各不相同。③ 人体美的健康标准。④ 现实人体美标准，在现实生活中有血有肉、有感情、有思维的人体之美，是一种具有生命力的生机勃勃的人体之美。

 【相关链接】

现实人体美的标准

① 五官端正且与头部搭配协调；② 骨骼发育正常，关节不显粗大；③ 肌肉发达匀称，皮下脂肪适量；④ 双肩对称，男宽女圆；⑤ 脊柱正视垂直，侧视弯曲正常；⑥ 胸部隆起，背部略呈"V"字形；⑦ 女性乳房丰满而不下垂，侧视有曲线；⑧ 下腰细而圆，微呈圆柱形，腹部扁平；⑨ 男性腹肌垒块隆起，背部圆满适度，腿长，大腿线条柔和；⑩ 男性身高最佳为 1.75 m，女性 1.70 m。

2. 人体美的医学基础 人体美的医学基础主要是指人体美在解剖学、生理学和生物化学等方面的物质性基础。

人体是一个统一的整体，由多种器官和系统组成。各系统和器官都是整体的一部分，在结构和功能上是密不可分的。人体正常的形态结构与功能是组成体形匀称、容貌俊俏、肌肉发达、线条与轮廓生动柔和、比例协调的健美人体的基础。

人体各系统、各器官的生理活动协调，是生命活动的基础。人体各系统、各器官的生理功能健全，是健康人体的条件，有了健康的体魄，才会有人体的美。如果人体的生理功能异常，必然会影响人体美。

人体内不断进行着物质的代谢，人体美也有赖于生化系统的正常运作。构成人体美和参与新陈代谢的物质有糖、蛋白质、脂肪、水、无机盐、维生素、激素等，这些物质在代谢过程中出现失调，或人体缺乏其中任何一种物质，人都会生病，都会影响人体美。

（三）人体美与健康

人体美与健康密不可分，健康是人体美的前提条件，人体美又是健康的直接体现。

1. 人体美与躯体健康 躯体健康是人体美的物质基础，人体没有健全的组织结构、生理生化等功能，就不可能有旺盛的生命力，就不可能有人体美。

人体的形态结构有赖于骨骼、肌肉等发育的完善，生命的活力有赖于循环、呼吸、消化、排泄、内分泌、免疫、神经、血液等各系统功能代谢的正常与协调。躯体健康的人，应是发育正常、体态挺拔、运动自如、神采飞扬，充分展示出生命的活力。

2. 人体美与心理健康 人是一个有机整体，其生理、心理以及各系统、各组织间互相联系、互相影响。心理健康可对人的整个躯体活动起良好的作用,并直接影响人体美。心理健康一般有三个方面的标志:① 心理健康的人,具有人格完整、情绪稳定,积极情绪多于消极情绪,有较好的自控能力,能保持心理上的平衡,有自尊、自爱、自信以及有自知之明等特点;② 在自己所处的环境中,有充分的安全感,且能保持正常的人际关系;③ 对未来有明确的生活目标,能切合实际地不断进取,有理想和事业的追求。

健康的心理状态,既有助于机体各系统生理状态的稳定,具有防病抗病作用,对疾病治疗和康复的进程具有积极转化的效应,又能充分显示出人的灵性美。人的灵性,不单表现为寻求真、善、美、正义、和平、和谐等,也表现为突破人的"自我",关怀别人的需求乃至周围环境和自然界。由此展示的人体美更具内在价值。

(四) 人体美在护理审美中的地位

1. 人体美是护理审美对象的核心　护理学是为人的健康服务的,它的研究领域、工作内容和范围都离不开"人"这一特定对象。护理实践是以人为中心的活动,对于健康或亚健康的人,护理的任务是保持并增进其健康;对处于健康危险中的人,护理的任务是做好预防工作;对于患病者,护理的任务是增强其自我护理的能力,协助其康复;对临终者,护理的任务是减轻其痛苦,使其有尊严并安宁地走完人生的最后旅程。从生命的开始到结束,护理都是围绕着人来进行的,都是为增进和维护人体美而展开的。

2. 人体美是护理审美实施的目标　护理的目标是维护人的健康,使人拥有完整的生理、心理状态和社会适应能力,而人体美是健康的最直接的表现,它成为护理审美的终极目标,并始终贯穿于人的生命周期。无论是为刚娩出的婴儿通畅气道,清洗身体,显露出最初的人体美,还是为去世的人进行遗体护理,其目标只有一个,即保持人体美。

3. 人体美是护理审美的主要标准　护理的审美标准,融入具体的护理过程之中,以直接或间接的方式(护理理念、护理理论、护理方法等)表现出来。在护理审美实践中,人体美是护理审美的一个主要标准,是衡量医务人员工作成效的重要尺度。凡是有助于恢复和增进人的健康的护理活动,就是维护人体美。

三、生命战场的风景线——护理审美视角中的专业形象美

记得在孩提时期,由于家人住院我第一次走进了那个洁白的世界——医院,走廊里静悄悄的,白色的墙、白色的床……很神圣、很宁静,甚至有一丝恐惧感,我紧紧地拉住妈妈的衣角,步履匆匆地朝病房走去。忽然,眼前一亮,只见一位身着白色工作服、头戴白色工作帽、手持病例夹、步履稳健、面带微笑的身影一闪而过,在这样的环境中,她像一阵春风、像冬日里的一缕阳光……这一刹那的接触深深地印在我的脑海中。

那个身影魅力何在?原来人的一言一行、一举一动、一颦一笑都是其内心活动的外在表现,护士高雅的仪表、端庄的仪容、得体的举止构成了护士的外在美,反映了他(她)的内心世界和良好修养。

(一) 护士的仪容美

仪容通常是指人的外貌或容貌,主要包括头部和面部,在人的仪表中占有很重要的位置。它有三层含义:① 仪容的自然美:指先天的相貌、外观;② 仪容的修饰美:依照个人条件,规范地对仪容进行必要的修饰,扬其长、避其短,设计并塑造出美好的个人形象;③ 仪容的内在美:通过后天努力培养出高雅的气质和美好的心灵。

护士的仪容是护士给服务对象的第一印象,护士整洁简约、形象端庄、修饰规范的仪容会赢得良好的首次效应,从而在以后的工作中得到患者更多的尊重、支持与配合。

1. 护士面部修饰 面部又称面孔、脸面,包括上至额头,下到下巴这一部分。人的五官均位于面部,是面部引人注目之处。护士面容的基本要求是形象端庄自然,保持洁润和健康。

(1)眉部修饰。保持眉部清洁,针对眉毛走向进行梳理,令其井然有序,根据人的脸形和眉形轮廓扬长避短进行修饰。

(2)眼部修饰。眼睛是心灵的窗户,修饰眼睛,就是展现心智的过程。护士的眼部不宜做过于复杂的修饰;护士工作时忌戴太阳镜,有"不识庐山真面目",或给人以拒人于千里之外的感觉;近视者要注意眼镜的清晰,保持清洁之美。

(3)耳部清洁。保持耳部清洁,护士应注意不要在工作岗位上挖耳朵,否则会造成不雅之感。

(4)鼻部清洁。在进行面部清洁时,要注意清洁鼻部,切忌乱挤乱抠。护士要避免当众吸鼻子、擤鼻涕、挖鼻孔等。

(5)口部清洁。搞好个人口腔卫生,避免口腔异味,上班前注意不要进食一些气味过于刺鼻的食物,如葱、蒜、韭菜、烈酒、香烟等。有意识地呵护自己的嘴唇,保持嘴唇的清洁湿润,避免开裂、爆皮。

2. 护士化妆 "三分容貌,七分装扮",成功的化妆是展示良好职业形象的关键手段。化妆是修饰仪容的一种高级方法,是按一定技巧对自身妆容进行修饰、装扮,既是自尊的表现,也意味着对交往对象的尊重。护士掌握好化妆的技巧,既是一种聪颖的表现,也是一种智慧,不仅能为自己增添神采,还可以使患者看到健康、信心、希望。

护士化妆,既要维护护士自身职业形象,又要体现护士爱岗敬业的精神,更要尊重患者。护士的妆容,应以自然、美观、得体、协调为原则,以激发患者对美好生活的向往与追求为目标,为患者尽力创造安宁、舒适、欣赏美、享受美的心理氛围。

护士妆应为淡妆,并注意保持面部清洁。皮肤化妆应以表现健康的肤色为主,既要求美观、生动、具有生命力,更要求真实、自然、天衣无缝。过浓过重的妆,香气四溢,令人窒息,与护士的形象不适宜,与患者痛苦的心情相矛盾,也是对患者不尊重的表现。

3. 护士发式修饰 护士的工作发式,除了遵循基本的美发规则外,还应体现护士的职业特点。护士帽,是护理职业的象征,护士的工作发式应与护士帽相协调,与护士角色相适应,其总体要求是整洁、简单、明快、方便、自然。

(1)佩戴护士燕帽时的发式。佩戴燕帽时,长发要盘起或戴网罩,头发前部不过眉,侧不过耳,后不过领;短发不要超过耳下 3 cm。

(2)特殊科室护士的发式。在手术室、传染病房、烧伤病房、ICU 等特殊科室工作的护士,要求佩戴圆帽,头发要全部遮在帽子里面,不露发际,前不遮眉,后不外露,不戴头饰。

(二)护士的仪表美

仪表,是指一个人的外部形象,是其容貌、衣着、修饰、语言的统一,也是人的精神面貌的反映。护士的职业仪表,是指护士工作时的着装、表情、面貌。患者在接受护理服务时,首先接触的是护士的仪表,美的仪表能唤起患者的美感,赢得患者的信赖,更好地发挥护理作用;同时,美的仪表也是护士尊重自我、尊敬他人的一种行为规范。

1. 护士服装的功能 护士的服装具有实用功能、美化功能、表达功能。护士服装表达着"天使"的情感、"天使"的智慧、"天使"的圣洁,是护士职业修养与职业情感的表现。护士燕帽,像白色光环,更像燕子飞翔的翅膀,圣洁而高雅,它凝聚了护士全部的信念和骄傲,是护士职业的象征。护士服清雅、宁静的外观,使患者感觉安全、可亲、可信赖,充分表现护士纯洁、朴素、严谨、干练的职业特性。

2. 护士着装的原则 护士的服饰语言、精神面貌、性格特征等都能引发患者的心理活动,对患者的治疗、康复起一定作用。护士的着装,不但应遵循着装的原则要求,更要体现护士的职业特点。

(1)TPO 原则。着装既是一门技巧,更是一门艺术。当今,世界上流行着一个着装协调的国际标准,简称"TPO"原则。即 time(时间)、place(地点)、object(目的),形象地表达了人们穿着打扮要兼顾 T、P、O 三个因素,只有与这三个因素相适应,才能给他人留下良好的印象。

(2)清洁、统一、适体原则。护士装穿着时要求清洁、适体、平整、无污渍和血迹、衣扣要扣齐。护士应当懂得,自己身穿的白色工作服,它的清洁整齐代表着护士的尊严和责任,它统一规范的格式,体现了护士严格的纪律和严谨的作风。

护士的职业服装尽量要表达护士的纯洁、朴素、善良的职业情感,护士的职业仪表美中不应当体现饰物美。

3. 护士着装的要点

(1)帽。护士的工作帽是护士职业的象征,是一种职业的荣誉,更是一种职业的责任感。护士帽有两种:燕式帽和圆帽。燕式帽要戴正戴稳,距发际 4~5 cm,用白色发卡固定于帽后,发卡不得显露于帽的正面。戴燕式帽时,头发要求前不过眉,后不过肩,如为长发,应用发网束于脑后。戴圆帽时,要求前不遮眉,后不露头发,头发要全部遮在帽子里面,不露发际,不戴头饰,缝封要放在后面,边缘整齐。

(2)衣。护士服多数是连衣裙式,给人以青春、轻盈、活泼、勤快的感觉。护士服可以是白色系列,也可根据不同科室的工作对象选用不同色彩和样式,如急诊科、手术室、小儿科、传染科等可分别选用深绿色、蓝色、淡粉色、米黄色等。工作式样要简洁、美观,穿着合体,操作活动自如。护士着装时自己的内衣领口、袖口不宜露在工作服外,夏季着裙装时注意工作服包盖衬裙。

(3)鞋袜。注意选择重量轻、皮面柔,鞋底软而有弹性并可防滑的鞋子,鞋跟高度适中。颜色以白色或奶白色为主,要求干净、穿着舒适、与整体装束协调。配浅色或肉色的袜子,袜口不能露在裙摆或裤脚的下面。

(三)护士的姿态美

姿态是一个人精神面貌的外观体现,是人的体与形、静与动的结合物,更是人的形象的具体体现。护士的姿态作为一种无声语言,传递一定信息,成为护理活动中重要沟通方式之一。护士常用姿态包括站、坐、行、蹲等。

1. 站姿 站姿又称立姿,指的是人在站立时所呈现的姿态,是人最基本的姿势,同时也是其他一切姿势的基础。

(1)护士的站姿。护士与患者、患者家属、医护人员进行站立交谈、问候、安慰、询问、嘱咐等有关活动,其站姿应该体现出护士的稳重、端庄、礼貌、挺拔、有教养,显示出一种亭亭玉立的静态美。这是培养优美仪态的起点,也是发展不同质感动态美的起点和基础。其要领是:挺、直、高、稳。

挺:站立时身体各部位要尽量舒展挺拔,做到头平、颈直、肩夹、背挺。

直:站立时脊柱要尽量与地面保持垂直,注意收颔、挺胸、收腹、夹腿、提臀。

高:站立时身体的重心要尽量提高,即昂首、提气、直腰、绷腿。

稳:脚跟并拢,脚尖张开夹角45°~60°,重心落在两脚之间,也可采用"T"字形站姿。

护士的站姿是否自然、得体、优雅,除躯干部分符合基本要求外,手的摆放位置也很重要。一般而言,手的变化可以有以下几种:① 双手垂握于下腹部,双臂基本垂直,双手几乎平展,一手叠于另一手上,并轻握另一手四指指尖,被握之手的指尖不能超出上手的外侧缘;② 双手相握于脐区,双臂略弯曲,双手四指相勾,轻握,置于脐区;③ 一臂自然放松垂于体侧,手掌放松自然弯曲,另一臂放松自然屈曲置于体侧,手轻握成半拳,置于腹侧,前不过身体正中线。

(2)禁忌的站姿。① 全身不够端正,站立时东倒西歪、斜肩、勾背、凹胸、凸腹、撅臀、屈膝,或两腿交叉,倚靠支撑物,双手插在口袋里,或交叉于胸前等;② 手脚随意乱动,双手下意识地做些小动作,如摆弄衣角,用脚尖乱点乱画,或双腿大叉开等;③ 表现自由散漫,随意扶、拉、倚、靠、趴、踩、蹬、跨,显得无精打采,自由散漫。

2. 坐姿 坐姿即人就座后身体所呈现的姿势,它是一种静态的姿势。坐姿端庄,不仅能给人以沉着、稳重、冷静的感觉,而且也是展现自己气质风范的重要形式。

(1)护士的基本坐姿。正确的坐姿,一般要兼顾角度、深浅、舒展等三个方面的问题。角度,即人在落座后所形成的躯干与大腿、大腿与小腿、小腿与地面间所形成的角度,这种角度的不同,可带来坐姿的千姿百态;深浅,即人在落座时臀部与座椅所接触的面积的多少;舒展,是人入座前后身体各个部位的活动程度。

正确的坐姿是上身端直,微向前倾,两肩平正放松;手自然放在双膝上,也可两臂曲放在桌子上或沙发两侧的扶手上,掌心向下,目视前方或交谈对象;双膝并拢,亦可一脚稍前,一脚稍后。在极正规的场合,上身与大腿、大腿与小腿,均为直角,即所谓的"正襟危坐";在非正式场合,允许坐定之后双腿叠放或斜放,双腿交叉叠放时,应力求做到膝部以上要并拢;双腿斜放时,以与地面构成45°~60°夹角为佳。在较为正式的场合,或有位尊者在座时,一般只坐椅子的前2/3部分(至少是前10分钟左右的时间),而不应将臀部全部实放于椅面。

(2)就座要点。① 先挪后坐:如果要移动椅子的位置,应当先把椅子移到欲就座处,然后坐下去。坐在椅子上移动位置,是有违社交礼仪的。② 左进左出:无论从正面、侧面还是背面走向座位,通常都讲究从左侧走向自己的座位,从左侧离开自己的座位。这是一种礼貌,简称为"左进左出",在正式场合是一定要遵守的。③ 落座无声:无论是移动座位还是落座、调整坐姿,都应不慌不忙,悄然无声,这本身也体现了一种教养。④ 入座得法:入座时,应转身背对座位,如距其较远,可将右脚向后移半步,待腿部接触座位边缘后,再轻轻坐下。着裙装或工作服时,通常应先用双手抚平裙摆,再随后坐下。⑤ 注意顺序:与他人一起入座,则落座时一定要讲究先后顺序,礼让尊长,即请位尊者先入座;平辈之间或亲友之间可同时入座。无论如何,抢先就座都是失态的表现。⑥ 离座谨慎:离开座位时不要突然跳起,惊吓他人,或弄出声响,或把身边的东西打翻在地,也不要丢三落四,离座又返。

(3)禁忌的坐姿。① 头部:仰头靠在椅背上,或是低头注视地面,或是左顾右盼、闭目养神、摇头晃脑;② 躯干部:坐定后上体不要过于前倾、后仰、歪向一侧,或无精打采趴在桌上;③ 手部:坐定后,手部小动作不宜过多,如将两手夹在大腿中间或垫在大腿下,或抱于脑后,或将肘部支撑在桌上,或东摸西碰,或玩弄手指,或用手挖耳朵、鼻孔;④ 腿部:双腿敞开过大,跷起二郎腿,脚尖冲着他人,颤腿、摇腿,将腿架在其他物体上,将脚跷到自己、他人的座位上,用脚勾着椅子腿,把脚抬高,使对方能看到鞋底;⑤ 腰部:无论是落座、坐姿中,还是站起时,腰部肌肉均应保持紧张状态。

3. 行姿 行姿即走姿,指人在行走的过程中所形成的姿势。与其他姿势不同的是,它自始至终都处于动态之中,所体现的是护士的动态之美和精神风貌。

(1)护士的行姿。① 步态轻盈:步态即行走的基本态势,优美的走姿,应该是表情自然放松,昂头收颌,挺胸收腹,直腰提臀,两臂自然下垂、前后摆动,身体的重心应落在行走时前面那只脚的脚掌上。护士的步伐,要轻盈柔软,快捷无声,具有温柔轻巧的外在美。② 步幅适中:步幅即行走时两脚间的距离,步幅的一般标准是一个脚长(穿了鞋子的长度),即一脚踩出落地后,脚跟离未踩出脚的脚尖距离恰好为自己的脚长。着装不同时步幅可有不同,穿西服裙或窄裙时,步幅宜小些。护士在工作时,步幅不宜过大。③ 步位直平:步位即脚落地时的位置,对于女性来说,最好的步位是"一字步",即双脚行走的轨迹呈现为一条直线,同时要克服身体在行进中左右摇摆。④ 步韵轻快:步韵是指行走时的节律,护士在行走时,要弹足有力,膝盖尽量绷直,步速稍快,使脚步有一种韵律感。遇有危重患者抢救或病房传出呼唤时,可采取短暂的快步姿,步履快而有序,使患者感到护士工作忙而不乱,从而增加安全感。

(2)禁忌的行姿。行走时左摇右晃、重心不稳;弯腰驼背、瞻前顾后;内八字脚或外八字脚;背手、插兜、抱肘、叉腰;趿拉着鞋走出嚓嚓声响;在病房重步急奔,慌张急迫,或婀娜而行,步履拖曳;两人以上并排走在病区,嬉笑打闹等。

4. 蹲姿 蹲姿也是护士常用姿势的一种,如整理下层放物柜、为患者整理床头柜等,一般会用蹲姿。

(1)护士的蹲姿。蹲姿的运用要优美、典雅,其基本要求是:一脚在前,一脚在后,两腿靠紧下蹲,前脚全脚掌着地,小腿基本垂直于地面,后脚脚跟抬起,前脚掌着地,臀部要向下。

(2)禁忌的蹲姿。采取蹲姿时有4项禁忌:① 面对他人下蹲,这样会使他人不便;② 背对他人下蹲,这样做对他人不够尊重;③ 下蹲时双腿平行叉开,这样做好像在上洗手间,故称"洗手间姿势",它不够文雅;④ 下蹲时低头、弯背,或弯上身,翘臀部,特别是女性穿短裙时,这种姿势十分不雅。

5. 护理工作中的常见姿态

(1)持病例夹。病例夹是把记录患者病情的病历本妥善保存并便于随时书写的夹子。正确的持病例夹的姿势是:用手掌握病例夹的边缘中部,放在前臂内侧,持物手靠近腰部,病例夹的上边缘略内收。

(2)端治疗盘。治疗盘是护理工作中使用频率很高的物品。正确的端治疗盘的姿势是:双手握于方盘两侧,掌指托物,双肘尽量靠近身体腰部,前臂与上臂夹角呈90°,双手端盘平腰,重心保持于上臂,取放和行进都要平稳,不触及护士服。忌掌指分开。

(3)推治疗车。推车的正确姿势是:护士位于没护栏的一侧,双臂均匀用力,重心集中于前臂,行进、停放平稳。注意:腰部负重不要过多,行进中随时观察车内物品,注意周围环境,快中求稳。

(4)推平车。平车一般用于运送急需抢救的患者,或手术前后的患者。在运送患者时,使患者的头部位于大车轮一端,以减少对患者头部的震荡,小车轮一端位于前方,一则好掌握方向,二则便于观察患者的面部表情。

(5)拾捡物品。以节力美观的原则,上身挺直、双脚前后分开,屈膝蹲位,拾捡物品。注意护士服下缘不能触地。

(6)递接物品。包括递接文件、笔和锐器等。递接文件时应双手递上并将文件的正面向着对方。若使用文件夹,应将文件开口向着对方。递笔和锐器时,应把尖头部位朝向自己。接受物品时,应从座位上站起并双手去接,同时点头示意或致谢。

(7)陪同引导。陪同是指陪伴服务对象一同行进。引导是指在行进中带领着服务对象。护士经常有机会陪同引导患者一同行进。在陪同引导患者行进时应该注意以下几点。① 自身所处的位置:若双方平行前进时,引导者应该位于被引导者的左侧。若双方单行前进时,引导者应该位于左前方约 1 m。当被引导者不熟悉前方环境时,一般不应让其先行或在外侧行走。② 行进的速度:在引导患者前行时,速度应该保持与被引导者同步,特别是老年患者和虚弱的患者更应注意。切勿时快时慢,以免患者产生不安全感和不被尊重的感觉。③ 注意关照和提醒:陪同行进过程中要注意以被陪伴者为中心,在照明欠佳、转弯、上下楼梯等环境时,应该随时提醒并给予适当的照顾,以防患者跌倒受伤。④ 正确的体位:在陪伴引导患者时,应根据不同的情景,采取不同的姿势和体位。在行进中与对方交谈,应将头部和上身转向患者回答问题。

(8)搀扶帮助。搀扶是指用自己的一只手或双手去轻轻架着服务对象的一只手或胳臂共同行进。护士在对患者进行搀扶帮助时,要注意评估其身体情况;尊重患者的意愿;采取的方法得当;行进的速度要合适。

(9)出入房门。在医院环境里,为了不打搅和尊重他人,在进出房门的过程中要注意进入房门前先通报,用手开关房门,进出房门要面向他人,后入后出。

(10)上下楼梯。要注意:① 走专门指定的楼梯;② 减少在楼梯停留;③ 坚持"右下右上"原则,保持楼梯的通畅;④ 礼让服务对象,上楼梯时护士应该礼让对方先行,不要抢行;在陪同引导患者下楼梯时自己应先行在前。不宜在人多的楼梯上快速奔跑。

(11)进出电梯。使用电梯的过程中应该注意使用专用电梯,有顺序地进出电梯,以礼相待,尊重他人。

(12)通过走廊。在走廊行进时应注意单排行进靠右侧,缓步轻行悄无声,循序而行有秩序。若是在仅容一人通过的走廊上与对面来人相遇,则应面向墙壁,侧身相让,请对方先通过。

 【课堂活动】

学习护士姿态要领——看谁姿态美

讲解有关护士姿态要领后,每两名同学为一组,由老师发布口令:

"全体起立!"全体同学按护士标准站姿要求站立,组内同学互相评价并矫正对方的站姿。

"全体坐下!"全体同学按护士标准坐姿端坐,组内同学互相评价并矫正对方的坐姿。

随机抽取 3~4 名同学到前台行走,由同学评价谁的行姿最符合护士的职业美。

第五节　三百六十行,唯我称天使——创造护士的职业美

在西欧的民间神话中,对于天使的来历有着不同的说法。一种说法是天使本来就作为上帝的仆人,早在创世之初就侍奉在耶和华身边。另一种说法是,天使是上帝把亚当和夏娃逐出伊甸园后,为防止二人再度返回,依照亚当的形象用泥土造出来的,并为了天使能更方便地巡查伊甸园,便给他们装上了翅膀。天使能够飞翔,天使能够入梦,天使是祝福的代言人。不管是宗教还是民间传说,圣洁的天使总是与魔鬼形成鲜明的对比。

三百六十行,为何独称护士是"白衣天使"?现代护理学先驱南丁格尔说:"护士是没有翅膀的天使,是真善美的化身。"称护士为白衣天使,是社会对护士的赞颂,同时也赋予了护士美丽、温柔、善良的职业形象的期望,这种期望也寄托了人们在身患疾病时依然保持的对生活的热爱,对美的向往、期盼与追求。美的仪容、美的行为、美的语言、美的人性,使患者在接受护理服务时始终感受着、欣赏着、享受着美。美好的护士职业形象不仅对患者的身心健康有积极的影响,而且对护理专业的生存与发展也产生着至关重要的作用。

一、美丽的"提灯女神"——创造护士的人生美

现代护理学的鼻祖佛洛伦斯·南丁格尔从小就心地善良,看见有什么小动物受伤,她总会抱回家,细细地照料喂养,还给受损的洋娃娃包扎治疗。后来,家中或邻居家有了患者或伤员她都会主动给予关心和照顾,面对无人照顾的前线伤员,她不顾自身安危,率队前往救治。短短两年,伤兵病死率从 42% 降到 2%,全英国都知道了这位具有传奇色彩的"提灯女神"。在伤病员看来,"提灯女神"是他们心目中最美的人。南丁格尔创造了美丽的人生。

2003 年春天,一场突如其来的灾难威胁、考验着人类。非典型肺炎似恶魔一般席卷着中华大地,多少人为此住进了医院,多少人为此失去了生命。广州某医院急诊科护士长叶欣同志,为救助患者昼夜连续工作,最终献出了年轻而宝贵的生命。她为我们唱响了一曲新时代的生命赞歌。

(一)崇高的精神

契诃夫在他的剧作《万尼亚舅舅》中说:"人的一切都应当是美丽的:容貌、衣裳、心灵、思想。"既具有美的内在精神,又重视美的外在表现,努力达到内在美和外在美的高度统一,这才是我们所要追求的人的美,这种美是自然美和社会美统一的最高表现形态,是实现美的最高表现形态,是顶级的美。

精神形象指的是人的人生理想、品德、信仰、情操、追求等。人的精神形象是人最高级的形象,它往往通过人所从事的事业、一生的功绩、对社会的态度来表现,而且具有延续性。护理工作者,是以心灵美为外在美的源泉和动力,以真为基础,以善为灵魂,是真、善、美的统一,钻研业务去达到事业的成功。

(二)良好的心理状态

现代护理不仅要求护士能够做好患者的心理护理工作,而且要求护士自己必须具备健康的心理素质。心理素质是一个人在认识过程、情绪过程、意志过程和个性心理特征等方面所具备的心理品质,也是一个人行为的内在驱动力。护士需要在工作中善于克制自己无益的情绪和冲动,甚至能容忍少数患者过分的角色行为,耐心倾听患者主诉并做好身心整体护

理。护士的意志果断性表现在遇有紧急情况能当机立断，急救时做到镇定、有条不紊、机智、细心地处理患者的问题。护士的意志坚忍性则表现在能排除一切干扰热爱护理专业、坚定信念、不怕挫折和困难。

（三）渊博的知识

护士应是博学多识，集自然科学和社会科学于一身，救护人类身体和心灵的使者。"腹有诗书气自华"，便是说饱读诗书之人自然会有优美的气质和风度。读好书的种种妙处，弗朗西斯·培根做过很好的总结："读史使人明智，读诗使人灵秀，数学使人周密，科学使人深刻，伦理学使人庄重，逻辑修辞之学使人善辩。"很难设想，一个知识浅薄的人，会成为优秀的护士。

（四）正确的人生观

人生观是对人生的价值、目的、道路等观点的总和，是对人生的根本看法。人的一生是短暂的，犹如划过夜空的流星一样转瞬即逝。如果对生命充满了热爱，对生活充满了追求，就会使自己平凡、短暂的生命在瞬息之间迸发出最耀眼的光芒。护士的人生观应以无私奉献为主旋律，把患者的康复看成是对自己工作的最高奖赏，在默默奉献中拓展人生的乐趣和价值。

二、迷人的个性绽放魅力——创造护士的个性美

有人说："如果个性是你吸引人们的芬芳花朵，那么这些花朵正是通过你自己辛勤培育而开放的。"

护士将内心的美与外在的美融为一体，让患者产生美感，感受到生命与生活的美好，从而产生战胜疾病的勇气。护士以其独特的个性美展示在世人面前，以其心灵美及独特的风度美而表现出来。

（一）护士的心灵美

心灵美是人的内心世界的美，是在整个护理过程中起到决定作用的美。护理学科的创始人南丁格尔十分重视护士的品德教育，她说："我们要求妇女正直、诚实、庄重，没有这三条，就没有基础，则将一事无成。"在护理哲理中提倡：我们坚信每位患者无论出身、地位、性别、职业、外貌，我们都将一视同仁给予同情和帮助，使他们在痛苦中得到安慰，在失望中得到鼓励。在以患者为中心的整体护理思想指导下，护士将患者作为一个社会的人，护士的心灵美在为患者的服务中绽放着耀眼的光辉。

 【相关链接】

一位患者的亲身经历

一名贫困地区20岁的大学生患者，因突发性耳聋收住院。入院时除疾病本身的体征外，还出现了典型的护理问题——焦虑。原因是其家庭贫困，担心住院的花费。这时科主任、护士长带领全科的医护人员为他捐款，不仅很快治好他的病，而且在以后的2年中还资助他完成了学业，而他每到假期，总是抽时间到医院来义务为患者服务，打开水、扫地、陪同其他患者做检查。

朴素的情感交汇出时代美丽的图画。

1. 善良、正直　善良是对一切有生命的和美好的事物的爱心,这是人性的基础,是护士心灵美的具体表现,护士的形象应是善良、温和、充满同情心。当我们善良的行为表现出来时就会焕发出美的光彩。曾有一位脑梗死患者已不能认识他的亲人,但是他却认识主管他的神经内科护士,这正是爱的交流,是一种高尚的人格与善良升华的体现。正直的人总是胸怀坦荡、光明磊落。

2. 诚实、慎独　"慎独"是儒家用语,意思是在独处时,自己的行为谨慎不苟,为重要的道德修养。护士应具备诚实、慎独的美德,因此,按照操作规程去做,取决于护士的道德水平,而护士诚实的美德体现为"慎独"。慎独的前提是坚定的内心信念和良心,是以自己的道德意识为约束力的,自觉地为患者提供优质满意的医疗服务。

3. 乐观、豁达　马歇尔博士对他的一位患者说:"最好的药物是愉快的心情。"一位智者曾言:"一种美好的心情胜过十服良药。"无论在什么时候,具有乐观、豁达性格的护士,都会使患者感到光明、美丽、快乐的生活就在身边。护士的眼中流露出来的光彩使整个世界都沉浸在这种光彩之下,使人感到温暖、舒适。这种性格使智慧更加熠熠生辉,便美丽更加迷人灿烂。

4. 谦和、宽容　在日常生活中,人们一般都喜欢谦虚、温和的人,因为谦虚的人容易在人与人之间建立亲切谦和的关系,使人感受到愉快和美好。谦虚的人总能找到生活中的幸福,总能为他人带来幸福。也就是说,一个人的幸福在很大限度上取决于个人本质上的宽容、善良和体贴人的品格。

"人非圣贤,孰能无过"。宽容的人,善于原谅他人的人,本身就是自信、力量和勇气的表现。在护理工作中,要和患者、家属、医生、同事等各种人员打交道,矛盾和冲突是不可避免的。患者健康状况不佳时,本人及家属的情绪都有可能受到很大的影响。作为护士应充分理解患者,疏导患者,应用心理学知识对患者进行护理,并能宽容患者的过激行为。

(二) 护士的风度美

《红楼梦》中的林黛玉聪慧、清雅,才思神妙,增添了她身上典雅不俗的风度美。风度美是构成人性美的重要组成部分,从事各种职业的人都可以有各种各样的风度,而且有不同的个性气质、情趣品行的人也可以有自己更具个性的风度。

人的风度是在长期的生活实践中形成的,是通过人的神态表情、举止行为、言语服饰等表现出来的内在的精神状态、个性气质、品质情趣、文化修养、生活习俗的总体特征。它比人的体貌美更含蓄、更深刻,更与人的内在的精神世界相联系。护理老前辈王琇瑛说:"护理工作可以发扬女性所有的力和美。"这里谈到的"力"和"美"都是在工作过程中展示的一种职业的风度美。

护士的风度美首先来自人的良好的精神状态。神采奕奕、精力充沛、感情丰富会具有一种引人入胜的光彩。风度还来自高雅机智的谈吐,这当然就需要我们掌握丰富的专业知识和人文知识,和患者家属交流自然得体,赢得患者的信赖。当然护士的风度也来自仪表、举止与礼仪。美的风度并非一朝一夕的训练即能成就,而要在平时的工作和生活中不断修炼而成。在护理实践中丰富知识,加强素质修养,开辟美的精神境界,可使护理事业在高层次服务上得以开拓和发展,满足自己人生最高美感需要和自我实现的需要。

三、温馨的环境,怡神养心——创造护理环境美

某医院消化内科二病区内,医生查房刚刚结束,病房里阳光充足、空气清新、安静整洁,

患者们表情自然，准备迎接一天的治疗。病房里到处是着装整洁、步履轻盈，看起来干净利落、和蔼可亲的护士忙碌的身影，护理站里每个人都在井然有序、忙而不乱地工作着……

多么迷人的一幕，这哪是医院？真像是一个和谐美满的大家庭。近年来，人们生活水平提高了，"享受环境"悄然而生，到酒楼吃饭是在"吃环境"，外出娱乐是在"玩环境"，环境的修饰语也越来越多。

很长时间来，护理界也在谈"环境"，认为护理环境的建设和完善，是提高护理质量不可缺少的环节。

【相关链接】

护理专家给"环境"的定义

护理理论家罗伊把环境定义为：围绕和影响个人或集体行为与发展的所有因素的总和。

韩德森认为环境是：影响机体生命与发展的所有外在因素的总和。

（一）护理环境美的价值

1. 效果价值　护理环境可以作为一种良好的精神调节方式，调节人的情绪，促进疾病的康复。环境具有审美属性，能使人产生和丰富美的感受。美感的愉悦往往伴随着自主神经系统功能的平衡，如呼吸减慢、脉搏平稳、血压和面色均处于正常生理状态，机体的应激性增强，有利于疾病康复。因此，家庭化病房在医院备受青睐，求医就护的医院环境越来越受到人们的重视。

2. 护理发展价值　新的医学模式对护理环境的护理发展价值具有深远的影响。在生物－心理－社会医学模式下，护理的服务对象是整体的人，护理活动是科学、艺术、人道主义的结合，它的服务方式由以完成护理任务为主的功能制护理，向以人为中心的整体护理模式转化，它的工作场所由医院向社区、家庭等场所延伸，这样便扩大了护理环境的范围和职能，同时护理环境的建设与完善，从理论上、实践上支持了护理模式的转变，也推动了现代护理学的发展。如有些国家已提出不断扩展医院的职能，逐步拆除医院"围墙"的具体设想，他们认为 21 世纪的医院，可办成具有旅馆功能，并根据人群需要开设不同类型、不同性质的医院。如日间医院、夜间医院、老人医院、周末医院等，从而使护理环境发挥更独特、更重要的护理发展价值。

3. 社会效益价值　护理环境可以有效地促进患者康复，提高疾病治愈率，这势必会从多方面给临床医疗护理工作带来直接的经济效益和社会效益。所谓直接经济效益，就是治愈率的提高，可加快医院病床周转次数，增加医院经济收入，促进医院建设。所谓社会效益，就是治愈率的提高，使患者康复速度和康复质量随之提高，一方面减轻了社会的医疗资源负担，同时又确保更多的健壮劳动力坚持在生产岗位上，为社会创造更多的财富和经济效益；另一方面，医院优美的环境、精湛的医术、精心和完美的护理工作，扩大了医院的社会声誉，间接增加医院经济效益。因此，护理环境的建设是现代医学和现代社会发展中的一项不可忽视的重要建设。

（二）护理环境美的内容

护理环境是通过"心理"的中介来营养和滋润主体人的生命系统的,在宏观医学模式中,分为生理性护理环境、心理性护理环境和社会性护理环境三个基本类型,以分别满足人的"五官感觉""感觉的人性""自我实现"三个方面的审美需求,从而达到身心健康的目的。

1. 生理性护理环境　这种护理环境着重于满足患者的"五官感觉"方面的审美需求。它要求主体周围应具有适宜治疗和休养需要的优美的环境、悦耳的音响、适度的阳光、可口而富有营养的食物、良好的通风、清新芬芳的空气等客观条件。这些条件,一方面通过感知去改善人的生理功能,另一方面通过物质供给渠道来充实身体基质,从而有利于生命活力的发挥,促进疾病康复。

另外,生理性护理环境不仅仅对患者的健康有益,而且也是护理人员开展工作和自身身心健康的需要。工作环境影响工作效率是通过从事工作的人的情绪变化而发生作用的。良好的工作环境,有利于稳定护理人员的情绪,激发护理人员的士气,提高其在工作场所的工作质量。

2. 心理性护理环境　这种护理环境着重满足"感觉的人性"方面的审美需求,即感情和伦理方面的美感需求。它首先表现为自身具有高尚的人格;其次表现为主体产生感情、友谊和归属的需要,渴望得到亲情、友情、爱情、温暖、信任等,渴望自己有所归属,成为团体中的一员,与他人建立深厚的友谊;再者表现为护理人员善良美丽的心灵、亲切和蔼的态度、文明的语言、优雅的举止和精湛的技艺等,也表现为医院良好的工作秩序、融洽的人际关系和相互间默契的配合。这些条件能给患者以良好的心理感受和美的体验,促进其心境平和,从而达到防病、治病、增进身心健康的目的。

3. 社会性护理环境　这种护理环境着重满足人生高层次的"自我实现"的需求。作为社会的人,都有自尊、自重的需要以及受到他人尊重的需要,希望自己的聪明才智、理想与抱负得到他人的公正的承认和赞赏,要求在社会团体中确立自己的地位。自我价值的需要不仅仅局限于伟人、明星和对人们生活有突出贡献,在一定领域有所建树的人,也包括所有为实现自我价值而努力工作的人。如同音乐家需要演奏和听众,画家需要绘画和观众,作家需要创作和读者,医生需要诊治和患者一样,患者也需要健康和社会角色及自我价值的实现。因此,这种护理环境要求护理人员应尊重患者的人格,对患者一视同仁,经常进行沟通交流,不厚此薄彼。同时要尊重患者的合法权益,虚心接受其合理化建议和意见,使患者与医院社会环境协调一致,提高患者的治疗信心。

四、"君子之学也以美其身"——创造护理实践美

《荀子·劝学》说:"君子之学也,以美其身。"学习护理美学不仅是要丰富自己的美学知识,更重要的是提升自己的审美情趣和道德修养,并付诸实践。

（一）护理活动中真善美的统一

护理职业的美好形象,护理人员的天赋容貌及其善良心灵,护理技术的严密精湛,护理环境的优美静雅,护理实施的美学效果等,都是以维护和塑造人体健康为目标的,都是在护理活动的创造性活动中体现出来的。护理美的种种表现,汇聚到一点,无疑是真、善、美在护理实施中的有机结合与统一。

真、善、美三个概念分别表示着哲学、伦理学和美学上最基本的范畴。如果说,真和善是美的内容的话,那么美就是真和善的形式。一切由生动的感性形式而表现出真和善的事物,

就是美的事物,真和善需要美,美也离不开真和善。在护理活动中"真"是护理美的基础,"善"是护理美的前提,真、善、美三者结合是护理美的最高境界。

（二）护理实践中美的体现

1. 护理观察中的敏锐与美 护理人员在临床护理观察关键是要有敏锐的观察力。"锐"就是感觉灵敏,眼光尖锐,能对外界事物迅速做出反应。敏锐产生美感,美感寓于敏锐之中,敏与美是相伴同行的。"观察力"就是迅速看出对象重要特征的才能。护理人员通过病情、创伤、心理护理观察,药物、手术治疗护理观察,技术操作、处置和监护观察等临床护理观察活动,敏锐地观察患者的每一点细微变化。

敏锐的观察,不仅是诊断学和临床护理观察学的基础,也是美感必须具备的条件。护理人员用一双敏锐的眼睛,及时发现将要降临的死神,又想方设法协同医生驱走死神。只有仔细观察病情,才能及时发现病情的变化,才可能及时报告医生,同时,做出护理诊断,使患者得到及时治疗和有效的护理。留心观察患者的心理状态,及时发现烦躁、易怒、伤感者,以美的言行、耐心细致的心理护理,使患者恢复平静,减轻精神负担和忧伤,保持良好的身心状态,积极配合治疗。敏锐的观察以及随之而来的各种机敏措施,也使患者感到自己备受关注,从而产生一种亲切和温暖的美感。这种美感,在疾病的防治和护理中,具有药物无法比拟的特殊作用。

2. 护理技术中的精细与美 美是艺术之精华,精与美是密不可分的。南丁格尔早在1859年就指出:护理是一项最精细的艺术。护理技术的精益求精与护理的艺术性统一于护理实践之中。护理技术中的精细表现在:严格、细致、熟练、轻柔。

护理工作的严格主要表现在执行"三查七对"等制度方面。护理人员要仔细处置每件事,做到精细、美观,例如,口腔、头发、压疮等护理要干净利落;饮食护理要细心观察患者的食欲,耐心喂食,适当调剂;给药要细心、准确、及时;采集标本要留心异常的细微变化;对危重患者的护理要加强巡视,细致观察,及时与医生联系等。精中有细,细中有精,精雕细刻方能显示护理艺术之美。

无论是基础护理、专科护理还是特殊护理,护理人员的动作不仅要使患者可以接受,还要轻柔、体贴,给患者舒适感,减轻患者的痛苦和思想负担。

3. 护患沟通中的和谐与美 护理工作中沟通不仅是重要的工作手段,也是重要的工作内容。护患沟通中的和谐气氛,有利于建立支持性工作环境,促进护患双方满意度,发展良好的护患关系。护士需要运用恰当的沟通技巧,润泽护患关系、缓解护患矛盾、解决实际问题,营造和谐的沟通氛围。

4. 手术配合中的迅捷与美 在手术配合中,要求手术室护士注意力专注,动作迅捷、准确,快中有准,准中有美,这本身就是一种美的创造。例如,手术巡回护士及时查对患者的姓名、床号、手术名称、手术部位、血型等情况,根据不同手术和医师的要求摆好体位,使手术视野暴露良好,患者安全舒适;根据患者呼吸、血压的变化,及时调整输血、输液的速度;随时供应临时所需的各种器械物品;随时调节手术灯光,使各种手术设备处于安全工作状态中。而手术室护士则是手术台上身手矫捷的"二传手",精神集中,反应敏捷,准确无误地传递每件手术用品,缩短手术时间,配合麻醉师及手术医生做好手术,确保手术成功。要使每个手术都做得漂亮而精细,就要求护士与医生配合默契,精益求精,把手术既当成一场战斗,又视为一次维护人体美的艺术创造活动。

5. 患者护理中的关爱与美 护士对患者的护理充满了艰辛,更充满了深沉的爱。面对

"脏""臭"的患者,护士却以"天使"的形象出现在患者面前,耐心细致地擦、洗、换,使患者清洁、舒适,宛若在自己家中一般。护理工作是集真、善、美为一体的创造性劳动,要把技术、伦理、情感融为一体,爱与美的情感便油然而生,使护理工作上升为一种艺术。由此,对患者护理中的辛劳,必将转化为创造护理艺术美的欣慰,达到一种崇高的爱与美的境界。

本章小结

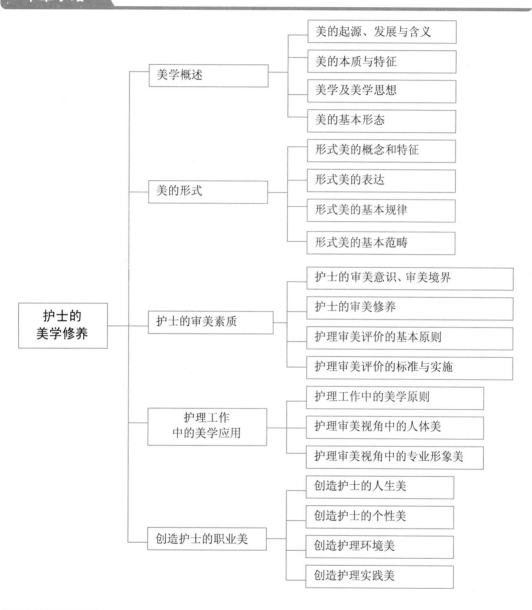

思考与练习

【思考题】

1. 阐述美的本质是什么?
2. 如何理解护理理念中的美学思想?

3. 形式美的基本规律和基本范畴有哪些?

4. 何谓社会美? 阐述自然美的特征。

5. 你是如何理解护士的形象美的? 利用实习的机会做一个形象效应试验。

6. 如何创造护理实践美?

7. 简述护理审美修养的含义。

8. 分析说明护理审美评价的基本原则包括哪些内容?

【实例分析】

某医院的护理部主任到各科室检查工作,看到一位试用期的护士原本满头的黑发染了金黄色,工作服下摆露出一袭时尚的长裙,双手插于口袋内,斜靠在病人床头柜上参加床边交接班。第二天,这位护士被辞退了。

请从护理美学的角度分析:这位护士被辞退的原因是什么?

【能力提升】

1. 风采展示:组织一场以"护士职业美"为主题的风采赛,让学生在表演中加深对护理职业美的理解。展示内容包括仪容、仪表、语言、姿态等。

2. 审美训练:组织学生观看录像生活掠影,包括自然景观、风土人情和日常生活中的人和事,学生分小组讨论,寻找美与不美的事和物并阐述理由,以小组形式向全班汇报。

【实践演练】

1. 姿态训练:学生分组,按照要领进行下列训练。

(1) 站姿、坐姿、行姿、蹲姿。

(2) 持病历夹、端治疗盘、推治疗车、拾捡物品、递接物品、陪同引导、搀扶帮助、出入房门、上下楼梯等。

2. 角色扮演:以小组为单位,收集医院里或生活中所见的展示美的种种表现,以小品的形式在课堂上演示,每组 5 ~ 10 分钟。

【网上练习】

搜索米开朗琪罗的大理石名作《大卫》、安格尔的名画《泉》,欣赏后谈谈这两个名作是怎样展示人体美的。

【思维拓展】

有这样一个故事:一把坚实的大锁挂在大门上,一根铁棒费了九牛二虎之力还是无法将它撬开。钥匙来了,它瘦小的身体钻进锁孔,只轻轻一转,大锁就"啪"的一声打开了,铁棒奇怪地问:"为什么我费了那么大力气也打不开,而你却轻而易举地就把它打开了呢?"钥匙说:"因为我最了解它的心。"这个故事对你有什么启发? 结合护理工作说说如何把自己变成一把细腻的钥匙。

(张涌静)

第五章

让人生因你而感动
——护士的人际关系修养

【学习目标】

1. 了解人际关系、人际认知、人际吸引的概念。
2. 了解良好人际关系的重要性。
3. 掌握人际认知效应的种类及内容。
4. 掌握人际吸引的规律及内容。
5. 掌握护患关系的基本模式。
6. 熟悉护理工作中的各种人际关系。

人的一生中或许有很多的感动，寒风中的一件衣，冷雨中的一把伞，伤心时的一个问候，失意时的一个安慰，卧病时的一杯开水，摔倒时的一个搀扶。因为感动，我们快乐；因为感动，我们回报。有了相互给予的感动，我们的生命才有了更为厚重的意义。"人"字的结构告诉我们，人就是要相互支撑，彼此关爱才能有美好的人生。

古希腊著名哲学家亚里士多德说过：人是天生的社会动物，能够独自生存的，不是一个神，就是一个兽。护士不是神，更不可能是兽，每个人都是社会中的一分子，是构成社会的"最基本单位"。正确认识、理解、把握人际关系，打造和谐的人际关系，是提升护理质量，促进护理发展的重要助力。

第一节 人情练达，即成文章——人际关系概述

《红楼梦》中留下一联："世事洞明皆学问，人情练达即文章。"这一副为贵族公子贾宝玉所不喜的对联，却是半生潦倒的曹雪芹创作时的砚铭。细品这 14 个字，倍感字字千金，言简意赅，足抵洋洋空论千万言。曹雪芹就是"洞明"了当时的"世事"，"练达"了当时那个贵族大家庭中各色人物的特性及关系，才写出了不朽的名著《红楼梦》。

鲁迅先生曾称《红楼梦》为"人情小说"是很有道理的。所谓"世事""人情"，也就是社会生活、人际关系。今天，人际关系的触角在人类生活中已经无孔不入。它参与、影响着我们今天的工作、学习、生活。人际关系学家说："无论你从事何种工作，只要你学会处理人际关系，你就在成功的路上走了 85% 的路程。"路漫漫其修远兮，吾将上下而求索。护理人员

的求索之路一定包括对正确处理人际关系的学习和探讨。

一、你是一张无边无际的网——何为人际关系

"你是一张无边无际的网,轻易就把我困在网中央,我越陷越深越迷惘,路越走越远越漫长……"张学友的一首《情网》,道出了恋爱中的人为情所困的痛苦,也唱出了人际关系的复杂和烦恼。

社会学认为,人的一辈子要扮演诸多角色:为人子女、为人夫妻、为人父母、为人下属,与人为友、与人为敌,始终忙碌在角色的变更中。不管你是否愿意,由此而衍生出来的各种关系把你困在网中央。

（一）人际关系的概念

1. 关系　"关系"一词的英文常见翻译有 personal relationship,interpersonal connection 等。这些词都从某方面体现了"关系"的含义,但都无法完整地表达出其真正的内涵。而在汉语里,"关系"一词有着极丰富的意蕴。

 【相关链接】

"关""系"二字的字形演变

"关"从字形上来看,《汉语大字典》里列出了"关"字从诞生到现在的 8 种字形演化过程。目前用的"关"字是从繁体字"關"演化而来。从繁体字上就可以看得出来,"關"是外面一扇门,里面上半部分类似"丝",下半部分是"丱",组合起来就是"将门合起来并闩住",也就是"门闩"的意思。《说文·门部》:"关,以木横持门户也。"也是这个意思。后来逐渐演变,"关"字有了更多的解释,内涵也更加丰富。《洪武正韵·删韵》:"关,联络也。"就和这里所讲的"关系"一词非常接近了。而"关"的繁体字中"丱"的本意也有闭合的意思,其实也就是将门的两部分合起来,即联系起来,所以我们很容易理解在《汉语大字典》中引申为"联系、关系"的原因了。

"系"从字音上看,有两种,即"xì"和"jì"读音,在"关系"中是读"xì",有联系的意思。而从字形结构上看,甲骨文字形上面是"爪",下面是"丝",丝悬于掌中而下垂,本义为悬、挂。在《汉语大字典》中列出的"系"字演化过程也可以看出其意思都有承接、联系的含义。

"关系"一词当中,"关"和"系"两者都有联系、连接、联络的意思。而关系,即相互影响、相互作用的内在状态。

2. 人际关系　"人际关系"最早是在管理学中作为专有名词出现的。20 世纪初由美国人事管理协会提出,其理解为"人与人之间的联系,包括公司内部、外部的各种联系的总称"。其实,人际关系的内涵一直没有一个统一的解释,社会学将人际关系定义为"在生产和生活活动中形成的一种社会关系";心理学则将人际关系定义为人与人在交往过程中形成的心理上的直接联系。

所谓人际关系,是在人们进行广泛的物质和精神交往的过程中形成并发展起来的人与人之间的关系。它既是人与人之间建立在生产关系和意识形态关系（政治、法律、道德）基础

之上形成的社会关系,也是由认知、情感、行为三个部分构成的心理关系。

人际关系的内涵告诉我们,认知、情感、行为三部分相互作用、相互影响,决定着人际间的交往效果。认知成分主要涉及与认识活动有关的心理过程,如人与人之间的相互感知、理解和决策;情感成分是指人们彼此之间在思想、感情上的距离;交往行为是能表现一个人个性的所有外显行为的总和,是人际关系的一种动态表现。

人际关系的外延告诉我们,人们之所以能组成为某种人际关系都是有一定的社会条件的。这种"一定的社会条件"包括三个方面:① 类似性:简言之就是"你中有我,我中有你"。它可表现为年龄、经历、情趣、态度、地域、职业等方面,人们彼此类似度越大,彼此间好感程度就越高。② 依存性:即"你需要我,我需要你",包括利益的相关性和需求的互补性。因为人际关系总是在一定利益的基础上建立和发展起来的,利益相关的彼此就能成为一体。而社会生活中,任何人都有求于他人,都有希望从他人那里满足自己的某种欲求和期望,互相满足,就能产生强烈的人际吸引力。③ 确认性:也称为"你承认我,我承认你"。人际关系的前提是相互确认。如果当事人双方彼此不能认定,那么人际关系也就无法存在下去,如恋爱关系、朋友关系、伙伴关系等都需要得到当事人彼此认定。恋爱时的单相思之苦就在于没有得到对方确认。

 【相关链接】

"六度分隔"理论

"六度分隔"理论也称"六度空间"理论或"小世界现象",是指在人际交往的现实中,任何两个不相关的人要建立关系,中间所间隔的人不会超过5个。在这里不是说一定经过6个层次才能建立人际关系,而是人与人之间只要通过一定方式,总能够产生必然的联系或关系。

早在20世纪60年代,美国心理学家斯坦利根据该观点设计了一个"连锁信件实验"。他把信交给美国不同城市的部分市民,信封上写有波士顿一名股票经纪的名字,要求每人把这封信寄给自己认为是比较接近这名股票经纪人的朋友。这位朋友收到信后,再把信寄给他认为更接近这名股票经纪人的朋友。最终,大部分信件都寄到了这名股票经纪人手中,每封信平均经手6.2次到达。于是,斯坦利提出"六度分隔"理论,认为世界上任意两个人之间建立联系,中间间隔不超过5个人。

(二)人际关系的特点

1. 社会性 人是社会的基本组成单位,除了具备生物属性外,还具备社会属性。人际关系是人与人之间的交往和相互作用,在这个过程中受到诸多社会因素的影响。因此,人要遵守所有规章制度和道德规范,要适应社会的不断变化。社会性是人际关系的基本特点。

2. 复杂性 人的复杂性必然导致人际关系的复杂性。一方面,人际关系的基本要素是人,人是最复杂个体,人与人之间的关系是在多种复杂的因素中联系起来的,而且这种联系还在不断地变化;另一方面,人还是个性化的个体,每个人都有其独特性。

3. 多重性 每个个体都是一个角色集,角色的多重性势必带来人际关系的多重性。在人际关系中,除了角色的多重性,还有就是人际的多因素影响,不管是时间、地点、人物,还是场景、环境、方式,都会影响到正常的人际关系。

4. 多变性　角色是多样的,每个角色都有其特定的环境、年龄和背景条件。在人际交往过程中,往往是根据角色的不同而不断地调整自身的行为特点和交往模式,以适应当时的情景,促进有效的人际交往。

5. 目的性　人际关系的建立离不开目的性。人与人之间因为某些目的会建立联系,也因为某些目的才会延续。在人际交往过程中,这些目的或许是兴趣爱好,或许是因为事业、情感等,不论因为什么,都是维系人际关系的必备因素。这就好比是曾经的朋友,当初因为共同的兴趣相聚在一起,但是当兴趣发生转变,人际关系的目的基础不存在的时候,彼此间的关系也就会逐渐疏远甚至中断。

【相关链接】

"低头族"的问世

随着科技的不断发展,人的交往方式也在不断地进行着完善,甚至改变。手机的普及和智能化,使得手机的功能就不仅局限在通话和收发短信上了。千奇百怪的手机游戏和琳琅满目的社交网络平台,使得人们将越来越多的时间用在了手机。于是我们就看到不管是在公交车、地铁,还是在餐厅、大堂,甚至其他公共场所,越来越多的人都低着头看着手机。澳大利亚麦肯和 Macquarie 大辞典联手精心杜撰了单词"phubbing",用来形容那些只顾低头玩手机而冷漠面前朋友的人。越来越多的人成为"低头族",大家见面不说话,说话不见面,有人际关系,缺乏人际沟通。

（三）人际关系与人际沟通的关系

人际关系是人与人之间的关系总和,是一种社会关系;人际沟通是人们在社会活动中进行的人与人之间的信息传递,是一个双向的过程,是一种交流。两者之间既有密切联系,又有一定区别。

1. 两者关注的侧重点不同　人际关系重点关注的是人与人之间在交往过程中形成的认知、情感、意志行为关系,它强调的是一种结果,也就是在人与人之间交往后形成的东西。人际沟通则是将重点放在的人与人之间交往的形式和程序上,也就是在交往过程中运用了哪些手段、传递出什么样的信息、达到了什么样的效果等,它在意的是过程及效果。

2. 人际沟通是建立人际关系的手段,人际关系是人际沟通的目的　任何人际关系的建立,都需要沟通去帮助实现,良好的沟通有利于人际关系的建立,而良好的人际关系也从一个方面反映出人际沟通的成效。

3. 人际沟通和人际关系互相影响,共同促进　良好的人际沟通可以帮助建立良好的人际关系,良好的人际关系也是人际沟通的基础和条件。沟通双方关系融洽、气氛和谐,将保障沟通的顺利进行和沟通的有效性。

二、破解成功的奥妙——人际关系的交往原则

一个人跑到释迦牟尼面前哭诉。"我无论做什么事都不能成功,这是为什么?""这是因为你没有学会帮助别人,所以也得不到别人的帮助,当然不会成功。""可我是个一无所有的

穷光蛋呀!""不是这样的。一个人即使没有钱,也可以给予别人七样东西。第一,颜施,就是用微笑与别人相处;第二,言施,就是要对别人多说谦让的话、鼓励的话、安慰的话、称赞的话;第三,心施,就是要敞开心扉,对别人诚恳;第四,眼施,就是以善意的眼光去看别人;第五,身施,就是用实际行动去帮助别人,兑现承诺;第六,座施,就是将自己的座位让给老弱妇孺;第七,房施,就是将自己空下来的房子供别人歇息。如果你有了这七种习惯,就能得到别人帮助,好运自然随之而来。"

原来,职场成功的奥妙,在于既要会"做事",更要会"做人"。虽然人与人之间的关系纷繁复杂,每个人的交往动机也有着巨大差别,但是,人际关系学家仍然从最一般的方面总结出了人际交往的心理学原则。掌握这些原则,可以帮助护士的职业生涯更为平顺和成功。

(一)诚信原则

在交往中,从古到今都把诚信看得极为重要。诚之者,人之道也。诚,指的是待人以诚,服人以诚不以言;信,指的是交往中要恪守信义,"一言既出,驷马难追",许诺之事一定要承担兑现。诚信是中国传统文化中最崇尚的道德信条之一,也是我们中华民族得以发展的基础。"狼来了"的故事告诉我们,一个人没有诚信要丧命;"烽火戏诸侯"的典故告诉我们,一个国君没有诚信要亡国。在人际交往中,诚信是为人的根本,也是人格的标志。

遵行诚信原则,就要做到:言必信——在交往中说真话;行必果——守诺言,践诺言。古人常告诫我们,交友要择善而交,择诚、择信而交,这是因为与重信义的人相处,你才有可能在困难之时获得帮助,成功之时分享快乐。

(二)平等原则

不同的学科对"平等"从不同的角度做了不同的界定。从哲学的角度界定,认为平等是指人与人处于同等的社会地位,享有同等的权利;从伦理学的角度界定,认为平等是道德形式的一个原则;从宗教角度界定,认为平等是一个佛教名词,意谓无差别,对于众生,应同等视之,在值得怜悯上,平等无二。

大凡正常人都有平等的需要,人际交往,要坚持平等的原则,以平等的态度对待交往对象,做到端庄而不矜持,谦虚而不矫饰。面对强者,不要仰视,使自己唯唯诺诺,低三下四;面对弱者,不要俯视,使自己居高临下、盛气凌人。只有一视同仁,平等相待,不卑不亢,才能建立良好的相互关系。

(三)宽容原则

宽容主要是心理相容,是与人相处时的容纳、包含、忍让。护士不但要与自己相似的人交往、还要处理好与自己观点不同的人的关系,求同存异,互学互补,竞争合作。要心胸宽广,像海洋能纳百川之细流。能相容他人的人是有着宽阔的胸怀,是有自信心、坚定意志、远大目标和理想的表现。自信心越高的人,相容度越强。遵行宽容原则,就要做到:严于律己,宽以待人,大事清楚,小事糊涂,多看别人长处与优点,不斤斤计较,"宰相肚里能撑船"。

(四)互利原则

互利是指交往双方通过对物质、精神的交换而使各自需求得到满足的原则。人际交往是一种双向行为,故有"来而不往非礼也"之说,只有单方获得好处的人际关系难以维持长久。人与人之间的交往,本质上是一个社会交换过程。人是理性动物,要求自己的行为有符合心理逻辑的充足理由,不值得的交互关系没有理由去维持。在过去相当长时期内,由于受传统观念的影响,人们怯于谈利益,实际上,人们因满足各自不同的需求而交往,这是事实。

研究表明,人际关系的基础是人与人之间的相互重视、相互支持。按照人际交往的互利原则,人际交往时必须注意关系的维护。无论怎样亲密的关系,都不能一味地只利用不"投入";否则,原来再亲密的关系也会疏远。从这个意义上说,"爱人者,人恒爱之;敬人者,人恒敬之"的古训是有其心理学依据的。

三、众人划桨开大船——良好人际关系的作用

"一支竹篙呀,难渡汪洋海;众人划桨哟,开动大帆船……一加十,十加百,百加千千万;你加我,我加你,大家心相连……"这首激昂澎湃的歌唱出了人际的和谐,唱出了团结的力量,更加唱出了构建良好人际关系的积极作用。一艘大船,船上每个人各有职责,相互协调,相互配合,相互支持,这样才能开动大船,乘风破浪。

良好人际关系,是需要每个人去实践、去努力。伟大的慈善家、将爱奉献给穷人的德兰修女说过,"世界和平,只需要回到家里,爱你的家人一样"。"爱"可以给世界和平,爱可以促进良好的人际关系。良好人际关系则可以产生更积极的作用。

(一)有利于信息交流

"信息无脚,可传四方。"信息之所以能够传遍四方,和良好的人际关系是分不开的。信息交流是人际沟通中重要的组成部分,是良好人际关系的重要反映。良好的人际关系,信息畅通无碍;反之,信息受阻,交流不畅,就会严重阻碍自身发展了。

(二)有利于正确自评、他评,互相取长补短

"以铜为镜,可正衣冠;以人为镜,可知得失。"只有在人际交往中,我们才能够准确地找到自己的位置,弄清自己的短长,才能对自己做出客观的认识和评价。同时,"三人行,必有吾师焉",良好的人际关系可以让个体在交往过程中不断习人之长、补己之短,这样才能得到全面发展。

(三)有利于提高效率,事半功倍

"一人计短,二人计长""三个臭皮匠,顶个诸葛亮"……都是说每个人都会有不足,通过人际交往,可以在不同的声音中得到不同的启示,更好地解决问题,最终达成目标。

(四)有利于身心保健

"听君一席话,胜读十年书。"人们有时会进入"死胡同",钻进"牛角尖",这往往因为独自纠结于一些不必要的细节,"不识庐山真面目,只缘身在此山中。"良好的人际关系可以帮助我们认清形势,判断得失,有利于豁达心胸,开阔视野,促进身心健康。

第二节 才子未必解人情——人际关系的基本理论

宋代著名学者苏东坡和佛印和尚是好朋友。一天,苏东坡去拜访佛印,与佛印相对而坐,苏东坡对佛印开玩笑说:"我看见你是一堆狗屎。"而佛印则微笑着说:"我看你是一尊金佛。"苏东坡觉得自己占了便宜,很是得意。回家以后,苏东坡得意地向妹妹提起这件事,苏小妹说:"哥哥你错了。佛家说'佛心自现',你看别人是什么,就表示你看自己是什么。"

才子苏东坡在人际交往中也有"迷糊不清"的时候!上述典故生动而真切地告诉我们,人与人的交往实在是个艺术,要想知己知彼,一定要透彻领悟必要的人际关系理论,明白基本的人际吸引的规律,践行有效的人际关系策略,只有这样,才能构建良好的人际关系。

一、人生贵相知——人际认知理论

"人之相识,贵在相知;人之相知,贵在知心。"血浓于水、叶连于根的亲情令人感慨,"人生得一知己足矣,斯世当以同怀视之"的情谊同样值得珍惜。相知是一份心心相印的感知。有缘才能相遇,有心才能相知,相知才能理解,理解才能有效沟通。

人是地球上最复杂的生物,人与人之间的交往就更加复杂。复杂不等于无规律可循。在人际交往中,人与人之间会因为对彼此认知的不同而相互吸引或排斥,会因为某些所谓的"感觉"而拉近或疏远彼此距离。熟悉认知理论,掌握相关规律,就会在人际交往中占据主动。

(一) 人际认知

1. 什么是人际认知 认知是指人的认识活动,是人通过形成概念、知觉、判断等来获取知识的过程,是对客观世界进行的信息加工活动。人际认知则是指在人际交往过程中,推测与判断他人的心理状态、动机或意向的过程。人际认知包括对他人的仪态表情、心理状态、人格特征、人际习惯等方面的认知。个体与个体之间正是通过相互认知实现情感互动的。

2. 人际认知的内容

(1) 自我认知。就是在社会实践中,对自己的生理、心理、社会活动以及对自己与周围事物的关系进行认知。包括自我观察、自我体验、自我感知、自我评价等。人贵有自知之明是自我认知的基本思想。其基本途径是:从社会交往中认识自己。通过比较可以发现他人的长处和自己的短处,"择其善者而从之,其不善者而改之。"以人为镜,不断取人之长补己之短。

 【课堂活动】

了解你自己

活动目的:了解自己。

每人准备好一张纸,思考后回答以下问题:

1. 最欣赏自己的地方 2~3 项。

2. 自己生命中最重要的人 2~3 个。

3. 自己童年最开心的一次经历是……

4. 你学习中最有成就感的一次经历是……

5. 如果危机降临到你身上,生命还剩下 10 小时,你最想做什么?

6. 20 年后,你希望别人怎样评价你?

7. 你最想送给自己的一句话是什么?

活动:学生完成后,进行分享交流;说说这次活动的收获和感受。

(2) 他人认知。人际交往中,认知主体和客体在认识互动中凭借认知素质来认识对方。实际交往中,人的内心和外表不一定完全一致,因此增加了认知难度。对他人的认知一是对他人情感的认知,二是对他人情绪的认知,三是对他人能力的认知,四是对个人倾向的认知。通过对他人的正确认知,可以起到知人善交、知人善教、知人善任、知人善举、知人善谏、知人善学、知人善助的作用。

（3）人际环境认知。人际环境的认知指对自身交往的环境、空间进行有目的的观察，包括自己与他人的关系以及他人与他人之间的人际关系的认知，以此判断了解自我和他人在共同生活空间的群体中的整合性、选择性。这是协调人际关系的必需。

人际认知是个相互感知的过程，人们按照自己的动机、价值系统去感知他人，同时观察他人对自己的看法和态度，并以此来修饰自己的行为。护士要得心应手地处理好复杂的人际关系，就要对人际认知有一个科学的把握。

（二）认知效应

认知效应是指在人际交往过程中，具有一定规律性的相互作用。这些认知效应在人际交往过程中发挥着作用，往往会成为决定交往成功与否、效果好坏的重要影响因素。

1. 首因效应　首因效应亦称第一印象，是指在人际交往中彼此对交往对象的直觉观察的归因判断。第一印象直接导致了个体对交往对象的整体印象判断，以至于后来获得的信息处理，也会受到第一印象的影响。比如某护士给一位新入院患者打针，态度温和有礼、技术熟练，给患者留下好印象后，以后她再给患者打针，即使穿刺失败，患者也不会觉得是护士技术有问题；相反，如果护士第一次与患者接触，给患者留下了不好印象，即使后面表现良好，也不容易得到患者的好感。

首因效应形成的原因主要是最先接受的信息没有受到干扰，得到了更多的注意，信息加工精细。人们与从来没有接触过的人或事第一次打交道时，会充满好奇与期待，此时注意力的投入比较充分，因此留下的印象也会更加深刻、强烈、鲜明。而后续的信息则易受忽视，信息加工粗略。初次交往特别注意的信息，一般多与个体的形象、仪容仪表、言语表达等有关。对于护理专业学生而言，理解首因效应，对于提高面试的成功率有极大的帮助。

由于首因效应只是一种第一直觉的判断，因此难免有失真之处，难免会因为信息不足而出现误判。所以也提醒我们，明白首因的缺陷，对于新接触的人、事、物、信息等，不可盲目做出判断，警惕首因效应导致的片面印象。凡事须了解清楚后再做决定，对人须深入了解、分析后才能确定信任或不信任。

　【相关链接】

从"首因效应"看护生面试

为了测试面试护生的综合素质，有的医院会在护生面试时设置一些题目，如会将垃圾倒在地上、将拖把放在门口，甚至有的领导扮成患者，在学生正式面试前先接触学生，通过这些方式判断学生，这里就有我们说的首因效应。护生应该在学校就从细节做起，养成习惯，提高自身素质，增强就业竞争力。

2. 近因效应　近因效应是指在人际认知过程中，新近获得的认知对象的信息成为形成认知印象的主要作用方式。之前获得的信息可能因为时间、空间的关系而产生一定变化，因此，最新获得的信息更加容易让人认可。

值得指出的是，虽然新近获得的信息会对个体认知产生影响，但是它的影响程度不如首因效应明显。因为近因效应的产生，往往是由于不断的新信息的刺激，而原来信息由于时间推移、空间变换等而淡忘。心理学中,对于记忆过程,如果再认时,原来记忆的内容会受到新进入信息的影响而形成更加倾向于新信息的结果,从而产生近因效应。一般而言,当两种信息连续出现的时候,首因效应明显;而当两种信息断续出现时,则会以近因效应更加明显。在人际交往过程中,与陌生人的交往,首因效应占主要;与熟人交往时,则近因效应比较明显。在人格特点方面:思维敏捷、灵活开放、个性开朗的人,较容易产生近因效应;反过来,思维死板、反应迟钝、个性固执的人,则首因效应占据优势,一旦形成的印象,比较难以转变。

3. 社会刻板印象 社会刻板印象也称为社会固定印象,是以习惯性思维为基础,形成对某一类人或一群人的固定看法,并以此作为判断评价的依据。"刻板"是其最根本的特征,要强调的是,刻板印象不是个人的印象,而是群体的。

因为社会刻板印象在一定程度上反映了某个群体的实际社会状况,因此可以帮助个体更快、更好地适应这一群体,减少适应问题对自身的影响,促进个体心理健康、减少社会矛盾;但另外一方面,刻板印象对群体也带来了一些不利影响,如在许多老百姓的眼里,无商不奸等。

在现实生活中有很多社会刻板印象的例子,如许多人会认为,北方人粗犷,南方人婉约;西方人开放,东方人含蓄;年轻人时髦,老年人保守;女性温柔体贴,男性阳刚有担当;英国人绅士,德国人死板,法国人浪漫;许多护士会认为来自农村的患者医药费困难,而外国人有钱……这些都是在长期的社会认知中逐渐固定下来,而形成的社会刻板印象。

4. 晕轮效应 晕轮效应又称光环效应或月晕效应,指在人际交往中对个体某种人格特征形成印象后,以此推测此人其他方面的特征。这种倾向性的印象一旦形成后,就会像光环一样罩在认知对象身上,使得他(她)其他方面的品质也会受此光环照耀,产生相应的变化。就像我们说的"以点盖面,以偏概全"。

晕轮效应和首因效应一样,广泛存在于我们的现实生活当中。比如有这样一个故事:20世纪90年代末,几名大学生,家庭经济状况都不好,平时省吃俭用。他们经常会经过一家装修别致的餐厅,但是谁都没敢提出来进去吃一顿,因为都觉得一定很贵,也没去打听消费情况,担心人家笑话。最后在毕业的时候,几个人终于鼓起勇气,决定凑钱进去消费一次,并且商量好,太贵的话就一个人消费,回来告诉其他人。但是等到进去的时候,才发现,一份套餐就 10 元……其实类似的例子也不少:我们买东西的时候认为贵的东西,质量一定也好;好人做的所有事都是善意的;成绩好的学生一定是名"三好学生"等。

晕轮效应虽然是从某一方面的品质推断出其他方面的品质,无法完整地获取全部信息,但是它可以帮助我们尽快地获得相关信息,帮助我们缩短适应世界变化的时间,使得我们适应力更强。

晕轮效应可分为正晕轮和负晕轮,前者是指将对方好的印象向其他方面扩大、推广,高估对方;后者是指将对方的不良印象向其他方面扩大、泛化,低估对方。

5. 先礼效应 先礼效应也可以称为仁慈效应或是宽大效应。礼在前,行在后,事可成。在人际交往过程中自己的意见建议能得到对方的认可,需要进行一系列的铺垫,这样可以让对方更加容易接受。单刀直入,有时既伤害了对方,也损伤了自己,破坏正常的人际交往,反而得不偿失。

心理学认为,任何一个人都希望得到更多的肯定和赞誉,因而也会相应地对他人增加赞誉和肯定,放宽评价他人的尺度。尤其是对中国人而言,讲究含蓄表达,对于负面的评价或意见更是如此。比如提出批评的时候，总是先给予肯定，再提出自己的意见，甚至在提建议的时候也不会直接说"你哪里哪里不对，哪里哪里需要改正"，而是说"要是怎样怎样，就更好了"或是"我觉得怎样怎样，会更好一些"等，而且还特别强调"我觉得"，体现只是个人观点，仅供参考。

6. 免疫效应　免疫效应指当个体已经接受、采纳某种观点后，便会对其他观点尤其是相反的观点采取排斥的态度，即具有一定的"免疫力"。免疫效应也可以理解为"先入为主"。免疫效应与人的一项品质相关，那就是"信任"，也就是说当个体已经对交往对象产生认可和信任的时候，就已经在脑海当中打下一个烙印。新的信息或事物的出现，要纠正这样的观点，就需要先否定个体原先的烙印，然后再建立新的烙印。这个过程对于每个个体来说，都是一个艰难的过程。因此，想要纠正免疫效应，就需要足够的耐心和信心。

在生活当中，免疫效应也经常会存在。比如在人际交往中认识一个志趣相投的人，相谈甚欢，相见恨晚，但是其他人却说此人居心叵测、人品不佳等，个体此时就会出现对新信息的质疑甚至排斥。我们经常在电视剧中看到的主人公结识坏人，友人好心提醒，但是因为免疫效应，主人公并不"领情"这样的剧情……观众看得直跺脚。

（三）人际认知效应的应用策略

合理应用人际认知效应，有助于避免人际认知偏差，从而建立和发展良好的人际关系。

1. 避免以貌取人　相貌只是个体的个别属性，在心理学中，个别属性是不能准确反映事物特质的，人亦如此。虽然有所谓的"面相"之说，但这并不是一种可靠的判断之法。历史上著名的军事家，有"凤雏"之称的庞统，相貌丑陋，但是才能卓越。

2. 注重一贯表现　常言道"耳听是虚，眼见为实"。仔细想来，眼见的也未必为实。因为眼见的只能反映你看到的这个时候的情况，其他时候是推测出来的。要重视认知对象的一贯表现，如果与一贯表现相去甚远，那一定是发生了变故。人际交往中，注重一贯表现，可以避免误判，稳定人际关系。

3. 注意个性差异　"一样米养百样人"，世间没有两个完全一样的人，人与人之间的差异是普遍存在的。在人际交往过程中，认识到个体的差异，做到尊重、包容、理解、忍让，这样才有利于良好的人际关系。

4. 动态全面观察　社会在不断进步，环境在不断变化，人也在不断成长，看待任何问题都应该保持一种动态、发展的习惯，肯定对方的变化，既要注重一贯表现，又要重视近期变化；既要看到一个人的优点，也不能忽视其不足。

二、从渔者的智慧中思考——人际吸引理论

渔人钓鱼，必定先广撒鱼饵以吸引鱼群的到来，然后再挂上鱼饵垂钓。在垂钓时，撒的鱼饵也好，挂的鱼饵也好，都会不断变化，有因为时节不同而变，有因为水环境不同而变，有因为鱼种类而变……千变万变，只有一样不变，那就是"吸引"的效果，各种变化都是为了能"引"鱼上钩，收获美味。

在人际交往的过程中，不同需要、不同个性的个体是如何相互接纳、相互吸引的？弄清这个问题，并按其基本规律来认识行为、预测行为、引导行为、控制行为，有助于护士提高自己的人际吸引力和交往能力。

（一）人际吸引

人际吸引是一种人与人之间相互喜欢、相互接纳和亲近的心理状态。这是一种人际交往的积极状态，通常表现为心理距离的拉近。人际吸引往往以情感为主导，以相互认可为前提。

（二）人际吸引的规律

人际交往过程中，彼此会因为某些特定的因素而产生人际吸引，根据心理学家的大量研究和人际交往实验的经验，可将人际吸引的主要规律概括如下。

1. 相近吸引　相近吸引是指人们彼此由于时间及空间上的接近而产生的吸引。

（1）相近吸引与空间距离有关。一般来说，空间距离越近，关系也就越密切，我们常说的"远亲不如近邻"就是这个意思。研究表明，在空间距离上的邻近可以增加人们交往、互动的机会，如互相照顾、互相帮助、互相沟通信息等，从而一方面增加人们之间感情的交流与联系，另一方面也增加了人们相互之间的熟悉程度。

必须指出的是，并不是所有情况下都是距离越近，人际关系越密切的。曾经有科学家做了这样一个实验：在一个图书馆阅览室内，当有一名读者坐在里面的时候，实验者就去坐在他（她）的旁边或者后面，而读者并不知道这是在做实验。这样的实验做了80余次，结果大同小异，读者要么选择离开，要么斜视实验者或者干脆直接问"你想干嘛？"从这个实验可以看出，空间距离与人际交往的密切程度不是固定不变的，会因人、情景、事件、身份地位、性格、文化背景的不同，而产生变化。

（2）相近吸引与人际交往的频率有关。一般来说，交往越频繁，关系越密切。因为交往的频率越高，接触机会越多，就越容易形成共同话题、共同兴趣爱好甚至是价值观等。新入职员工对周围的人不熟悉，此时就容易先与接触多的人建立人际交往，这种情况就是相近吸引。俗话说"近水楼台先得月"，其实也是因为相近吸引的关系。而新入职的护士，运用相近吸引可以帮助自己尽快适应新的环境，减少因为环境陌生带来的不适、紧张或恐惧。

需要指出的是，单纯从交往的频率上来判断人际关系的密切程度是不够的，这里还涉及交往的内容和质量。例如，学生在校期间大多数时间是在一起的，而与其他朋友可能很长时间才聚会一次，此时不能简单判断说朋友关系不如同学关系亲密。因此，交往频率会影响到人际关系的疏密，但并不能决定其疏密。

2. 相似吸引　"物以类聚，人以群分。"人们彼此之间某些相似或一致性的特征是导致相互吸引的重要原因。在人际交往过程中，人们会对与自己相似的人产生好感。这些相似性主要包括：兴趣爱好、个人经历、世界观、人生观、价值观、社会背景等。我们经常说的"老乡见老乡，两眼泪汪汪"，也是相似吸引的典型。

美国心理学家纽科姆曾做过一个实验：他挑选了17名大学生，并为他们提供4个月免费住宿，而条件就是要求他们定期接受谈话和测验。在实验开始前，先测定他们关于政治、经济、审美、社会福利等方面的态度和价值观以及他们的人格特征。然后将态度、价值观和人格特征相似和不相似的学生混合安排在几个房间里，一起生活4个月。4个月内定期检测他们对上述问题的看法和态度，同时让他们相互评定，喜欢谁不喜欢谁。最后实验结果表明，在相处的初期，空间距离的邻近决定人与人之间的吸引，到了后期相互吸引发生了变化，彼此间的态度和价值观越相似的人，相互间的吸引力越强。在进一步研究后还发现，只要对方和自己的态度相似，哪怕在其他方面有缺陷，同样也能产生很大的吸引力。

日常生活中有很多相似吸引的例子,比如年轻妈妈们会因为交流育儿心得而建立人际交往;疯狂的购物达人会因为交换打折、砍价信息而相见恨晚;"微博控"们总是有聊不完的话题……相似吸引总是因为彼此之间的共性而大大缩短彼此交往的适应时间。

3. 相补吸引 相补吸引即互补吸引,当交往双方的需要与满足途径成为互补关系时,有助于彼此之间形成友好关系。一般可以分为需要互补、角色互补、人格互补、互补的范围包括:能力特长、人格特征、需要利益、思想观点、工作作风等方面。唐太宗李世民对名臣魏征器重有加,其重要原因就是因为魏征能够及时给太宗皇帝提出意见,补充或完善皇帝的观点。刘备军师徐庶在离开刘备时,向他举荐"卧龙"诸葛亮,而刘备此时正急需一名能人军师帮他建功立业,于是有了"三顾茅庐"的千古佳话。

互补吸引实际上是一种需要的互相满足,个体某方面的需求无法得到满足时,就自然会寻找能帮助自己的人,并与之建立人际关系。我们所熟悉的"护患关系""医患关系"其实就是互补的结果。

相似吸引和互补吸引在人际关系中都非常重要,当人际交往双方角色作用相同或相似时,决定人际关系的因素主要是相似性;当人际交往双方角色作用不同时,互补性显然很重要,比如在婚姻关系中,信奉中国传统文化"男主外,女主内"观念的夫妻,就能"各司其职",相互欣赏。

4. 相悦吸引 这是一种主观性较高的吸引形式。往往在交往初期的时候就出现这种状态,人际双方在多方面达到高度一致,会觉得"相见恨晚"。

相悦吸引往往与个人的兴趣爱好、习惯特点、个人性格、气质显现等有密切关系。我们常说的"一见钟情""一见如故"等都与相悦吸引有关。在人际交往中,如果彼此能给对方带来交往的愉悦,交往过程中感到轻松愉快,那么很自然地会加深彼此关系,建立良好的人际关系。

5. 仪表吸引 仪表指的是一个人的外表,包括相貌、仪容、仪态、服饰和风度。个人的仪容仪表可以反映出一个人的态度和习惯,甚至可以反映出一个人的修养水平。郭沫若曾说:"服装是文化的表征,衣裳是思想的形象。"人们通过一个人的仪表服饰、姿态动作来判断其受教育的程度、生活的状态、文化的品位和精神的追求。

得体的仪容仪表,优雅大方的言行举止,往往会成为人际交往场景中的焦点,很容易产生吸引力。因为这些会给人以良好的第一印象,人们往往会因为光环效应,而产生吸引。尤其在彼此初次见面的时候,良好的仪容仪表,影响着第一印象的形成。在职场中,仪容仪表得体与否,甚至还关系到自身的就业成功及职业发展。很多职场经理人提出所谓"一分钟法则""三分钟法则""五分钟法则",也就是在面试开始的一分钟或三分钟、五分钟内就可以对求职者做出基本的判断,而这里面的仪容仪表则占很大比例。

美的外表可以促进人际关系的建立。爱美之心,人皆有之,不管在什么文化背景下,美都是一种心理期待,都具有强大的吸引力。曾经有一个非常有趣的心理实验:心理学家向人们展示一些陌生人的照片,让他们看完照片后,根据自己的感受对照片中的陌生人进行评价。结果显示,人们对于外表吸引强的人给予的积极评价远高于那些外表吸引弱的。可见,人们更愿意相信,外表好的人,品质也一定是好的。这就是晕轮效应了。

在现实生活中,也有很多类似仪表吸引的例子。比如说在中医领域,白发苍苍的老医生更容易被患者所接受,因为患者会觉得他们经验更加丰富,给人以更多的安全感。

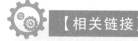【相关链接】

美国商人盖德的成功

创业之初,盖德就意识到仪表服饰对人际交往与成功办事的作用:一般人是依据一个人的衣着来判断对方实力的。因此,他首先去拜访裁缝,靠往日的信用,用 275 美元定做了 3 套昂贵的西服,而他当时口袋仅有不到 1 美元的零钱。接着,他又买了衬衣、领带、吊带等,这时他的债务已达到 675 美元。

每天早上,他都会身穿一套新衣服,在同一个时间、同一个街道同某位富裕的出版商"邂逅"。盖德每天都和他打招呼,也偶尔聊上几分钟。这种精心策划的遭遇大约进行了 1 个月后,出版商开始与盖得搭话,并说:"你看来混得很不错!"接着出版商便想知道盖德所从事的行业。因为盖德身上所表现出来的这种极有成就的气质和仪表,引起了出版商极大的好奇心。这正是盖德所希望的。

盖德于是很轻松地告诉出版商:"我正筹备一份新的杂志,打算在近期内争取出版,杂志名称叫《盖德的黄金定律》。"出版商说:"我是从事杂志印刷及发行的,也许我可以帮你忙。"接下来,出版商邀请盖德到自己俱乐部共进晚餐,"说服"盖德答应和他签约,由他负责印刷和印发盖德杂志。盖德甚至"答应"允许出版商提供 3 万美元资金。

6. 品质吸引　个性品质是影响人际关系的重要因素。优良个性品质,如正直、真诚、善良、热情、宽容、谦恭礼让、幽默风趣、乐于助人等,是促进有效沟通,建立人际交往的"金钥匙",具有持久的人际吸引力。不同性格特点的人,在人际交往中也有所不同,根据希波克拉底"四体液学说"分类的气质学说中,头脑清晰、反应灵活、思维敏捷的"多血质"的人就比其他 3 种气质类型的人更加善于人际交往。

不良的个性品质会阻碍人际交往。比如在人际交往过程中,虚伪的人给人以不安全感;自私自利的人只顾及自己的得失会失去更多的朋友;缺乏尊重会让身边的人内心受创;嫉妒心会使你的交友范围缩小;对人严苛即便是知己也会远离;骄傲自满会迷失自己,疏远朋友;自卑胆怯会陷入人际被动;刻板固执会禁锢自己……而品德高尚,待人真诚、热情的人,会使人产生钦佩感、敬重感和亲切感,从而产生人际吸引力。

【相关链接】

人际交往之性格品质

平民肯种德施惠,便是无位的卿相;士夫徒贪权市宠,竟成有爵的乞人。

凭意兴作为者,随作则随止,岂是不退之轮?从情识解悟者,有悟则有迷,终非常明之灯。

——《菜根谭》

7. 敬仰性吸引　敬仰性吸引关系一般是指单方面对某人的某种特征的敬慕而产生的

人际关系,也称崇拜吸引。最常见的崇拜吸引就是现在的"追星",各领域的明星只要表现出众,才华横溢,就会对个体产生吸引。对能力出众的人产生敬仰是人之常情。这是因为人人都有一种追求自我完善的欲望。与聪明能干的人交往,能给人带来赏心悦目的酬偿,在某些问题上或许能得到帮助。

但是,能力越强的人,并不一定人际吸引力越强,这是因为能力越强,越会使人产生心理压迫感和屈尊感,感觉遥不可及,而产生疏远。心理学家在20世纪做了一个实验:向被试者提供4种人的能力模型,分别是:① 能力好,犯错误;② 能力好,不犯错;③ 能力普通,不犯错;④ 能力普通,犯错。让被试者选择最具吸引力的人,结果发现能力好、犯错误的人排在第一位。说明一个不普通的普通人更加具有吸引力。

（三）人际吸引规律的应用策略

掌握人际吸引的规律,可以让我们更好地适应环境和职场的变化,在变化中拓展自己的人际圈,在变化中稳固人际脉络,做一个受人欢迎的人。

1. 培养自身良好的个性品质　良好的个性品质是人际吸引的重要影响因素。邻近吸引、相悦吸引等都对个性品质有较高要求,个性品质会影响人际交往的质量和延续。

2. 锻炼自身才能,克服心理障碍　"失败是成功之母","走出第一步,成功或许就在第二步的时候"。人与人之间的交往是一种平等的交往,人际吸引是相互的。只有自信的人才能表现出自信,只有有能力的人,才会充满自信。所以在日常的学习、生活中,我们都应该从多方面去锻炼自己,提升自己,让自己更具吸引力。

 【相关链接】

容易拉近彼此距离的话题

人与人的交往有时很奇妙,当你不知道如何开始的时候,可能你不在意的一些小话题,却能成为打开交往的大门。这些小话题主要有:美食、购物、电视剧、电影、旅游、交通、天气、时事、配偶、孩子、音乐、潮流、工作等。

3. 注意印象整饰,展示美好形象　仪表吸引律告诉我们,自身形象左右着人的第一印象,而第一印象会直接影响到首因效应的好坏。仪容仪表大方得体,会增加自身的吸引力,促进人际关系的建立。

4. 缩短地理距离,增加交往频率　相近吸引律说明了"远亲不如近邻"的道理,时空上接近引发的熟悉和相知是密切人际关系的重要因素。交往频率越高,人际吸引也就越强。如对于经常到病房巡视的护士,尽管患者有时叫不出他们的姓名,但也倾向于越来越喜欢他们。

第三节　天使不孤独——护理工作中的人际关系

有人说,世界上最遥远的距离,是人与人的距离。双眼紧盯显示屏的人们,并非离群索居,却常感到孤独。人类的交往需求从未改变,各种孤独却比以往喧嚣。高新科技带来的"独善其身",虽安全但虚拟,制造了人际关系活跃的假象,却侵蚀了人间的真情实感。在复杂的护理职场,护士位居人际关系的枢纽。无论外界如何变化,天使不能独思,护士不能独行。护士处理人际关系,必须打破"科技迷境",展现护理人际关系的美丽:真实、温暖、不孤独。

在临床护理工作中,没有什么事情是可以一个人完全独立完成的,就算打针,也需要有开医嘱、处理医嘱、配药、用到患者身上这个流程,也需要患者的配合。护理工作是团队的工作,需要每名成员共同努力完成。护理人际关系是指在护理环境中形成的多种人际关系的总和,主要包括护患关系(护士与患者)、护属关系(护士与家属)、护医关系(护士与医生)和护际关系(护理人员之间)。

一、壁影之吻演绎的美好——护士与患者的关系

苍茫人生,百味世态。因为懂得,所以慈悲;因为舍得,所以高尚;因为值得,所以不朽。现代护理学的鼻祖——南丁格尔,在克里米亚战争期间,刚刚来到战地医院的时候,看到患者躺在肮脏的病房里,衣服、床褥都污秽不堪,病房里散发着阵阵恶臭,饮食也得不到保障。于是她带领护士从病房卫生做起,从患者饮食着手,不断改善患者的住院环境。同时她还鼓励患者给家里写信,让护士代笔,寄回平安与思念;每天夜里,南丁格尔女士都会提着那盏微弱灯光的油灯,逐个病房地巡视,为每位熟睡的患者整理棉被。这些措施都让患者感激不已,以至于南丁格尔每天晚上巡视病房离去的时候,患者都会偷偷爬起来亲吻她留在墙上的影子。"壁影之吻"将护士和患者之间的美好关系展现得淋漓尽致。

护士与患者之间的关系简称护患关系。在医院的人际关系中,护患关系是最重要的人际关系之一。护士每天大多数的时间都在和患者打交道,除了配合医疗活动,还要进行繁琐的各种护理工作,还要从"身、心、社、信仰"等多方面关注患者的需求。因此,护患关系的质量直接影响医院人际关系的好坏。

(一)护患关系的性质与特点

护患关系的实质就是一种帮助与被帮助的关系。护患关系建立在"专业"的基础上,患者需要专业的帮助,护士提供的是专业照顾。由于患者欠缺专业知识,因此,护患关系又是一种不对等的人际关系,是一种特殊的人际关系。与其他人际关系相比较,护患关系具有以下5个特点。

1. 护患关系的实质是帮助与被帮助的关系 当个体出现健康需求的时候,就需要得到专业人士的帮助。在这个过程中,提供专业帮助的是整个帮助系统,包括医生、护士、辅诊人员以及医院的行政管理人员;而接受专业帮助的主要是患者,还包括患者家属、亲友和同事等。在帮助与被帮助两个系统中,护患关系不仅仅代表护士与患者个人的关系,而是两个系统之间关系的体现。因此,两个系统中任何一位个体的态度、情绪、责任心都会影响医疗护理工作的质量和护患关系。

2. 护患关系是建立在"专业"基础上的互动关系 护士和患者甚至家属、亲友之间建立这种特殊人际关系,都是基于"专业"两个字。正是因为专业,患者及家属愿意将自己托付到医务工作者手中;也正是因为专业,患者及家属才愿意接受医务人员的建议,听从他们的安排。护士要尊重自己的专业,为患者提供专业的意见和建议,帮助患者恢复健康、减轻痛苦,才能得到患者、家属及社会的尊重;另一方面,患者、家属及社会也要应该尊重护士的专业,信任、理解护士,只有这样,才能构建和谐的护患关系。

3. 护患关系是一种治疗性的工作关系　治疗性关系是护患关系职业行为的表现,是一种有明确目标、需要谨慎执行的关系,并具有一定强制性。患者来到医院的主要目的就是恢复健康、减轻痛苦。医护需要协作,共同帮助患者。为了达到这一目的,医生、护士需要展开一系列的治疗活动,而患者、家属则需要配合医生护士的治疗活动,共同努力,达到目的。

4. 护士是护患关系的主导者　在护理活动中,护士是护理活动的主动提供者,患者多数是被动地接受。因此在护患关系中,护士很自然就处在主动的位置,主导着护患关系的发展。良好护患关系当然需要患者、家属的配合和支持,但更多地需要护士在护患关系建立过程中的协调和引导。护士的一言一行、一举一动都有可能成为左右护患关系发展的关键因素。

5. 护患关系的共同目标是满足患者的健康需要　护士通过提供护理专业服务,满足患者的健康需要,这是护患关系与一般人际关系的重要区别,从而形成在特定情景下的专业性人际关系。

（二）护患关系的基本模式

目前临床护理工作中,常见的护患关系模式主要有三种,即:主动 – 被动型、指导 – 合作型、共同参与型。

1. 主动 – 被动型　主动 – 被动型也称支配 – 服从型模式,这是护患关系最原始的模式。这种护患关系模式原型为"母亲和婴儿"的关系,此模式的特点是"护士为患者做治疗"。在此模式中,护士对患者承担着"保护者"的角色,是患者健康的坚定守护者。在早期的护理工作中,护理理念还没有突出"人",护患之间自然形成主动 – 被动关系。护士依靠自己的专业优势,处在权威的位置,患者则处于服从护士处置和安排的被动地位。此模式过分强调护士的权威性,忽略了患者的主动性,因而不能取得患者的主动配合,严重影响护理质量。目前,这种模式主要适用于一些特殊患者的护理中,如婴儿、意识丧失的危重患者、痴呆、严重精神障碍者等。

2. 指导 – 合作型　这是目前主要的一种护患关系模式,此模式将患者视为具有生物、心理、社会属性的有机整体。这种模式的原型是"母亲和儿童"的关系,此模式的特点是"护士告诉患者应该做什么和怎么做",护士以"指导者"形象出现,根据患者的实际情况决定护理方案和措施,进行健康教育和指导;患者处于"合作者"的被动配合地位,根据自己对护士的信任程度有选择地接受护士的指导并与其合作。这种模式目前主要应用于急性患者和外科手术后恢复期的患者。

3. 共同参与型　这是一种双向、平等、新型的护患关系模式,这种模式的原型是"成人与成人"的关系。护患之间体现出平等合作,强调双方具有平等权利,共同参与决策和治疗护理过程。在此模式中,护士常以"同盟者"的形象出现,为患者提供合理的建议和方案,患者积极参与护理活动,主动配合治疗护理,双方共同分担风险,共享护理成果。此模式充分体现"患者为中心"的思想,特点是"护士积极协助患者进行自我护理",这种模式主要适用于有一定文化知识的慢性疾病患者。

三种护患关系模式在实际护理工作中不是固定不变的。患者的病情不同、个体差异等,就会有不同的护患关系模式。护士应该根据患者的具体情况、疾病发展的不同阶段,选择相应的护患关系模式,促进患者康复,提升护理质量。

（三）护患关系的发展过程

护患关系是一个短暂的过程，也是一个动态的过程。当护患之间失去"健康需求"这个根本要素时，彼此的关系就会终止。护患关系的发展通常会有三个阶段，即：初始期、工作期和结束期。

1. 初始期　初始期亦称熟悉期，这个时期，护士和患者互相不认识，缺乏了解，更加谈不上信任，彼此都需要进一步了解。这是整个护患关系过程的第一步，也是打基础的一步，此期的工作重点是建立起信任关系，确认患者的需要。

2. 工作期　这个时期是护士为患者提供护理的阶段，也是护士完成各项护理任务、患者接受治疗和护理的主要时期。此时护士的工作主要是为患者提供各种专业的护理服务，而患者则是配合医护活动，积极努力，恢复自身健康。此期的工作重点是通过护士的专业精神和专业水平，进一步得到患者的信任和支持，护患共同努力，最终满足患者的健康需求。

3. 结束期　当患者经过一段时间的治疗和护理，身体康复或好转，已达到预期目标，可以出院休养，护患关系即转入结束期。从准备出院到出院的这个时期，就属于结束期。此期的工作重点是护患双方共同评价护理的效果，目标是否实现，根据尚存的问题或可能出现的问题制订相应的对策。

 【相关链接】

延续护理，让护患关系没有"句号"

传统观念认为，对患者的护理只限于住院患者，出院后就终止了护理服务。虽然患者的大部分健康问题在住院期间已经解决，但许多患者回家后仍存在不同程度的健康问题，因此出院患者仍有很高的健康照护需求。延续性护理是整体护理的一部分及住院护理的延伸，使出院患者能在恢复期得到持续的卫生保健，减少因病情恶化出现再住院的需求。目前在我国的香港、台湾，对于出院患者的延续性护理已经纳入常规护理工作范围，患者入院时就考虑出院计划，出院后转到社区进行随访跟进。国内基于医院进行的延续性护理正逐步开展，医院对出院患者进行随访提供康复指导，而社区则以家庭病床为提供延续性护理的主要形式，服务内容以提供医疗及护理技术服务为主。延续性护理的开展，使护患关系没有"句号"。

（四）影响护患关系的主要因素

1. 信任危机　信任是人际关系建立的基础，尤其在医护活动中，信任更是影响到治疗、护理能否顺利进行、效果是否达到的重要因素。一般认为，认真负责的工作精神、良好的服务态度、娴熟的操作技术和扎实的理论知识是获取患者信任的重要因素。如果护士态度冷漠或技术欠佳，甚至出现差错、失误，均会失去患者的信任，影响护患关系的建立和发展。

2. 角色模糊　角色模糊是指个体（护士或患者）由于对自己充当的角色不明确或缺乏真正的理解而呈现的状态。如果护患双方任何一方不能清楚认识自己的角色，就会影响到角色行为，导致适应障碍，影响正常的护患关系建立。护士角色模糊，就不能准确为患者提供专业的护理服务，而影响护理质量；患者角色模糊，就不能积极调整自身心态和行为，不能配合医护活动，就会影响康复进程，不利于自身健康。这种情况下，双方沟通不畅，护患关系紧张,对双方都有害。

3. 责任不明　责任不明往往是由于角色模糊所引起。护患双方都不能清晰认识自己的角色,不能明确彼此的责任、义务和行为准则,护患关系就谈不上和谐,护患纠纷就会增加。护患责任不明主要表现在两个方面:一是对于患者的健康问题,应由谁来承担责任;二是对于改善患者的健康状况,谁来承担责任。

4. 权益影响　获得安全、优质的护理服务是患者的权益,应该得到尊重和满足,为患者提供安全优质的护理服务是护士的义务。随着现代化的发展,人们的法律意识不断增强,自我保护意识增强,人们更加关注自身的权益。如果双方都过度强调自身权益,忽略其他客观因素的影响(如技术限制、经济、当地医疗水平等),一味追求权益,就会增加护患矛盾,阻碍护患关系的良性发展。

5. 理解差异　护患双方在年龄、教育程度、职业、生活环境、个人经历、文化、信仰等多方面的不同,容易在交流沟通过程中产生差异,从而影响护患关系。

6. 社会因素　护患双方都是社会中的一分子,都会受到社会的影响,彼此间的关系,自然也会受社会因素的影响。在护患关系中,产生影响的社会因素主要包括传统的价值观、经济因素、资源分布不合理、国家政策支持、媒体引导等。

（五）护士在促进护患关系中的作用

 【相关链接】

异度空间里的护患关系

精神疾病护理工作,常常被调侃为护理的"异度空间"。有人用这样一副上下联形容精神病科的环境:怪事、险事、闹心事,事事都多;哭声、嚎声、打砸声,声声都响。31 年,解放军第 261 医院精神病科蔡红霞都是在这样的"异度空间"里度过的。这个身材娇小、总是面带微笑的护士,2013 年 8 月在人民大会堂接过了国际南丁格尔奖。

蔡红霞的头上、胳膊上、手上,大大小小的伤疤清晰可见。她笑着说,这是患者给她留下的纪念。一位患有精神分裂症的患者,突然砸破病房的玻璃,挥舞着碎片要割腕自杀。危急时刻,蔡红霞用胳膊夹住患者持有利器的手腕,患者得救了,蔡红霞的手却被划开了一条 3 cm 长的伤口。

从最初的恐惧,到逐渐理解患者,再到全身心投入抚慰这些残缺破碎的心,蔡红霞走过一段艰难的历程。她在日记中写道:看到这些患者,我的心因惊悚、战栗而变得痛楚。这是世界上最痛苦又缺少关爱的特殊群体,一个个鲜活的生命、疼痛的心灵,正等待着救助与抚慰!

蔡红霞说:我们内部并不提倡"不是亲人,胜似亲人"的说法。建立正常的护患关系,职业精神就包括了全部要求。即便患者的亲属这样夸我们时,我们也坦诚地说,我们只是在做本职工作。"胜似亲人"没什么不好,只是我认为,一个人可以得到世界上所有的称号,就是不能冒认"亲人"这一无可替代的尊严与荣耀。

1. 明确护士的角色功能　护士应该正确认识自身的角色,明确作为一名护士应该具备的行为特征、素质要求,并坚守这些要求,严格去执行,努力地符合社会、患者对护士的角色期待,这样才能获得患者的信任。

2. 帮助患者认识角色特征 对于患者来说,他们过去所熟悉的"社会常态角色"是工人、厂长、老师、父亲、妻子、女儿等,住院后被"患者"这一新的角色所替代,医院和病房对他们来说,是一个新的环境,他们中许多人虽然也想成为一名"好患者",但是不知道该怎么做。护士应该结合影响患者角色适应的因素,客观分析患者的年龄、性别、职业、文化程度、信仰、个性等相关资料,了解患者的"社会常态角色",了解患者对"新角色"的认识,多与患者沟通交流,分析影响患者角色适应的因素,帮助患者尽快适应新角色。

3. 主动维护患者的合法权益 在护士的角色功能中,有"保护者"的角色,护士不光要保护患者的安全,还要维护患者的合法权益不受侵害,这是护士应尽的义务,不容推却。

4. 减轻或消除护患之间的理解分歧 护士应该建立"个性化护理"的意识,明确患者是存在个体差异的。在护患关系的过程中,护士应该充分了解患者的个人信息,尤其是价值观,同时鼓励患者及时提问,注意沟通内容的准确性、针对性和通俗性,避免在人际沟通中产生不必要的分歧。

二、道相同,意相通,力相合——护士与患者家属的关系

"家"永远是一个人避风的港湾,休憩的驿站,心灵的归宿。家人永远是患者坚定的支持者、保护者,能发挥护士无可替代的作用。护士与患者亲属,有着共同的目标,共同的愿望,护士如果做好与家属的沟通协调,双方携手合力,在护理工作中能起到事半功倍的成效。

患者家属是患者病痛的共同承受者,是患者的心理支持者、生活照顾者,也是治疗护理过程的参与者;是护士沟通和联络患者感情、调整护患关系的重要纽带。护士与家属之间的关系是广义的护患关系的组成部分。护士不仅要与患者建立良好的人际关系,还要与患者家属保持良好的人际关系。

(一)影响护士与患者家属关系的因素

1. 经济压力过重 随着高端诊疗技术和新药的不断问世,医疗费用也不断攀升,患者及家庭的经济负担逐步加重。虽然有城镇医疗保险、农村合作医疗等政策减轻患者的负担,但由于许多家庭收入偏低,"看病难、看病贵"的问题目前没有得到根本解决。当患者家属花费了高额的医疗费用,却未见明显的治疗效果时,往往产生不满情绪,从而引发医患冲突。

2. 角色责任模糊 在患者治疗、康复过程中,护士和患者家属的目的都是相同的,就是希望患者尽快康复。但是在实际工作中,部分患者家属角色责任不清,将工作都推给护士,甚至认为自己交了钱,所有的事都应该护士完成,自己只扮演监督者和旁观者角色;个别护士角色不清,将本应护士完成的工作交给家属去完成,引发家属不满,甚至导致护理差错,最终引发纠纷。

3. 角色期望过高 角色期望指的是他人对个体在特定场合中,所认为其应有的行为或表现。患者家属都希望医院能药到病除、起死回生,希望医生能妙手回春、技术精湛,希望护士能随叫随到、服务一流等。他们忽略了医护人员也是普通人,不是神仙;忽略了医疗技术还在发展,有很多未知的领域和无法解决的问题;忽略了目前医疗资源不足、护理人员紧缺、护理工作繁重等现实问题。于是,当患者问题没有得到解决或是效果不佳时,家属就会觉得医护人员无能,医院无能,加之个别护士不良的态度及工作方式,就会引发护士与患者家属关系的冲突。

（二）护士在促进护士与患者家属关系中的作用

护士作为护患、护士与家属等关系的主导者，在建立良好的护士与家属关系中起着引导的作用。这一过程需要护士从以下三方面去考虑。

1. 尊重理解 尊重是一个人最起码的品质。患者家属虽然不是患者，但是和患者有着特殊的关系，是患者的后盾支持。护士尊重患者的同时，也需要尊重患者家属。"以人为本"的理念不光适用于患者，同样也适用于患者家属。

2. 鼓励指导 护士应主动向患者家属介绍患者的疾病、治疗和护理的情况，鼓励并指导家属参与到患者的治疗、护理过程当中。家属了解了真实病情，了解医护人员的态度和治疗措施，有助于减轻紧张心理，增强信赖感和安全感，有助于积极主动配合医护人员的治疗护理，避免发生不必要的纠纷，促进良好关系的建立。

3. 心理支持 患者家属由于长期照顾陪伴患者，自身疲惫不堪，正常的生活秩序被打乱，加之出现一些经济、财产等难以应付的问题，容易产生厌倦、冷漠的心理，假如他们在患者面前流露出来，会对患者产生负面影响。护士应该尊重、体谅家属，对患者家属提供心理支持。主动了解患者家属的困难和疑问，并提供必要的支持和帮助，及时对家属进行疏导，使其宣泄不良情绪，增强对患者治疗的信心。

三、同舟同行，同德同心——护士与医生的关系

假如，把病魔比做敌人，那么医生、护士一定是这个战场的同盟军；假如，把医学比做一艘航船，那么医生、护士一定在船上同心同德同舟楫。虽然医生和护士工作性质不同、专业不同，但是目的却是相同的。医护之间更多的是合作、是共赢。

护士与医生之间的关系简称医护关系，是指医生和护士两种不同职业的人们在医疗护理活动中形成的相互关系，是护理人际关系中重要的组成部分。医护关系在医务人员的相互关系中占有重要地位，不仅因为医护人员在医院工作人员中占的比例最大，而且因为医护协调的好坏对治疗效果的影响甚大。

（一）医护关系模式

1. 主导－从属型 长期以来，医护关系"万变不离其宗"，一直是主导－从属型模式。护士是医生的助手，护士的工作只是机械地执行医嘱，护士并不直接对患者负责，而是仅对医生负责。医护关系是一种支配与被支配的关系。

2. 并列－互补型 随着医学模式的转变及现代护理学的发展，护理逐渐形成完整的体系，成为一门相对独立的学科，传统的主导－从属型医护关系已不能适应医护工作现实的需要，逐步被并列－互补型关系所取代。

（1）医疗护理相互依赖缺一不可。没有医生的诊断治疗，护理工作无从谈起；没有护士的治疗护理，医生的诊断治疗也无法落实。医疗护理是两个并列的要素，各有主次，各有侧重，共同组成了治疗疾病的全过程，犹如一台机器上的两个相互咬合的齿轮，有机地结合在一起，互相协调，使机器正常运转。

（2）医疗护理相对独立不可替代。在医疗工作中，医生起主要作用；在护理上，护士从患者的整体需要出发，制订完整的护理方案，其中既包括了医护协作性工作，也包括了护士独立性工作范畴，如心理护理、生活护理、环境护理、饮食护理、健康指导等，这一切，都是医生不能替代的。

（3）医疗护理相互协作互补不足。由于两者的关系既紧密联系，又相对独立，就为相互

弥补提供了可能。在临床上，医生的差错苗头被护士堵住，护士的工作疏漏被医生提醒的事情屡见不鲜。这在主导－从属型的医护关系中是不太容易做到的。

（二）影响医护关系的主要因素

1. 角色心理差位　医生护士应该是一种平等、合作的关系。但是，受医护"主从"关系的影响，部分护士对医生产生依赖、服从的心理，医生怎么说，护士就怎么做，对自己缺少要求、缺少反思，在医生面前感到自卑、低人一等。另外，在临床实际工作中，一些年资高、经验丰富的护士往往比一些年轻医生水平更高，导致他们对年轻医生轻视、不信任，甚至不配合，也直接影响了医护关系的建立与发展。

2. 角色压力过重　各类医务人员在健康服务群体中均有各自的角色功能，如果分工合理科学，各自的角色负担比较适当均衡，则医务人员内部关系就能比较协调，矛盾冲突可以较少发生。但实际情况并非如此理想。一些医院由于岗位设置不合理、医护人员比例失调、医护待遇悬殊等因素，导致护士心理失衡、角色压力过重，心理和情感变得脆弱、紧张和易怒，从而导致医护关系紧张。比如在某家医院内科病房，由于医生过度治疗导致医保额度超标，影响科室奖金发放，最后引起护士拒绝执行医嘱的严重事件。

3. 相互理解欠缺　由于医护双方彼此缺乏足够了解，对彼此的工作模式、专业特点、思维习惯等缺乏必要的认知，而导致工作中互相指责、互相推诿、互相埋怨，从而影响了医护质量，也影响医护关系的和谐。

4. 角色权利争议　在临床工作中，医护双方都有各自的工作重点、分工和相应的职责范围。在自己的领域中有相应规范流程和自主权。但是在一些情况下，医护双方都觉得自身权利受到侵犯，继而引发矛盾，甚至冲突。

（三）护士在促进医护关系中的作用

1. 加强相互学习　在临床工作中，医护双方应该利用一切机会相互学习，彼此加深了解，减少专业上的分歧和矛盾，共同为患者提供健康服务。作为护士，不仅要虚心向医师求教，从更深的理论角度把握疾病的诊疗过程，还应主动介绍和宣传护理的专业特征，以得到其他医务人员的理解和协助。

2. 加强双方沟通　沟通是双方确保信息通畅，减少误会的最重要手段。医护双方应该加强沟通，促进交流，虚心听取彼此的意见和建议，互相取长补短，相互支持，共同发展，营造一个有利于患者康复的和谐病房环境。

四、我们是相帮相爱的一家人——护际关系

"同行"拼音可以是"tong hang"，也可以是"tong xing"，不是一家人，不进一家门。护士们走在一起，学在一起，干在一起，苦乐在一起，就是一家人。如歌中唱的："我们是一家人，相亲相爱的一家人，有缘才能相聚，有心才会珍惜。"一家人，就应该多一点帮助，少一点习难；多一点关心，少一点冷漠；多一点包容，少一点计较；多一点善言，少一点恶语……

护际关系也就是护士与护士之间的关系。护理工作强调团队的合作，良好的护际关系是确保护理质量的关键环节。对长辈尊敬、对晚辈爱护、对朋辈友善不仅是一般人际关系的美德，同样也是护理行业内人际关系的美德，更是促进良好护际关系建立的重要基础。在临床护际关系中，主要的护际关系包括护理管理者和护士之间的关系、新老护士之间的关系、护士与实习护士之间的关系。每种护际关系都受不同因素的影响。由于护士之间不同的职

务、职责、知识水平、工作经历,产生不同的心理状态,从而容易发生矛盾冲突。

【相关链接】

职场人际关系的十大智慧

1. 融入同事的爱好之中　　　　2. 不随意泄露个人隐私
3. 不要让爱情"挡"道　　　　　4. 闲聊应保持距离
5. 远离搬弄是非　　　　　　　6. 低调处理内部纠纷
7. 切忌随意伸手借钱　　　　　8. 牢骚怨言要远离嘴边
9. 得意之时莫张扬　　　　　　10. 不私下向上司争宠

(一)影响护理管理者与护士之间关系的主要因素

护理管理者与护士之间是一种上下级的关系,领导和员工的关系。由于护理管理者和护士之间立足点不同,因此观点不同,对待事物的态度也不一样。

1. 护理管理者对护士的期望　作为一位领导,对下属的要求主要有以下几方面。

(1)护士要有较强的工作能力,能按照技术操作流程,顺利、准确地完成各项护理操作。

(2)护士要服从管理,听从安排,支持科室工作。

(3)护士要协调好工作和家庭的关系,定位好个人和集体的关系,在岗时要全身心地投入护理工作。

(4)护士要身体强健,心理健康,豁达的胸怀,奉献的品质,敬业的精神,能够胜任繁忙的护理工作。

2. 护士对护理管理者的期望　护士在护理岗位上辛苦劳作,作为最基层的员工,当然对管理者有所期待。

(1)护理管理者能力要强,能服众,能带领团队"披荆斩棘",创造佳绩。

(2)护理管理者要能以身作则,严于律己、宽以待人。

(3)护理管理者能公平、公正地对待每名护士。

护士在临床一线,承担繁重的工作和责任,面对较多的威胁和无奈,希望得到管理者的支持和鼓励,甚至并肩战斗;护理管理者承担着沉重的管理责任,压力也很大。双方应相互体谅、相互支持,共同改善彼此关系。在工作中,往往因管理者过分关注工作任务的完成情况而忽视对护士个人的关心,或因护士过分强调个人困难而忽略科室工作等问题而产生矛盾。

(二)其他护际间关系的影响因素

1. 新老护士间关系的影响因素　新老护士之间差异很多,包括年龄、身体素质、学历、工作经验等。一般来说,新护士年纪轻、学历高、身体好,但是临床经验不足;而丰富的经验是老护士引以为傲的资本。两者间如缺乏理解、尊重,就会相互埋怨、指责,导致关系紧张。

2. 不同学历护士间关系的影响因素　不同学历护士之间关系影响主要来源于学历不同导致的差异。高学历护士在薪酬待遇、专业培养目标、医院福利等方面都比低学历护士优越,这就造成不同学历护士之间缺乏沟通交流,甚至形成不同小团体,造成彼此关系紧张。

3. 护士与实习护生间关系的影响因素　一般来讲,护士与实习护生之间容易建立较好的人际关系。但是在实际情况中,也会出现彼此缺乏尊重、包容、体谅,双方互相不满,互相抱怨,导致彼此关系紧张的情况。比如护士抱怨学生懒惰、没礼貌、理论知识差、技术操作不熟练、反应迟钝等问题,学生抱怨护士不认真、敷衍了事、专业水平不高、不尊重学生等。

（三）建立良好护际关系的策略

不管是哪类护际关系发生障碍,都会影响正常护理工作。因此,良好护际关系的建立,一方面需要全体护理人员的参与,共同努力,互尊互爱,荣辱与共;另外一方面,需要管理者的重视和积极引导,在全院形成积极、民主、和谐、合理的人际氛围,帮助优秀护理团队的建设,重视护士个体的价值。

1. 营造民主和谐的人际氛围　建立民主意识、加强信息沟通是维持和促进护际关系和谐的基础。护理管理者在工作中应多用非权力性影响力,要以身作则,严于律己,知人善用,以理服人;作为护士要尊重领导,服从管理,要理解护理管理者的难处;护士间要互相帮助、互相学习、取长补短,和睦相处;作为实习护生,应尊重带教护士,主动学习,勤奋工作。

2. 创造团结协作的工作环境　护士之间既要分工负责,又要团结协作;有些护理事项虽非自己分工所为,但其他岗位的护理人员出现困难也应主动协助;发现问题,应互相提醒、补救;形成团结协作、和谐向上的工作氛围。要正确对待和处理护理工作中的失误。处理失误通常也是护士人际关系的一个缩影。一个识大局、顾大体、有修养的护士,绝不会把失误的责任推给别人,更不会嫁祸于人或在患者面前议论其他医护人员的差错、缺点。要充分发挥护士长在协调关系中的枢纽作用。护士长必须了解自己的所有成员,了解每名护士的长处和短处,以及他们的个人情况。护士长应有秩序地组织各项工作,处事公平,充分发挥每名护士的积极性。

本章小结

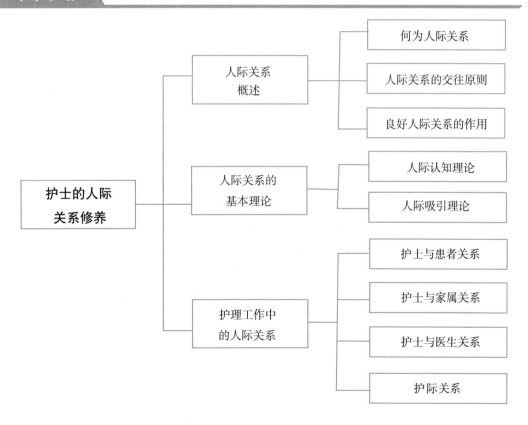

【思考题】

1. 何为人际关系,怎么样去促进良好人际关系的建立?

2. 如何理解人际吸引?主要规律有哪些?

3. 护理人际关系的种类有哪些?

4. 什么是护患关系?影响护患关系的因素有哪些?如何促进良好护患关系的建立?

【实例分析】

2013年10月21日,在广州某医科大学附属医院ICU病房,一位病重的老年患者因抢救无效死亡。此时家属要求将患者尸体带回家乡安葬,但是医院基于相关规定,拒绝了家属要求,但是家属并不理解并发生冲突,并最终导致病房医生护士被家属暴力袭击致伤。此事在社会上引起巨大反响。

请思考:

1. 导致此次冲突的关键原因是什么?

2. 此次冲突后,我们看到社会反响强烈,舆论都不约而同地站在了医护人员这边,分析一下为什么?

3. 通过这次事件,我们可以得到什么启示?

【能力提升】

梳理人际关系:以一次社团活动为例,列出活动组织过程中涉及的部门和人员以及相互关系。

【实践演练】

课堂讨论分享:列举一个自己印象最深刻的关于"人际关系"的事例,并分享让自己印象深刻的原因、给自己的启示。这个事例可以是成功经验分享,也可以是失败教训的反思。

【网上练习】

小组学习:医疗纠纷分析汇报。以每6~8人一组,每人在网上搜索有较大社会影响的医疗纠纷案例至少2件,并分析医疗纠纷的原因进行汇总,最后由每个小组汇总至少5件医疗纠纷,分析整理后形成小组报告,在全班进行汇报。

【思维拓展】

中国第一位科班出身的男护士长——徐国彬

2012年护士节,中央电视台新闻频道报道了中国第一位大学护理专业毕业的男护士长徐国彬。从最初误打误撞选择护理专业,到后来犹豫徘徊是否转行,再到坚定信念做一名护士,经历了一名护士在专业学习过程中观念转变的过程;从新毕业护士的无知无助,到发现男护士的工作价值,到兢兢业业、认真负责,成为一名护士长,经历了一名护士的成长历程。在20年的护士工作中,实现工作零差错,病人零投诉,并且在2001年以总分第一、民主测评第一的成绩成为我国第一名科班出身的男护士长。

想一想:

1. 徐国彬是如何做到20年病人零投诉的?

2. 民主测评第一的成绩意味着什么?他得到认可的原因是什么?

(任　伟)

第六章

生命在沟通中璀璨
——护士的人际沟通修养

 【学习目标】

1. 了解人际沟通、礼仪的概念。
2. 了解沟通的类型和功能。
3. 熟悉影响沟通的因素。
4. 掌握非语言沟通的特点及其在护理工作中的运用。
5. 掌握护士应具备的语言修养及语言沟通技巧。
6. 掌握护理工作中常用的礼仪规范。

人类从诞生的第一天起,就与沟通相伴相随。沟通活动自古有之,源远流长,千姿百态。"击鼓鸣金""烽火狼烟"的记载让我们心驰神往;"结绳记事""龟甲图文"妙想令后人折服惊叹;"雁足留书""驿马传令"的故事千古流传。人类用自己的聪明才智,通过多种多样的手段进行沟通。

如今,不计其数的信息向我们扑面而来,大有排山倒海之势,专家说,人在醒的时候,70%左右的时间是用来沟通。沟通无时不有,无处不在。了解沟通的基本理论,知晓沟通的影响因素,掌握语言沟通与非语言沟通技巧,将为护理人员铺平事业成功之路。

第一节　恩爱夫妻少了点啥——人际沟通概述

一对夫妻相亲相爱,彼此体贴入微,两人有一个共同的爱好就是吃鱼。每次吃鱼的时候,丈夫总会第一时间将鱼头夹给妻子,而妻子也会第一时间将鱼尾夹给丈夫,幸福洋溢在彼此的脸上……几十年过去了,他还是给她夹鱼头,她还是给他夹鱼尾。又过了许多年,白发苍苍的他先走一步,看着丈夫留下来的日记本,妻子发现了这样一段话:"看着她津津有味地吃着我夹给她的鱼头,我感到满足、幸福。虽然鱼头很好吃,但只要她开心,我愿意一辈子吃鱼尾。"妻子这才知道,其实丈夫最爱吃鱼头,却一辈子吃着她夹给的鱼尾;而她也珍藏了一个秘密,那就是她最爱吃鱼尾,却一辈子吃着他夹给的鱼头。两人虽然幸福地度过了一生,但他们的生活中似乎少了点什么。

缺少什么? 缺少的是沟通。相濡以沫的恩爱夫妻尚且如此,更何况工作中的各种人际关系。因此,一名优秀的护士必须具备沟通技巧,确保沟通的有效,工作的高效,护理的实效。

一、人而不能言,何以为人——沟通的概念、结构和功能

加米多夫是俄罗斯联邦达吉斯坦共和国前任财政部长的儿子,2000 年在祖母家附近被匪徒绑架。绑匪为了得到 100 万美元的赎金,将他四处转移,长期关在地窖里,完全脱离与正常人的沟通交往。失踪 3 年半,被解救出来时,这名 11 岁的小男孩体重仅有 15 kg,已无法正常说话,由于双手长期被绑在背后,他习惯用牙齿叼东西。这不禁令人想起古人所言:"人之所以为人者,言也。人而不能言,何以为人?"

人是社会的人,总是处在各种社会关系之中。而要维持这些关系,总少不了信息交换和情感交流,也就是沟通。可以说,沟通是无时不有、无处不在的,沟通是人类存在的一种方式。

(一)沟通的概念

从字面上解释,沟通是开沟而使两水相通的意思,但现在沟通的概念已泛指信息的交流,并广泛存在于自然界。例如,一只蚂蚁遇到食物,它便会在第一时间向伙伴传递相关信息,于是会看到它的同伙与这只蚂蚁共同搬运食物的场景。有些动物在遇到危险时,会发出独特的叫声报警,其他同伴听到后,就立即采取一致的习惯行动来摆脱险境。由此可见,沟通并非人类所独有,任何动物要生存和繁衍,都必须与同类发生某种联系,建立某种关系,这便需要相互沟通。

存在于人类社会中人与人之间的信息交流称为人际沟通。目前对人际沟通的学术定义各种各样,如共享说、交流说、影响说和符号说等,将它们归结起来,人际沟通就是人们运用语言符号系统或非语言符号系统传递信息、交流情感和行为的过程。

(二)沟通的结构

信息时代,人们传递信息的范围和途径越来越广,广播、电话、电报、影视和互联网的诞生,使人们处于全球性的信息沟通网络之中。但无论是哪种形式的沟通,每次有效的沟通,其过程必然包括以下 6 部分。

1. 信息背景 客观世界中的各种现象、事物以及人们的思想和行为表现,都可以反映在沟通者的脑海中,使之产生沟通的需要和愿望。这种需要和愿望,可能是清晰的,也可能是模糊的。因为一个信息的产生,常受信息发出者的经验、对目前环境的适应以及对未来的预期等影响,而这些都被称为信息背景。因此,要了解一个信息所代表的意思,必须考虑到背景因素,不能只接受信息表面的东西,必须注意到其中可能的含义。

2. 信息发送-接受者 在大多数沟通情景中,沟通中的人们既是发送者,也是接受者。信息是通过一系列有组织的信号——代码来表达的。作为沟通的主动方,首先须将自己的信息转化为对方可以理解的信号,这就是"编码"的过程,因此信息发出者又称"编码者"。信息接受者在接收信息时必须先将信息发出者通过各种渠道传递来的信息代码译为可理解的信息内容,方能接收信息,所以又被称为"译码者"。译码之后,信息才有意义。

3. 信息 信息是指沟通时所要传递和处理的对象,它必须有一定的内容意义。思想和情感只有在表现为符号时才能得以沟通。所有的沟通信息都是由两种符号组成的:语言符号和非语言符号。语言符号是复杂的和被限定的,有时它是一个代表着物品的符号,如桌

子、椅子等;有时又是表达思想的抽象符号,如爱、恨等。非语言符号是不用词语进行沟通的方式,如面部表情、手势、语调和外表等。

4. 渠道　渠道是信息传递的途径,是信息从发送者到接受者的手段。例如语言声音通过听觉渠道传递,表情、手势、文字等信息通过视觉渠道传递,握手、抚摸是通过触觉渠道传递。值得注意的是,在人际沟通中,信息往往是通过多渠道传递的。

5. 效果与反馈　信息发出者传递的信息对接受者产生影响,这就是"效果"。而这种影响必然会导致接受者发生某些生理、心理的反应或思想、行为的变化。有时尽管这种变化很微小,甚至表面上看不出来,但反应和改变是客观存在的。这些反应和改变又会成为新的信息,回传给信息发出者,这就是"反馈",是确定沟通是否达成的因子。

6. 环境　沟通总是在一定的环境中发生的。不同的环境适合不同的沟通方式,产生不同的沟通效果。正式的环境适合于正式的沟通,非正式的环境适合随意聊天式的交往。例如,礼堂对演讲和表演是一个好地方,但对交谈却并不理想。如果人们要在更亲密的状态下交谈,他们往往会选择一个较小和更舒适的屋子里,在那里面对面地坐着进行。

（三）沟通的类型

人际沟通主要分为两种类型,即语言沟通和非语言沟通,两者相互配合、相互渗透,共同担当信息传递和人际沟通的职责。

1. 语言沟通　语言沟通是人们借助口头语言和书面文字所进行的信息交流。口头语言沟通包括交谈、报告、演讲、谈判、电话通信等,特点是形式灵活生动、反馈迅速;书面文字沟通包括通知、文件、备忘录、会议纪要、协议等,特点是具有权威性,能够保证信息交流的准确性和保存的长期性。

2. 非语言沟通　非语言沟通是借助于非语言媒介,如表情、眼神、姿势、动作等类语言实现的信息交流。非语言沟通在信息交流中能够更准确地表达信息的真正内涵,调查表明,人们在沟通中,55%是通过肢体语言表达的,非语言行为在沟通中不但能起到支持、修饰或否定语言沟通的作用,而且在一定程度上可以直接代替语言行为,反映出语言难以表达的思想情感。

（四）沟通的功能

1. 连接功能　连接功能指人际沟通在一个人和他(她)所处的环境之间起一种连接作用。有效沟通有利于人们相互交流思想,维系情感,增进友谊,从而建立良好的人际环境,使人们在工作和生活中互相尊重、互相关照、互相体贴、互相帮助。有效沟通不仅可以与其他人协调一致,而且还可以获得他人的支持和帮助,有利于形成内部融洽的群体气氛,增强群体的团结合作,便于发挥出群体整体效能。

2. 精神功能　精神功能指人际沟通使人们能参照他人的想法而更有效地进行思考,并做出更好的决策。人际间需以情感为纽带而相互组成团体,沟通使人们在团体中充分交流思想,有利于帮助人们进行理性思考,做出合理的决策和行为。同时,在有效沟通中积极的心理体验能够带给人们健康、饱满的精神状态,是人们保持心理健康的必要条件。

3. 调节功能　调节功能指人际沟通可以协调人们之间的行为。通过沟通,使成员互相了解,提高自我认知能力和水平,明确成员间目标的差异,从而调整各自的行为,达到互相之间友好相处,创造和谐的气氛,进行有效的合作。

二、《沟通手册》在提醒什么——沟通的影响因素

1990年夏末,美国军队去沙特阿拉伯进行"沙漠风暴"行动时,除装备了武器、弹药、防沙服装外,还带了一本长达40页的有关与阿拉伯人沟通注意事项的《沟通手册》,手册就有效沟通问题给美军士兵以种种忠告和提醒。

每个人都需要有效沟通。成功的沟通给我们带来快乐,有助于我们保持和改善相互关系。然而,现实生活中,我们常因沟通方式选择不当、沟通工具运用欠佳、沟通渠道不畅等导致沟通质量不高,最终影响沟通的有效性。

(一)个人主观因素

个人主观因素范围比较广泛,除生理因素、心理因素外,也包括文化背景、沟通技巧和个性等因素。其中能够对沟通造成较大影响的因素有以下几点。

1. 生理因素　沟通的顺利开展,个体至少在某些生理方面应保持正常。假如一个人智力发育障碍(弱智、痴呆等),或是感官功能障碍(聋哑、失明等),这些永久性的生理缺陷,使其沟通功能长期受到影响。与这个特殊群体沟通时,需要运用特殊的手段,像哑语、盲文等,或通过增加声音、光线强度的办法来达到沟通目的。另一类人是存在暂时性的生理不适,如疲劳、饥饿、疼痛等,由于这些因素使其不能自然表达思想情感,导致信息的失真,其沟通效果同样受到影响。护理工作中,最好避开患者生理不适期,待不适消除后,再与其进行沟通。

2. 心理因素

(1)情绪因素。稳定的情绪状态是正确理解沟通信息的前提。当处于激动和愤怒状态时,常常会对信息产生过度反应;在悲伤、焦虑等状态下,又往往对信息的反应比较迟钝。由于护士的服务对象大多数存在健康问题,所以情绪不稳定十分常见,为了保证沟通的有效性和信息的准确性,护士必须把握好自己的情绪,并引导患者摆脱不良情绪的影响。

(2)个性因素。一个人对现实的态度及其行为所表现出来的心理特征统称为个性。每个人在不同的生活环境中形成了各自的心理和社会特征,热情、直爽、开朗的个性往往易与人沟通,且易达到良好效果;内向、固执、冷漠、狭隘的性格特征往往不易与人建立和谐的沟通关系,甚至易与人发生矛盾冲突。护士要学会与各种类型的人打交道,就必须具备心理学的基本知识,善于从每个人的言谈举止中观察其个性特征。在遇到独立型性格的人时,要注意沟通的方式,尽量多用商量的口气;在遇到内向、拘谨的人时,要耐心地启发对方多说,以收集所需要的信息。作为护士应该努力培养自己开朗、大度的个性。

(3)认知因素。认知是一个人对待发生于周围环境中事件所持的观点。每个人的经历、受教育程度和生活环境有所不同,使个人的认知范围、深度,以及认知涉及的专业领域存在差异。一般来说,从事相同或相似专业、受教育程度接近,沟通时较容易相互理解,对一些问题能产生共鸣;反之,容易产生"对牛弹琴"的感觉。知识面广、认知水平高的人比较容易适应与有不同知识范围和认知水平的人沟通。因此,护士要扩大自己的知识面,提高基本素质,沟通语言尽可能符合沟通对象的认知程度,选用符合对方知识层次的语言。

3. 社会文化因素　不同地域、不同民族的文化在长期的发展过程中形成许多鲜明的地域性和民族性特征,进而形成特定的文化传统,这种文化传统的影响定式可以影响甚至制约

人们沟通的形式和内容。护士在护理工作中,常会遇到来自少数民族或有各种宗教信仰的患者,与他们沟通时,除尊重、理解对方的文化传统习俗外,平时应加强对这方面知识的学习,了解不同种族、民族、职业、信仰患者的文化,只有这样才能完善沟通内容,达到护理目的。

4. 沟通技巧因素　不恰当地运用沟通技巧,也会影响有效的沟通。比如,主观判断、匆忙下结论常常会使沟通中断;虚假的安慰、针对性不强的解释会给患者敷衍了事、不负责任的感觉;在语言沟通中,沟通者的语音、语法、语义、语构、措辞及语言的表达方式均会影响沟通的效果。

【相关链接】

阿维安卡 51 航班的悲剧

1990 年 1 月 15 日 19:40 时,正当阿维安卡 51 航班飞机准备降落纽约肯尼迪机场时,飞行员接到地面管理员通知:因地面交通问题需在机场上空盘旋待命。21:34 时因燃料耗尽致飞机坠毁于长岛,机上 73 名人员全部遇难。

调查发现:待命期间,虽飞行员一直说他们"油量不足",但从未说过"情况危急",致地面管理员一直未能理解到飞行员所面对的真正困难;整个过程中,飞行员一直用冷静而职业化的语调传达信息,未表现出对油量不足的极大忧虑。

最后结论:导致悲剧的真正原因是沟通的障碍。

（二）客观环境因素

既然沟通在一定的情形下进行,那么环境因素也一定会对沟通产生直接或间接的影响。

1. 噪声因素　安静的环境是保证口语沟通信息有效传递的必备条件。假如在一个充满噪声的环境中沟通,既影响沟通双方的情绪,又影响沟通的效果。病区安静的环境为护患沟通提供了良好的条件。因此,护士与患者或家属沟通时尽量要选择比较安静的环境,如条件不具备时也要适当控制自己的音量。此外,对医院周边环境的噪声治理也应引起有关部门的足够重视,门窗的隔音效果也应列入医院建设的考虑范围内。

2. 氛围因素　如果房间光线太暗,沟通者无法看清对方的表情;室温过高或过低,以及难闻的气味等,会使沟通者精神涣散,注意力难以集中;单调、庄重的环境布置和氛围,有利于集中精神,进行正式而严肃的会谈,但也会使沟通者感到紧张、压抑而词不达意;色彩鲜丽活泼的环境布置和氛围,可使沟通者放松、愉快,有利于随意交谈……这些都提示我们,不要忽略了环境氛围对沟通的影响。在力所能及的范围内,护士可以根据需要进行环境布置,创造有利于沟通的氛围。

3. 隐秘因素　个人健康问题在一定程度上对患者来说也是隐私问题。对医务工作者而言,或许对患者存在的各种各样的生理、心理问题已是司空见惯、不足为奇,但绝不可因为见多不怪而忽视了患者及家属的感觉。所以,凡沟通内容涉及个人隐私时,应先请无关人员回避,使患者消除顾忌、畅所欲言。

4. 距离因素　研究发现,沟通双方在沟通过程中所保持的距离不同,会产生不同的气氛背景并影响沟通者的参与程度。这里所指的距离,我们可以把它理解为空间距离,也可以理解为心理距离。一般来说,在较近距离内进行沟通,容易形成融洽合作的气氛。而当沟通的距离较大时,则容易造成敌对或相互攻击的气氛。

（三）信息传递因素

1. 传递层次因素 信息传递的层次越多,其失真的可能性就越大。组织庞大,层次繁多,每多传递一次,信息就多丢失一部分,传递的速度和反馈也慢。组织内中间层次越多,越容易出现最高决策层的指令贯彻下来信息走样或力度不足的现象,这种现象称为"深井现象"。

2. 传递途径因素 在传统的组织结构中,信息传递基本上是单向的,机构很少考虑安排由下往上反映情况、提建议、商讨问题等沟通途径,常常出现信息不全面、不准确,上级决策下级不理解或不感兴趣。应从多方面增加沟通途径,使沟通渠道畅通无阻。

3. 媒介选择因素 沟通媒介选择不当,会造成沟通的无效或错误。如一位护士长想表述对下属的不满,假如同样的内容以不同的沟通媒介表达——使用会上公开批评或私人晤谈的方式,对接受者会有不同的意义,并产生不同的沟通效果。

通过对影响人际沟通各种因素的分析,我们可以认识到,一次沟通的成与败,其影响因素往往是多方面的。对于护士无论是在与周围朋友的沟通时,还是在与患者的交谈中,都要尽可能消除可能存在的各类影响沟通的因素,使沟通发挥最大效果。

【课堂活动】

传话游戏——信息是怎样失真的

做一次传话游戏,分析信息误传失真的影响因素。方法:

（1）按教室座位,每一纵行的同学为一组。

（2）教师给每一纵行的第一位同学一句话,如"红凤凰白凤凰粉红凤凰黄凤凰",并请该同学准确地记住这句话。

（3）教师下达传话口令。

（4）各组第一位同学听到口令后,立即耳语将话传给后面的同学,后面的同学依次往后传。注意:传话时必须耳语轻声,不能让第三者听见。

（5）各组传话到最后一位同学时立即举手示意,老师记下先后顺序。

（6）各组均完成传话之后,以完成先后为序,由各组最后一位同学把自己所听到的传话大声说出来,并与第一位同学的原话核对。以迅速而准确的小组为优胜组。

（7）凡传话有误的小组均要讨论分析传话失真的影响因素。

第二节　举手投足皆有意——护士的非语言沟通

丘吉尔在《第二次世界大战回忆录》一书中写了这样一件事:德国入侵苏联不久,苏联外长莫洛托夫秘密访问伦敦,与丘吉尔商谈反法西斯大计。丘吉尔一贯反共,对莫洛托夫素无好感。在一次长谈后的深夜,丘送莫在唐宁街7号握手告别后,莫突然靠近他,紧紧握住他的右手臂,双目久久注视他,一言不发。这一举动使丘吉尔这个老政治家大为感动,他感受到莫洛托夫的"手、眼"在无声地告诉他:"世界反法西斯战争的胜数,现在取决于苏、英两国的合作。"莫洛托夫一反常态的体势语言,给丘吉尔留下了十分强烈的印象。

这便是非语言沟通的魅力所在。人们在交往过程中,除了运用语言沟通手段之外,非语言沟通方式同样能达到交流思想、传递感情的目的。比如,一个人眉开眼笑、手舞足蹈,表示兴奋和快乐;一个人痛哭流涕、捶胸顿足,则表示悲痛和伤感。所以说,非语言沟通实际上指的是除语言信号以外的一切其他信号所进行的人际沟通方式。一个人的表情、手势、眼神、穿着、姿势及与他人的距离等,都能向对方传递各种不同的信息,都是非语言沟通的途径。有专家指出,人际沟通中55%是通过面部表情、形体姿态和手势传递的,非语言沟通无疑是人际沟通的重要方式之一。

一、一切尽在不言中——非语言沟通的特点和作用

古往今来,多少文人墨客写了大量华丽的乐章,夸赞着语言文字的神奇。然而,不是所有的情感都要诉诸语言,不是所有的信息都靠听说读写,"恰是未曾着墨处,烟波浩渺满目前",就在不张口不动笔之际,非语言沟通展示了它独有的特点和功能。

（一）非语言沟通的特点

1. **文化决定性**　许多非语言沟通对我们所隶属的文化或亚文化是独有的。由于人的非语言沟通是在孩童时期通过模仿其父母和相关的文化群体习得的,所以,在特定社会的成长过程中,人们接纳的是自己所处文化群体的非语言信号的特征和风格。当人们第一次相遇时,中国人习惯用握手表示欢迎、问候,西方许多国家和地区的人则用拥抱和亲吻面颊来表示,太平洋的麦可尼西亚群岛人相遇时,他们既不说话也无身体接触,相反,他们通过挑起眉毛或点头问候对方。因此,如果不了解文化群体非语言信号的特定含义,沟通就会发生障碍。

2. **相对真实性**　语言沟通可以选择语言,其信息常常是可以控制的,但是非语言信息传递则不然。当一个人兴奋、失望、愤怒、紧张、惊讶时,他(她)表现出来的非语言信息是不由自主的、本能的,一般不易控制。所以有时会出现语言信息与非语言信息相矛盾的现象。例如,护士在为患者换药时,嘴上说"我会认真给你处理伤口的",与此同时却做出了皱眉扇鼻的动作,这时患者会更多地相信护士此刻用非语言符号传达的信息——不耐烦。这就是"听其言,观其行"的原因所在。

3. **潜意识性**　很多非语言沟通是在下意识中进行的,即我们通常没有意识到它。我们有这样的体会:与自己不喜欢的人站在一起时保持的距离比与自己喜欢的人站在一起时更远。当我们作为言论的中心人物,向周围的人发表我们的观点时,若看到听众的姿势双臂交叉,或不时地看表、东张西望,你会感觉到,此人可能对我们的观点持反对意见或对我们的言论根本不感兴趣。听众用一种特殊的方式无意间做了非语言评价,即使他(她)没有说一个"不"字,我们也完全明白其感觉。

4. **多渠道性**　非语言沟通展现出情感和态度。语言沟通用的是单一的听觉通道,但非语言沟通可以通过视觉、触觉、嗅觉等多种通道,传递表情、动作、空间距离、服饰、体触、环境布置等信号。这种多渠道的信息传递,更有利于双方准确接受信息,分析综合判断,调节互动,以便及时地做出正确反应。

【相关链接】

各类感觉通道一样吗?

人的各类感觉通道,对所获得的信息吸收率是不相同的。据研究,视觉占83%,听觉占11%,嗅觉占3.5%,触觉占1.5%,味觉占1%。可见强化视听通道非常重要。

(二)非语言沟通在护理工作中的作用

在某些特殊的护理情境中,非语言沟通或许是唯一的沟通方式,是获取信息的重要途径。非语言沟通在护理工作中有以下作用。

1. 表达情感　非语言沟通可以传递情感和情绪,面部表情、目光、手势、形体动作能表达愉快、悲哀、惊讶、恐惧等情绪情感。在护理实践中,要善于发现患者平静语言中隐含的焦虑、恐惧等情绪,特别是面对气管插管、面罩给氧或由于疾病影响无法用语言沟通的患者时,往往一个眼神、一个动作就反映患者内心状况。同时,护士的表情动作也在向患者传递各种信息。

2. 验证信息　验证信息是相互的,护士与患者之间都会通过对对方非语言信息的留意观察,从而证实自己的判断。如焦急等待肿瘤切片报告的患者,会通过医护人员进入病房时的面部表情获得一些线索,以预感即将得到信息的性质。怀疑肿瘤是否真被切除的患者会仔细观察医护人员说话时的表情,以判断信息的真伪。医护人员在观察患者时,也是通过注意其语言和非语言信号表达的信息是否一致来掌握其真实心理状况。

3. 调节互动　非语言沟通具有调节互动行为的作用。在医护人员与患者及其家属之间的沟通中,存在着大量的非语言暗示,如点头、皱眉、降低声音、靠近或远离对方等,都传递着一些不必开口或不便明说的信息,调节着双方的互动行为。例如当护士向患者做健康宣传教育时,患者目光与护士对视并频频点头,说明他(她)在专注地听讲,护士可把握时机继续宣讲。假如该患者坐立不安、东张西望甚至皱眉,则表示有干扰或不愿听,护士必须停下来,等弄清情况后再做相应的调整。再如交谈中,某一方突然降低声音并凑近对方耳朵,便表示谈话的内容不愿被第三者听到,则对方讲话也会降低声音加以响应。沟通双方诸如此类互动行为的调节,经常不由语言表明,而靠非语言暗示来传递。

4. 显示关系　由于每个沟通都隐含着内容沟通和关系沟通,因此,每条信息总是由内容含义(说什么)和关系含义(怎样说)相结合而成的。内容含义多用语言显示,关系含义则较多地依靠非语言信号显示。例如,和蔼体贴的表情向患者传递了友好的相互关系,而一副生气的面孔和生硬的语调则向患者传递了冷漠和疏远的关系。护士靠近患者坐着,这种交谈方式显示了双方平等的关系;相反,说话时老师坐着,学生站着,显示了老师对学生的控制地位。护士开会时,围着会议桌第一排就座的,往往是年资高、职称高的护士,年轻的护士和实习护士常常坐在第二排,会议桌顶头的位置往往是留给主持人坐的,这种身份关系的显示,靠的也是非语言信号。

(三)护士非语言沟通的基本要求

1. 尊重患者　尊重患者即将患者置于平等的位置上,使处于疾病状态的患者保持心理平衡,不因疾病受到歧视,保持人的尊严。护士尊重患者的人格,就是尊重患者的个性心理,尊重患者作为社会成员所应有的尊严,即使是精神病患者也同样应该受到尊重。

2. 适度得体 护士的举止、表情、外表等常常直接影响到患者对护士的信任程度,影响护患之间良好人际关系的建立。在护患沟通过程中,护士的姿态要落落大方,笑容要适度自然,举止要礼貌热情。

3. 因人而异 在与患者的交往中,护士应根据患者的特点,采用不同的非语言沟通方式,以保证沟通的有效性。

二、现之于身,视之于目,悟之于心——非语言沟通的形式

看看你周围的世界,是一片使你眼花缭乱的动作画面——交通警察、菜场里的小贩、游乐场上的儿童、振臂击掌的运动员、手舞足蹈的观众……全世界的人们都在用手、脸、身体传达他们的思想感情。

五彩缤纷的非语言沟通形式装点着五彩缤纷的世界。根据非语言信号的不同来源,可将非语言沟通形式分为五大类:① 视觉符号:如表情、手势、体态动作等;② 听觉符号:如掌声、鼓声、铃声等;③ 触觉符号:如抚摸、亲吻、拥抱等;④ 嗅觉符号:如香水、烟酒的味道;⑤ 空间符号:如距离、位次等。这里仅就护理工作中常用的非语言沟通形式(表情、手势、体触、空间距离)进行阐述。

(一)表情

表情是人类面部的感情,是人类情绪、情感的生理性表露。表情就像文字,可以将人们的内心世界表达出来。"脸"是传达表情的第一窗口,各种情绪或心境都会表现在脸上,也就是说,人的惊、喜、怒、悲、傲、惧等基本表情同人的其他素质一样,是由人的文化修养、气质特征等内在变化决定的。所以,也有人说脸部就是人生的一张履历表。表情不仅能给人以直观的印象,而且能感染人,是人际沟通的有效形式。人的表情一般是不随意的,但有时可以被自我意识调控,具有变化快、易察觉、可控制的特点。因此,在护患的交往中,护士应以职业道德为基础,有效地运用和调控自己的面部表情。

1. 微笑 俗话说:出门看天色,进门看脸色。微笑是一种最常用、最自然、最容易为对方接受的"脸色",是内心世界的反映,是礼貌的象征。想着别人美丽的印象和好感,并非完全取决于长相,一张笑眯眯的脸是左右第一印象的关键。人际关系学家告诉我们,"一副微笑的面孔就是一封介绍信",微笑是人际交往中的"润滑剂",并提出一条公关的制胜法宝——笑脸相迎。

(1)微笑在护理工作中的作用。护士在与服务对象交往时,最常用的礼仪形式就是面带微笑。在护理工作中,护士的微笑能:① 传情达意:使患者感觉心情舒畅,使其感受到来自护士的关心和尊重,能帮助患者重新树立战胜疾病的信心。② 改善关系:微笑具有使强硬变得温柔、使困难变得容易的魅力。护士发自内心的微笑可以化解护患之间的矛盾,改善护患关系。③ 优化形象:微笑是心理健康、精神愉快的标志。微笑可以陶冶护士的内心世界,美化护士的外在形象。④ 促进沟通:护士的微笑可以缩短护患之间的心理距离,缓解患者的紧张、疑虑和不安心理,使患者感受到尊重、理解、温馨和友爱,进而赢得患者的信任和支持。

(2)护士微笑的形式。护士微笑的形式有两种,第一种微笑是:笑不露齿,即嘴角微微上翘,嘴唇略呈弧形,不露出牙齿,目光柔和、眉头自然舒展,让服务对象感觉到你的微笑。第二种是说话的同时微笑,以露8颗牙齿左右为宜,要亲切、自然、优雅。

(3)护士微笑的艺术。护士在用微笑服务时要注意:① 真诚自然:只有真诚、自然、适

度、适宜的微笑才能真正发挥其作用。② 笑容适度:护士对患者微笑时应适度。笑得过分,有讥笑之嫌;笑得过短,给人以虚伪感。③ 时机适宜:笑要掌握分寸,护士的微笑一定要与工作场合、环境、患者的心情相适宜。如果在不该笑的时候发笑,或者在应该微笑时大笑,有时会使对方感到疑虑,甚至以为你是在取笑他(她)。有位患者看病时丢失了公文包,很着急,一名新护士微笑着耐心听他讲述,不想他竟勃然大怒,吼着说:"我急得火烧眉毛,你竟然在笑! 你是嘲笑我吗?"

(4) 护士微笑的培养。笑由心生,只有从内心发出的微笑才是真诚的,才有感染力。当我们把护理服务对象当成自己的亲友时,微笑自然写在脸上。在护理实践中,只要服务是发自内心的,即使不微笑,患者也能够感觉出来,并形成良好的印象。相反,如果护士的微笑不是发自内心,而只是在应付,甚至是皮笑肉不笑,那就是一个空洞的妆容。对护理服务来说,微笑不是目的,只是手段。护理服务仅有微笑是不够的,而更重要的是要使服务发自内心,真诚地为患者服务。

 【相关链接】

微笑的理由

一名忧郁者来找智者:尊敬的智者,请告诉我吧,如何才能跳出忧郁的深渊,让我快乐?

智者:请学会微笑吧,向所有的一切。

忧郁者:可是,我为什么要微笑呢? 我没有微笑的理由呀!

智者:当你第一次向人微笑时,不需要任何理由。

忧郁者:那么,第二次微笑呢? 以后我都不需要任何理由地微笑吗?

智者:以后,微笑的理由会按它自己的理由来找你。

于是,忧郁者走了,他要按着智者的指引,去寻找微笑,去付出微笑。

半年过后,一个快乐者来到智者面前。他就是半年前那个忧郁者。现在,他的脸上阳光灿烂,充满自信,他的嘴角,总是挂着真诚的微笑。

智者笑问:"现在,你有微笑的理由了吗?"

"太多了!"曾经的忧郁者说,"当我第一次试着把微笑送给那位我曾熟视无睹的送报者,他还我以同样真诚的微笑时,我发现天是那么蓝,树是那么绿,送报者哼着的歌是那么动听!"

"当我第二次把微笑送给那位不小心把菜汤洒在我身上的侍者时,我收获了他发自内心的感激,我似乎触摸到人间的温情,这温情驱散了我内心聚积着的阴云。"

"后来,我不再吝惜微笑,我把微笑送给街边孑然独行的老人,送给天真无邪的孩子,甚至送给那些曾经辱骂过我的人。我发现,我在微笑中收获,这里面有赞美、感激、信任、尊重,也有一些自责和歉意。这都是人间最美好的情感啊,它让我自信、愉快,也更加愿意付出微笑。"

"你终于找到了微笑的理由",智者说"假如你是一粒微笑的种子,那么,他人就是土地。"他们相视而笑。

2. 目光　目光即通常所说的眼神。眼睛素被人们称为"心灵的窗户"，目光比其他体态信号更复杂、更深刻、更真实、更富表现力，故有所谓"眉目传情"之说。

目光的功能有三：一能表达心绪，接触中的目光反映了双方情绪的内心意向，如互相注视表示坦诚，互相瞪眼表示敌意，斜眼扫视表示鄙视等；二能调节互动，谈话者可以通过听话者的目光了解其对谈话是否有兴趣，只有在目光的支持下，点头或摇头才表示沟通者对一件事情的肯定或否定；三能显示关系，目光注视能传达人际关系的状况，它不仅可以表明人际关系的亲疏程度，也能表达人际间支配与被支配的地位关系。一般情况下，陌生人之间目光接触时间相对短暂，地位高者注视地位低者相对长于地位低者注视地位高者的时间。

恰到好处地运用目光是一种很高的艺术。护理人员温和的目光可使新入院的患者消除顾虑，亲切的目光可使孤独的患者感觉到亲人般的温暖，镇静的目光可使危重患者获得安全感，安详的目光可使濒死的患者放松对死亡的紧张。

对于护理人员，在运用目光时特别要注意以下几点。

（1）护士目光注视的区间。注视的区间不是绝对的，护士应根据说话对象和性质的不同，选择更适宜的注视区间。① 社交型注视区间：是普通社交场合中采用的注视区间。其范围是两眼至下颚形成的倒三角区域。注视这一区域容易形成平等感，因此，是护士交谈时常用的注视区域。② 关注型注视区间：注视对方双眼，表示自己聚精会神、一心一意，重视对方。但时间不宜过久。③ 公务型注视区间：是进行业务洽谈、布置任务等谈话时采用的注视区间。其范围是以两眼为底线，以前额上部为顶点所连接成的区域。注视这一部位能造成严肃认真、居高临下、压住对方的效果，所以常为处于优势的谈话者所采用。④ 亲密型注视区间：指具有亲密关系的人在交谈时采用的注视区间。主要是对方的双眼、嘴部和上身。注视这些区域能够激发感情、表达情意。

（2）护士目光注视的角度。护士注视患者时，最好是平视，以显示护士对患者的尊重和护患之间的平等关系。在沟通过程中，护士可根据患者所处的位置和高度，灵活借助周围地势来调整自己与患者的目光，尽可能与患者保持目光平行。在与患儿交谈时，护士可采取蹲式、半蹲式或坐位；与卧床患者交谈时，可采取坐位或身体尽量前倾，以降低身高等。

（3）护士目光注视的时间。护患沟通过程中，护士与患者目光接触的时间应不少于全部谈话时间的30%，也不超过谈话全部时间的60%，长时间目不转睛地注视对方是一种失礼的表现。如果是异性患者，每次目光对视时间应不超过10秒。

（4）护士目光注视的类型。① 护士应采用柔视型、热情型目光注视对方，即目光有神，又不失柔和，瞳孔的焦距应呈散射状态，用目光笼罩，同时辅以真挚、热诚的面部表情，这种目光给人一种自信和亲切的感觉。这是一种善于运用目光、容易与人相处且富有修养的人。② 要避免直视型、游移型、他视型、斜视型的目光。直视对方，使人有压迫感，直视与长时间的凝视可理解为对私人占有空间和个人势力圈的侵犯，很不礼貌。游移型即与对方谈话时，目光总是四处游移，给人心神不定、不够坦率和诚实的感觉，不利于双方的交谈。他视型即与对方讲话时眼睛望着别处，这是不尊重他人的注视形式。斜视型即目光从眼角视向对方，这让人感到被轻视和心术不正，极为失礼。

（二）手势

手势又称手姿，是指人的两手及手臂所做的动作。其中双手的动作是其核心所在，它既可以是静态的，也可以是动态的。

1. 手势的作用　手势语是各国人们在漫长的历史中形成和发展起来的特殊交往方式，许多科学家认为，人类最初的语言不是有声语言而是手势语，有声语言是在手势语的基础上形成的。德国心理学家冯特曾指出，远古的时候，人们最初是用手势语表达意思，声音只用来表达感情。如果说眼睛是心灵的窗户，那么手就是心灵的触角和指向。语言学家研究发现，手势的动作有200多个。如招手致意，摆手拒绝，拍手称赞，拱手答谢，挥手告别，合手祈祷，举手称赞，握手问好，垂手听命，袖手旁观，手抚是爱，手攥是恨，手指是怒，手甩是憾，手搂是亲，手捧是敬，手颤是怕，手遮是羞等。

手势在表达思想和感情方面起了非常重要的作用，在语言沟通中，可以用来强调、加强或澄清某些语言信息。如说"欢迎"的同时伸出手做握手状或请坐的手势，能让人感到热情轻松；又如两手合掌，把头倚在手背上，紧闭双眼，表示"我累了、要睡了"；用手拍拍胃部，表示"我吃饱了"；用手呈杯状，做饮水动作，表示"我渴了"；竖起大拇指，表示夸奖。在语言不通的情况下，手势几乎成了主要的交流沟通方式。

2. 禁忌的手势

（1）不卫生的手姿。在他人面前搔头皮、掏耳朵、抠鼻孔、剔牙齿、擦眼屎、抓痒痒、摸脚丫等，都极不卫生，令人作呕。

（2）不稳重的手姿。在大庭广众之下，手势过多、动作过大、指手画脚、手舞足蹈都是不稳重的手势。双手乱动、乱摸、乱放、咬指尖、折衣角、抬胳膊、抱大腿等，也都是应当禁止的手姿。

（3）不礼貌的手势。掌心向下挥动手臂，勾动示指或用拇指外的其他四指招呼别人；用手指指点他人，都是失敬于人的手姿。

（三）人体体触

人体接触抚摸（体触）是非语言沟通的特殊形式，包括抚摸、握手、依偎、搀扶、拥抱等，体触所传递的信息，往往是其他沟通形式所不能取代的。

1. 体触的功能

（1）体触有利于密切人际关系。科学家帕斯曼等人通过严格的实验研究发现，人不仅对舒适的体触感到愉快，而且会对体触对象产生情感依恋。我们仔细观察一下孩子就会发现，孩子与谁的身体接触最多，对谁的情感依恋就最强烈。在人际沟通过程中，双方在身体上相互接受的程度，是情感上相互接纳水平最有力的证明。人类学家发现，如果一种文化背景允许人们在日常生活中与别人有较多的身体接触，则成长于这种文化背景的人，在人际沟通中更容易建立对别人的安全感与信任感，他们的性格较开朗、轻松，与别人相处也较为真诚和坦率。

（2）体触有利于个体生长发育。科学研究表明，体触在人类的成长中起到了重要作用。母亲与婴儿的体触不仅建立在接受食物上，相互接触产生的舒适感对婴儿的正常发育更具重要意义。心理学家还发现，常在亲人怀抱中的婴幼儿，能意识到同亲人紧密相连的安全感，因而啼哭少、睡眠好、体重增加快、抵抗力较强，学步、说话、智力发育也明显提前；相反，如果缺少或剥夺这种皮肤感觉上的"温饱"，让孩子长期处于"皮肤饥饿"状态，则会引起孩子食欲减退、智力迟缓以及行为异常，如咬手指、啃玩具、哭闹不安，甚至将头和身体乱碰乱撞。就是较大的孩子也很喜欢把自己的身体依偎着亲人，喜欢亲人抚摸他们的手和头。因此可以说，早期的和不断的触觉感受对儿童的智力发展及人格成长有一定的影响。

2. 体触的种类

（1）友谊性体触。两位好朋友一同逛商店，相互挽着胳膊或相互拉着手；两位恋人，当关系发展到一定程度时手拉手、亲吻；甚至夫妻之间的亲密接触都属于该类。

（2）职业性体触。被触者往往在某种特殊的情况下发生。医护人员在为患者体检时的体触，属于医源性人体接触，是职业需要。

（3）礼仪性体触。沟通双方相互见面时一种合乎礼仪的举动，表示亲近、关系密切。如多年未见的好友不期而遇，两手紧紧相握，激动与兴奋溢于言表；两国元首之间会见时相互拥抱以示友好。

3. 体触在护理工作中的应用　在护患交往中，体触是一种有效的沟通方式，也是评估和诊断健康问题的重要手段。

（1）健康评估。护士在对患者进行健康评估时，经常采用体触的方式。如护士通过护理体检为其测脉搏、血压，胸腹部听诊、触诊、叩诊等，以职业性体触获得第一手健康资料，为护理诊断提供依据。

（2）心理支持。体触是一种无声的安慰和重要的心理支持方式，可以传递关心、理解、体贴、安慰等。当患者（或产妇）剧痛时，护理人员紧握患者的手，并不时为患者擦汗，抚摸患者的头发，表示"我知道你的痛苦，我在关心你"的心声，使患者（或产妇）产生安全感；当患者焦虑害怕时（如手术台上），护理人员握握患者的手，表示"我在你身边，我在帮助你"，可使患者减少恐惧，稳定情绪。

（3）辅助疗法。根据有关研究发现，体触可以激发人体免疫系统，使人的精神兴奋，减轻因焦虑、紧张而加重的疼痛，有时还能缓解心动过速、心律不齐等症状，具有一定的保健和辅助治疗作用。因此，一些国家已开始将抚触疗法作为辅助治疗手段。

4. 护士的体触行为　因为不同的人对体触有不同的反应，并且有时体触者（如护士）与接受体触者（如患者）对体触的理解并不一致。实践中，要考虑性别、年龄、社会文化背景、双方的关系、当时的情况及体触的形式等多种影响因素。

（1）把握适宜时机。如一位母亲刚被告知其儿子在车祸中受重伤正在抢救，此时，护士紧紧握住她的双手，或将手放在其手臂上，可收到镇定、安慰的作用。如果患者正在为某事恼火甚至发怒，此时去触碰他（她），便会引起反感甚至恼怒。只有采取与环境场合相一致的体触，才有可能得到积极的效果。

（2）区分不同对象。从中国的传统习惯来看，女性与女性之间的触摸比较容易取得好感。因此，女护士与女患者之间沟通时伴随轻轻抚摸可以表示关切和亲密，效果较好。对于异性患者的体触则应持谨慎态度，年龄相仿时尤应慎重。抚摸幼小患儿的头、面部，可以起到消除紧张的效果，如果抚摸年龄较大的患儿头面部，则会引起反感。

（3）选择合理方式。一般的社交场合，双方关系很浅，可以礼节性地握一下手；如果双方关系较亲密，可轻轻拍一下对方的手背或肩膀；如关系更深一层，可将手在对方的身体上稍做停留。握手时的松紧程度也可表示双方关系的亲密程度，如双手紧握，甚至拥抱，其亲密程度很深，往往表示强烈的情感。

总之，护士在运用体触的问题上应保持谨慎态度，在选择体触形式时，应避免选择那些比对方所期望的更具亲密性的形式，即沟通双方对体触形式所显示的信息应保持一致，否则便会带来负面效应。一旦发现体触效果不佳或有误解时，应立即调整，并结合语言交流来弥补或纠正。

（四）空间距离

每个生命都如同一个独立王国——有自己的领土领空。生物学上称"生物安全圈"，倘若异物侵入，就会感到警觉不安。例如许多动物都用"尿迹"留下气味来标明自己的领地，不允许同类或其他动物侵入，一旦领地被侵犯，就会发生争斗。又如凶猛的毒蛇一般只有在人靠近它、进入它的安全圈时，才奋起自卫，扑向此人。

近年来，人类学家的研究结果表明，人类和动物一样，也需要保持自己的领域。我们每个人都生活在一个无形的空间范围内，这个空间范围就是我们感到必须与他人保持的间隔范围。它不是人们的共事空间，而是人们心理上所需的最小空间，随身体移动而移动，它向一个人提供了自由感、安全感和控制感。这种个人需要的空间范围就称为"个人空间"。在人际沟通中，当无权进入个人空间的人进入这个范围时，我们会感到不安，甚至引起恼怒，因为这样做破坏了人们心理内环境的稳态。有时在拥挤的公共汽车、地铁或电梯上，人们挤在一起，外人处在我们的个人空间，此时，我们通过不说话、不与他人目光接触、脸上无表情以及避免不必要的身体动作来应付这种情况。用这种方式，我们即使不能在身体上也要在心理上保护自己的"安全圈"。

1. 人际距离的划分　由于距离因素与沟通关系密切，因此，在沟通交流时要注意运用合适的距离。美国心理学家爱德华·霍尔在其经典著作《无声的语言》和《隐蔽的一面》这两本有关非语言沟通的经典著作中，为空间和距离的研究创造了"空间关系"这个术语。通过他的观察和访谈，霍尔将人际沟通中的距离划分为以下 4 个层次。

（1）亲密距离。交流双方距离小于 50 cm。一般只有感情非常亲密的双方才会进入这个距离。在此距离谈话常是低声的，或者是耳语，话题往往非常私人性，而且也包括身体接触。因此，这是一种知心密友、父母与子女之间或夫妻、情人之间关系的距离。

（2）个人距离。交流双方距离 50 cm ~ 1.2 m。适用于亲朋好友之间的交谈，也是我们在进行非正式的个人交谈时最经常保持的距离。这个距离足以看清对方的反应，又不易造成"个人空间的侵犯"。因此，个人距离是护患交流的理想距离。

（3）社会距离。交流双方距离 1.3 ~ 4 m。当交流双方不很熟悉时，这是最有可能保持的一种距离，也是正式社交或公务活动中常用的距离。说话的音量中等或略大，以使对方听清楚为宜。

（4）公众距离。交流双方距离大于 4 m。这是人们在较大的公共场合所保持的距离，常出现在做报告、发表学术演讲等场合。此时，一人面对多人讲话，声音洪亮，非语言行为如手势、姿态也比较夸张。距离的加大使人们已不能用正常的说话语调来进行个人性质的谈话，同时也使视觉的精确性下降，因此这个距离不适合进行个人交谈沟通。

2. 人际空间范围　每个人的空间范围到底有多大呢？对于这个问题，没有一个固定答案，取决于不同的民族和文化传统，以及不同的场合。

一般来说，东方人喜欢与人交流，喜欢群居，人际交往距离相对较近；而西方人，个人隐私感较强，好独居，人际交往距离相对较远。

在性别上，男性需要的"安全圈"范围要大一些，特别是同性之间更是如此；女人的"戒心"似乎小一些，大街上她们更喜欢拉手搭肩。若干男人处于一间小房子里，他们会感到焦虑不安，情绪易于冲动；而同等数目的女性，处在同样的屋子里，却反而使她们更加亲密融洽。

从心理学的角度来讲,一个人对空间的需求欲望是有限的,当一个人的个人空间大于其所需要的范围时,就会感到凄凉、孤独和寂寞;而当空间小于其所需要的范围时,或者当其空间范围受到侵犯时,就会产生焦虑和失控感。

3. 人际空间对护理工作的指导作用　在护理工作实践中,我们同样要注意个人空间范围的问题。当患者进入医院后,不得不改变原有的生活空间,医护人员可随意进入患者房间,走近他们的身边,检查和治疗护理操作进一步缩小了患者私人性的空间范围,特别是在有许多病床的大病房里,患者很少有属于自己的个人空间。这一切都使患者对医院生活感到厌倦。

作为医护人员,虽不能消除区域产生的这些问题,但可以采取一些方法帮助患者建立客观条件允许的新的个人空间,并协助减轻由于个人空间被侵犯所造成的焦虑。

(1)病室空间的相对保证。在医疗用房设计中,应考虑到患者的空间需要。例如,大病房内床位与床位之间留有一定的间隔,尽可能让患者有自己的活动空间;医院建造时多考虑设计小病房,减少同病室内患者之间的相互干扰;避免走廊上加床或在病房内加床;在病室内进行某些需暴露患者身体隐私部位的护理操作(如导尿、灌肠)时,用布帘或屏风遮挡,使患者对不得已而侵犯其私人活动所产生的不适感降到最低限度。

(2)人际距离的正确规范。某些护理操作必须进入亲密距离方能进行,如护理查体、口腔护理、皮肤护理等。此时应向患者解释或说明,使患者有思想准备并予配合,避免患者产生紧张不安或不适感。在医疗护理中,护患交流、收集资料、采集病史或向患者解释某项操作时,应采用个人距离方式,以表示我们对患者的关切、爱护,也便于患者能听清楚我们的嘱咐,同时也使护患双方都感到自然舒适。应避免站在病室门口高声询问患者或交代事情的不礼貌行为的发生。在查房中站着与患者对话,或与其他医护人员一起讨论病案、交接班时,常用社会距离。

第三节　良言一句三冬暖——护士的语言沟通

中国的传统文化,推崇"敏于思而讷于言"。"讷"——语言迟钝,不善言辞也,因为它隐含着忠厚务实而被视为优点。随着现代社会人际交往活动的日益增多,语言能力这一被誉为与计算机同等重要的"现代战略武器",其传导沟通、交际协调功能愈益显著。时至今日,不善言谈,拙于表达还能算优点吗?

能干会说,技能口才兼备,正如鸟之双翼,车之两轮,面对千差万别的护理对象,这已成为现代护理人才必须具备的两大基本能力。语言是沟通护患之间情感与信息的桥梁,它融入了护士对患者的爱心,渗透着护士对患者的关怀、同情、真诚。充满爱的语言给患者带去的是温暖,是信心,是勇气。

一、从半句嫌多到千杯还少——语言交谈沟通的层次

虽说每个人都在和周围的人进行交谈,但交谈的层次却不尽相同。"话不投机半句多"指的是交谈双方无话可谈的冷漠景致,而"酒逢知己千杯少"显然是说遇到知音时那种无话不谈的热切场景。

根据相互间关系及信任程度,交谈有下列不同的层次。

（一）一般性交谈

一般性交谈多适合在彼此关系较生疏时作为开口语使用，有助于打开局面和建立人际关系。如"你好，忙啊"，中国人常说"你吃饭了吗""有空来家坐坐"等，在这个层次的交谈不需要周密的思考，无须担心说错话，因为它一般都是社交应酬式、寒暄式交谈，话题表浅。护患之间的初次沟通开始阶段或平时见面时的打招呼就属于这个层次。

（二）陈述事实

这是一种只罗列客观事实的谈话方式，不加入个人意见观点和感情，对陈述的事实本身不做任何评价，也不涉及人与人的关系。人际交往中，在交谈双方无信任感时，一般停留在只陈述事实、不发表意见的层次。护理工作中，护士交班报告及患者的主诉就属此层次。如"昨天5床在手术中发生意外""今天我仍然感到腹胀"等。这种沟通方式对护理人员了解病情是非常重要的，应注意倾听，以便获得一些重要的信息。

（三）交流看法

当交谈双方有了一定信任感的基础时，往往会将自己的想法和判断说出来，并希望得到对方的认可、同情或与对方分享，引起共鸣。此时，已进入比陈述事实高一层次的交谈。在此阶段，患者可能会向护理人员提出某种要求和意见，如"我入院已经7天了，尿糖还是那么高，会不会是医生开的药有问题？""是不是因为张医生技术不高才导致那个患者在手术过程中发生意外？"作为护理人员要充分让对方说出自己的看法，不能流露出反对的情绪，更不可指责或嘲笑，否则对方将会隐瞒自己的真实看法，不利于互相了解。

（四）分享感觉

这是交流过程中的最高层次。要进入这个层次的交流，只有在相互信任、彼此无戒心、有了安全感的基础上才能进行。这时双方认为与对方交流对自己有好处，告诉对方自己内心深处的想法不会有害处，因此很愿意告诉对方自己的信念以及对过去或现在一些事情的反应，彼此分享感觉，这种分享有利于身心健康。因此护士应热情接待患者，善于理解患者，使患者产生信任感和亲切感，愿意把心里话讲出来。在第四层次沟通时，双方偶尔自然而然地还会出现沟通高峰，即不用对方说话就知道其体验和感受。这种感觉虽短暂，但它带来的沟通效果却不容忽视。

可以看出，沟通层次的深入主要取决于沟通双方彼此的信任程度，而沟通层次的选择取决于沟通的预期目的。在护际交往中，沟通的各种层次都可出现，在与患者沟通的过程中，应让对方自如地选择他（她）所希望采取的交流方式，不要强求进入更高层次的沟通。护理人员要经常评估自己与患者或周围人的沟通层次，是否与所有人都只能进行一般性交谈？有无因自己的语言行为不妥而导致患者不愿意与自己进行高层次交流的现象发生？

二、言之有理，言之有礼——护士应具备的语言修养

有着文明古国之称的中华民族，不仅有四大发明、万里长城、唐诗宋词，而且有着丰富的语言宝库。历史上，晏子使楚，口才不凡；苏秦雄辩，挂六国相印；范雎说秦王；触龙说赵太后；蔺相如"完璧归赵"；诸葛亮舌战群儒，联吴抗曹……这其中，哪一个不是言之有理，言之有礼？

护理服务离不开语言，人们往往通过护士的语言修养水平，评价护士并决定对其信赖的程度。因此，护士的语言修养甚为重要。

（一）语言的情感性

情感是有声语言表达的核心支柱。在有声语言表达中，声音靠气息的支撑，情感是气息

的动力,气随情动,不具有情感性的语言不具备感染力和鼓动力。刘勰在《文心雕龙》中指出,"意授于思,言授予意,密则无际,疏则千里"。意思是说,情意由思考而来,而话语又出于情意,语言与情意结合得紧密,就会说得天衣无缝没有纰漏,反之就会谬以千里。这段话提示了语言修养的关键,"言为心声",语言出于情感是很有道理的。护士的语言不仅是专业信息的传递,更是职业情感的流露。交谈技巧与沟通的关系向来是密不可分的。只有在语言修养和技巧中注入对患者的情感,才能有效地发挥交谈技巧的作用。要保持语言的亲切平和,就要注意自身的情绪调控,不可把个人生活或家庭中的不快心境带到工作情境中来,向患者迁怒或发泄。

（二）语言的治疗性

古希腊名医希波克拉底曾说过"医生有两种东西能用于治病,一是药,二是语言"。由此可见语言的治疗性。护士语言的治疗性体现在能使患者得到心理上的慰藉,能使患者保持轻松愉快的心境,对患者的健康恢复起到积极作用。当然,我们也应认识到,护士不恰当的语言会对患者造成不良的刺激,以致引起患者的不愉快、不满甚至愤怒、恐惧、忧郁,这些负性情绪对健康的恢复会产生消极影响,甚至会导致病情加重。由此可见,护士的语言既可治病,又可致病。因此,护士在与患者交谈时,应认识到语言具有的暗示和治疗功能,想方设法提高语言的治疗作用。

（三）语言的原则性

护士与患者谈话的内容与方式,既要根据不同对象、不同情境,有一定的灵活性,又要严格把握相对的原则性。包括平等待人、尊重患者、不非议他人的原则;讲真话、守诺言、对人诚信的原则;既要使患者感到温暖,又要保持一定严肃性的原则等。遵守这些原则对于加强护患之间沟通,促进有效的相互合作是必要的。然而,在护士与患者的交往中,不是什么都可以原原本本地讲给患者听的,有时为了暂时稳定患者心理,护士的语言须注意一定的保密性。因此,语言的原则性又存在着相对性。

（四）语言的礼貌性

礼貌用语是尊重他人的具体表现,是护患关系的敲门砖。多用礼貌用语,不仅有利于双方气氛融洽,而且有益于沟通。护士在工作中要注意做到:①"您好"不离口,见到交往对象均可用"您好"来问候。②"请"字放前头,凡需患者做的,均在祈使句前加"请"字,如"请让开一下""请把袖子卷起来""请稍等"。③"谢谢"跟后头,对于他人所给予的帮助和支持,无论是大是小,都要说声"谢谢"。不过,千万注意:对于西方国家的患者,为一件事道谢,只谢一次就足矣,绝不能为同一件事不断道谢;在中国,为一件事道谢,可以谢了又谢,以表明谢意之真诚。④"对不起"时时有,无论何时何地何事打扰别人,都必须说声"对不起",如在与患者交谈时中途要去接电话,离开时要说"对不起"。

 【相关链接】

护士的"七声"

患者初到有迎声,进行治疗有称呼声,操作失误有歉声,患者合作有谢声,遇到患者有询问声,接电话时有问候声,患者出院有送声。

（五）语言的审慎性

语言的魅力无可阻挡。就个人来说,语言可以系之于荣辱,或因一言受人敬重,或因一言身遭凌辱;就国家来说,一言可兴邦,一言也可乱邦。因此在人际沟通中要做到不该说的少说或不说;该说的要慎说;丧气的话要少说;伤人的话别乱说;背后的话不能说;玩笑的话慎重说;允诺的话不轻说,以防好心说错话、办坏事。

一个人患病后除了心理变得脆弱,还会对周围的人和事表现出特别的敏感、多疑。为了尊重和保护患者的权利,避免给患者带来精神压力,护士应注意选择说话的场合、时机,把握言谈的委婉、含蓄程度,区分谈话内容,以便充分显示护理工作的周密性与谨慎性,保证患者的健康和生命安全。

（六）语言的知识性

护士的语言应以丰富的学识为根基,只有专业知识丰富,才能言辞意达。患者生病后非常需要护士用专业知识给予健康指导和解释说明,如只给一些空洞的安慰和劝说,将是苍白无力的。因此护士要勤于思索,刻苦学习专业理论,避免在交谈时言之无物。陆机在《文赋》中所说的:"思风发于胸臆,言泉流于唇齿",就是这个意思。

（七）语言的规范性

护士语言的规范性是指护士在为患者提供指导和咨询时,不宜随心所欲、信口开河,而应按严谨规范的护理语言,使者在接受信息时能够准确理解和掌握。

1. 内容准确通俗　只有当接收的信息与发出的信息相同时,沟通才是有效的。因此,护上在与患者交谈时,应选用患者易懂的语言和文字,尽量口语化,少用或不用医学术语和医院常用的省略语,否则易引起护患之间的隔阂,降低其对护士的信任,甚至产生矛盾。如:

护士:"你有无尿路刺激症状?"

患者:"什么叫尿路刺激症状?"

护士:"就是尿频、尿急、尿痛嘛!"

患者:"什么叫尿频?"

护士:"就是小便次数多嘛!"

患者:"一天小便多少次算次数多?"（仍然不解）

2. 表达清晰规范　护士应根据服务对象的语种选择语言,要尽可能掌握当地方言,以减少交流中的困难。护士的语音要清晰,语法要规范,不能任意省略颠倒。如患者液体快输完了,巡视病房的护士喊:"小张快来,15床快完了!"让他人虚惊一场。作为护士,还要特别注意语法的系统性和逻辑性,不论是向患者或家属交代事情,还是报告工作,反映病情,都应该把一件事的开始、经过、变化、结局说明白,不能颠三倒四,东扯葫芦西扯瓢。

3. 语调语速适宜　要做到正确传递信息,准确把握语调和语速是关键。我们说话内容的表达在一定程度上借助于说话的方式,即控制语调的强弱、轻重、高低,语速的快、慢。这些语言中的声和调统称为"副语言"。说话者的副语言可以神奇般地影响信息的含义。同一句话,采用不同的副语言,就可以有不同的含义。如"你好"采用不同的副语言,可以是一种真诚的问候,也可以是挖苦或讽刺。由此可见,即使是一个简单问题的陈述,凭借语调、语速可以表达热情、关心和愤怒等复杂的情感。

三、反读"巧舌如簧"——护士的语言沟通技巧

"巧舌如簧"意喻舌头灵巧得像乐器里簧片一样,形容嘴巧,能说会道。很遗憾,它是一

个贬义词,因为它的"巧"是投机取巧的"巧",花言巧语的"巧"。今天,我们要将这个"巧"字变成语言技巧的"巧",心灵嘴巧的"巧",使之服务于护理工作。

交谈作为护士为患者服务以及与同行沟通的一种重要手段和基本功,其成功的条件,除了护患之间或同行之间良好的关系之外,还取决于恰当地运用各种交谈技巧。

(一)准备

无论是评估性交谈还是治疗性交谈,都是一种有目的的交谈。为了使交谈达到目的,护士在交谈前应做充分的准备。具体内容有:

1. 护士的准备 护士在交谈前须考虑以下几方面的问题。① 熟悉资料:通过阅读病历或询问其他医务人员,了解和掌握患者的有关情况。② 选择时间:根据病情、入院时间、拟谈时间、护士工作安排等,选择护患双方均感方便的时间进行。③ 明确目的:即为什么要进行交谈,要完成的任务是什么,再根据交谈的性质和目的制订交谈计划,必要时列出交谈提纲,使护患双方的交谈都能集中在主要问题上。

2. 患者的准备 确认患者的身体状况,如有无不适,是否口渴,是否需要上厕所等。

3. 环境的准备 当进行较为正式的评估性交谈或治疗性交谈时,首先要保证环境安静,减少环境中容易造成患者注意力分散的因素,如关掉收音机或电视机;其次要为患者提供环境上的"隐秘性",如关上门或挡好床旁屏风,可能的话,最好要求其他的人离开交谈的地方;再者,交谈期间应避免进行治疗和护理活动,同时也要谢绝会客。

(二)开场技巧

开场技巧运用如何直接关系到患者对护士的第一印象好坏,而患者对护士的第一印象将深深地影响护患关系及护患交谈的结果。

1. 开场语的内容 首先,护士应有礼貌地称呼对方,介绍自己。此外,应向患者说明本次交谈的目的和大致需要的时间,告诉患者交谈中收集资料的目的是制订护理计划。

2. 开场的方式 要想很自然地开始交谈,可根据不同情况采取下列方式。

(1) 问候式。例如,"您今天感觉怎样?""昨晚睡得好吗?"

(2) 关心式。例如,"这两天来冷空气了,添点衣服,别着凉了。""您想起床活动吗? 等会儿我扶您走走。"

(3) 夸赞式。例如,"你今天气色真不错。""你看上去比前两天好多了。"对儿童可多用夸赞式。

(4) 言他式。例如,"这束花真漂亮,是你爱人刚送来的吧?""你在看什么书?"

这些开场白的技巧,既可以使患者感受到护士的关心爱护,又可使患者自然放松,消除紧张戒备的心理,以便能自然地转入主题。相反,如护士一见面就说:"你看上去没什么病似的,怎么来医院? 说说,你哪儿不好?"这样的开场白可能给患者以不良刺激。

(三)提问技巧

善于提问是护士的基本功。提问的有效性将决定收集资料的可靠性及全面性。

1. 提问方式

(1) 封闭式提问(有方向的提问)。这是一种将患者的应答限制在特定范围之内的提问,患者回答问题的选择性很小,甚至有时只要求回答"是"或"不是"。例如,"你今天头痛吗?""你咳嗽吗? 痰中带血吗?""您的家庭成员中有冠心病吗?"

这种提问方式的优点是患者能直接坦率地做出回答,使医护人员能够在短时间内获得大量信息,如患者的年龄、职业、文化程度、婚姻状况、过去是否住院或做手术等,时间效率高。缺点是在使用这种提问方式时,回答问题比较死板机械;患者处于被动地位,不能充分解释自己的想法和情感,缺乏自主性;医护人员也难以得到提问范围以外的其他信息。

（2）开放式提问（没有方向的提问）。提问的问题范围较广,不限制患者的回答,可引导其开阔思路,鼓励其说出自己的意见、想法和感觉。例如,"您对手术有什么想法?""您这几天的感觉怎样?""您有什么事需要我们帮助吗?"

开放式提问的优点是没有暗示性,有利于患者开启心扉,发泄和表达被抑制的情感,谈出更真实的情况;患者自己选择讲话的方式及内容,有较多的自主权,医护人员可获得较多有关患者的信息。缺点是需要较长的交谈时间。

护患双方互通信息的交谈,特别是收集患者资料,如采集病史和获取其他诊断信息等,常交替使用两种提问方式。

2. 提问引导时应注意的问题

（1）避免提连续性的问题。每次提问一般仅限于一个问题,待回答后再提第二个问题。如果一次提好几个问题,会使患者感到困惑,不知该回答哪个问题好,甚至感到紧张有压力,不利于交谈的展开。

（2）避免提双重性问题。例如,"你是想吃面条,还是想吃蛋糕?"也许患者两者都不想吃,只想喝白粥。

（3）避免提"为什么"之类的问题。例如,"你肝不好,为什么要喝酒?"这类问题将迫使患者对自己的行为及生活状态做出解释,而许多人对自己的行为很难解释。而且这类问题往往隐含责备之意,容易使患者反感或紧张。

（四）倾听技巧

倾听是指全神贯注地接收和感受对方在交谈时发出的全部信息（包括语言的和非语言的）,并做出全面的理解。也就是说,倾听除了听取对方讲话的声音并理解其内容外,还须注意其声调、表情、体态等非语言行为所传递的信息,通过听其言、观其行而获得全面信息。因此,倾听是护士对患者所发出的信息进行接收、感受和理解的过程。

我们不仅要训练自己"会说",还要训练自己"会听",这在护理工作中尤为重要。当护士全神贯注地倾听对方的诉说时,实际上就向对方传递了这样的信息:我很关注你所讲的内容,请你畅所欲言吧! 对方便会继续说下去。在护理范围内,护士需要掌握一些特殊的倾听技巧。

1. 参与 参与是指倾听者全身心地投入,来显示对对方的关爱,并使对方能够畅所欲言。其表达方式如下:① 面向患者,与对方保持合适距离,保持放松、舒适的体姿,并将身体稍向对方倾斜。② 全神贯注。交谈中与对方保持目光接触,避免注意力分散的举动,如东张西望、看手表、翻书、坐立不安、与其他人搭话等。③ 适时反馈。如微微点头,轻声应答"嗯""哦""是""知道了",以表示自己正在听。④ 不随意打断对方的诉说。⑤ 不急于做判断,例如,"你病情加重了,肯定是昨晚没服药!"⑥ 注意患者的非语言行为,仔细体会"弦外音",以了解对方的主要意图和真实想法。

2. 核实 核实有两方面的作用。其一是证实功能,即护士在倾听过程中核对自己的理解是否准确;其二是反馈功能,在仔细聆听并观察患者非语言行为的基础上,了解患者对护士表达的语意是否已正确理解,对护士的述说是否感兴趣等。例如,患者常会使用这样一些词表达他们的感受:经常、多数、有时等,这些模棱两可的词义,会给医疗和护理诊断带来疑惑,此时便可通过核实的方法对对方陈述中的模糊语言提出疑问,以求取得更具体、更明确的信息,同时,核对自己感觉与判断是否属实。常采用的说法如"请再说一遍""我还不太明白,请您具体告诉我……"

核实本身能体现一种负责精神,所以应保持客观,不应加入任何主观意见和感情。

3. 反映　反映是把客观事物的实质表现出来,是一种帮助患者领悟自己真实情感的交谈技巧,也称释义。护士通过专注而深情的倾听,领会对方的真情实意,即可通过反映(释义)把对方的言外之意摆到桌面上来,以帮助患者正面地确定自己的情感,从而能顺利地继续交谈。因此,反映是护理人员向患者表达共鸣的极好方式。反映同样要注意不能改变和曲解患者的原意。

(五)阐释技巧

阐释是叙述并解释的意思。与人们日常沟通中所认识的一般性陈述、解释相比,护患沟通中所涉及的阐释,更倾向于帮助患者认识问题,为患者提供新的思维方法,以使其重新认识问题,从困惑中走出来。

1. 阐释在护理工作中的运用　护患沟通中的阐释常用于以下情况:① 解答患者的各种疑问,消除不必要的顾虑和误解。② 护士在进行护理操作时,向患者阐述并解释该项护理的目的、注意事项等。③ 护士以患者的陈述为依据,提出一些看法和解释,以帮助患者更好地面对和处理所遇问题。④ 针对患者存在的问题提出建议和指导。护士的这些建议和指导,对患者来说是可以选择的。

2. 护理工作中阐释的要求　护士在运用阐释技巧时,要注意做到以下几点。

(1)科学性。护理是一门科学性极强的学科,护士应用自己的医学知识,科学地向患者进行有关健康问题的解释。

(2)准确性。护理语言作为一种职业语言,有着很强的权威性,患者对于医生护士所说的每句话,都会反复地琢磨,因此护士在向患者阐释有关问题时必须准确无误,经得起推敲。

(3)通俗性。要尽量使自己的语言水平与对方的语言水平保持接近,避免使用难以理解的词语。要做到语言浅显易懂,同时辅以形象、生动的比喻或借喻予以说明,尽量少用或不用生僻的专业术语,而用"老百姓的术语"沟通,这样才能做到有效性沟通。

(4)委婉性。在阐释观点和看法时,用委婉的语气向对方表明你的观点和想法并非绝对正确,对方可以选择接受或拒绝。例如可用下列语言以求对方的反应:"我这样说对吗?我的看法是……不知对不对?"等。对于那些感情脆弱的癌症或终末期患者,如果直言相告,可能会引起患者强烈的心理震荡甚至心理崩溃。在这种情况下,护士需要使用"善意欺骗"的保护性语言进行阐释,避重就轻、言语含蓄,这是减轻患者心理负担,保护患者心理健康的需要。

(5)针对性。在阐释时,要根据患者的不同情况确定具体的阐释内容。整个阐释要使对方感受到关切、诚恳、尊重,目的在于明确自己的问题,并知道该怎么做才有利于问题的解决。

(6)互动性。要尽力寻求对方谈话的基本信息,包括语言的和非语言的,努力理解患者所说的信息内容和情感。要注意给患者提供接受和拒绝的机会,即让患者做出反应。

（六）沉默技巧

1. 沉默的意义　在交谈的过程中,沉默本身也是一种信息交流,是超越语言力量的一种沟通方式,即所谓的"此时无声胜有声"。因此,恰到好处地运用沉默可以促进沟通。

患者因受到打击而哭泣的时候,护士保持暂时的沉默是很重要的。你无须问为什么,无须一定要走进患者独据的世界,探究其中的缘故。你或许只要握住他(她)的手,用你无言的相扶告诉患者他(她)并不孤独,用片刻的宁静淡然安定患者起伏的心绪,任其思绪纷飞,慢慢自理。如果护士过早地打破沉默气氛,可能会影响患者内心强烈情绪的表达,使得他们压抑自己的情感,而以不健康的方式将其宣泄出来。

2. 沉默的作用　许多护士在沉默时可能感到不自在,但作为帮助者的护士,必须学会使用沉默的技巧,适应沉默的气氛,不要以为在所有的时间里都必须说话。在护患交谈过程中,选择适当的时机使用沉默技巧可以起到如下作用:① 给患者时间考虑其想法和回顾其所需要的信息或资料;② 给护士一定的时间去组织进一步的提问及记录资料;③ 使患者感到护士是在真正用心地听其讲述;④ 有助于患者宣泄自己的情感,使患者感到护士能理解其情感,尊重其愿望。

【课堂活动】

护患沟通练习——评选"沟通之星"

让学生 2～3 人一组,分别扮演护士和患者。

由"患者"倾诉一大篇患病感受和护理请求,"护士"在交谈中练习"开场技巧""倾听技巧""提问技巧""阐释技巧",并将语言修养体现其中。

由"患者"给"护士"评分,选出"沟通之星"在全班演示。

（七）安慰技巧

安慰,是护士在患者情绪低落、悲观失望、缺乏自信心时对其实施心理疏导的方法,在临床护理工作中,护士根据患者不同的心理状态,不失时机地与患者进行沟通,用适度的激励、安抚语言对患者进行安慰,可以帮助患者树立战胜疾病的信心,化解不良情绪,促进患者的康复。安慰可分为两大类:一类是礼节性安慰,另一类是实质性安慰。前者带有较重的感情色彩,后者则有较多的实际内容。

1. 礼节性安慰　礼节性安慰广泛用于人际交往之间,一般都较为客套和浅表。比如当他人遇到灾祸时,用"节哀顺变"进行安慰;当他人在后悔懊恼时,可用"吃一堑,长一智""花钱买教训吧"进行安慰;当他人遇到挫折时,可用"胜败乃兵家常事""失败乃成功之母""天无绝人之路"来安慰;当他人面对丢失时,可用"破财消灾""塞翁失马,焉知非福"来安慰;面对患者,可用"您安心养病,我们会好好照顾您的"来安慰。这类礼节性的安慰,虽是寥寥数语,但能给对方以宽慰,缓解对方的负性心理。

2. 实质性安慰　实质性安慰是把注重感情的安慰上升到理性的高度,它不仅是一般的同情和道义上的善意,而且是事实上的指点和理论上的启迪,具有较高的实用价值和实践意义。这种安慰在临床护理中经常采用。具体的技巧有:

（1）对比法。患者的信心在治疗过程中起重要作用,根据患者不同的具体情况,将其与其他患者进行比较。对比时要注意与治疗效果较好的患者比,如"某某比你的病情严重多了,现在都好转了,你的病也很有希望的""你比他们年轻、抵抗力强,病也轻一些,治疗效果也应该不会差。"通过这样的对比,让患者树立起战胜疾病的信心。

(2)激励法。在安慰时要激发患者的抗病意志和信念,鼓励患者:① 相信医生,如介绍本科室医生的水平;② 相信治疗方案,如"这种药效果很好,许多患者服后都有好转,你也不妨试试",启发患者正视现实,认识对自己有利的一面。

(3)松弛法。有些患者由于各种原因导致情绪十分紧张,可用松弛法进行安慰。如对手术前紧张的患者:"您的手术我们做了周密安排,手术时医生护士麻醉师好几个人围着你转,主任也一定会到场的,像这样的手术我们科做过很多例了,都挺成功的;麻醉的效果也不错,我还没听哪个患者说术中疼痛呢。"

(4)解惑法。有的患者因充满疑虑而产生恐惧,可用解惑法安慰患者,取得信任。如慢性病患者说:"住了这么多天,怎么还不好?"护士:"你的病不算严重";"俗话说'病来如山倒,病去如抽丝',你的病要慢慢调养,太着急了容易伤身体"等。

(5)转移法。对于那些只把注意力集中在病症上而引发不良情绪的患者,可采取转移法分散其注意力,如让其家人来看望他(她),说一些他(她)关心和感兴趣的事情,放松其情绪。

护士要注意,安慰要有针对性。患者的情绪不稳有多方面的因素,有的可能是病痛的折磨,有的可能是丧失信心,有的因亲属照顾不周,有的因护理工作不到位等。临床实践告诉我们,有的放矢的安慰,才能使安慰取得较好效果。护士在对患者进行安慰时,首先必须摸清患者的痛苦、忧愁、烦恼、焦虑的原委,再根据不同的"心病"投以不同的"心药"。只有这样才能达到安慰的目的。

(八)应答技巧

在护理实践中,患者的一些提问常让护士"头痛",不知该如何回答,如"护士,我的病严重吗?""怎么用这么贵的药?""这药有没有副作用呀?""我这病多长时间能治好呀?"等。由于不知如何应答,又担心回答不妥导致医患纠纷,许多护士常以"不知道"或"问医生去"来应对患者的提问。护士应根据患者的不同问题采用不同的应答技巧。

1. 健康知识类问题 如"护士,我的病要注意什么?""用了这个药,会有什么反应啊?""这个药是干什么用的?""我这病能吃什么,不能吃什么?"等。对于这类问题,可用直接回答法,即运用阐释技巧给患者以说明解释。在回答时要注意科学性、通俗性。

2. 病情、诊断、预后类问题 如"护士,我这个病严重吗?""我这病多长时间能治好?""我这手术需要多少钱?"等。对于这类问题,护士不能用直接回答法应答,如"你的病不严重/不要紧/没问题""你的病住半个月就行了""你的手术×万元就够了",这种不留余地的回答容易导致医患纠纷。此时,护士应用"模糊回答法"进行应对。"模糊"回答,并不是指护士讲话含混其词,而是在符合特定要求前提下的一种高级表达技巧。其特点是在内涵上虽有一定的指向性,但在外延上没有明确的界限,语义较为宽泛、含蓄。例如,"你的病……可能性较大;不排除……"等。当患者向护士咨询手术危险性的大小时,护士绝不能用准确的百分比来说明,而是告诉患者:"手术无论大小都是有风险的,但我们做这种手术已经很多例,经验比较丰富,对术中的危险性也有预估和相应对策。"护士在回答这类问题时要注意与医生保持一致,留有充分余地,不能给患者以"决定性的承诺"。

3. 质疑、不满的问题　如"护士,怎么用这么贵的药?""你们是不是用错药了?为什么治了这么久还不见好呀?""怎么几天了,连什么病都查不出来?"等。当患者对医疗护理服务质量或价格提出疑义的时候,护士应使用共情分析法进行应对。先表示理解或者认同对方的观点,而不是与之对立,然后帮助患者分析导致问题的原因。例如,"是啊,如果换上我,也会觉得药费挺贵的,因为我们的收入都不高"或"我也希望尽快能查出疾病的原因",然后再说明为何费用比较高,为何住院几天仍未确诊的原因。这样才能及时缓解患者的不满情绪。

4. 护士也不知道答案的问题　在工作中,护士难免会遇到患者提的问题自己也不清楚的情况。孔子曰:"知之为知之,不知为不知,是知也。"知道就是知道,不知道就是不知道,这才是真正的智慧。对于患者的提问,假如自己确不明白,不能肯定的,可以坦诚地说:"这方面我还不太了解,不能给你准确的回答,但是我愿意帮你请教专家或查资料找到答案,不过这需要时间。如果你急需,可以先找主任咨询一下,不要耽误了你的事情。""很抱歉没能给你满意的回答。希望得到你的谅解。"只要你诚心诚意对待患者,患者会理解你,不会小看你。

无论患者问什么样的问题,护士都应表现出平和、不慌乱,患者的问题越刁钻,护士应越冷静。

(九)失误补救技巧

医疗服务作为特殊的服务行业,服务失误在所难免,如静脉穿刺时未能一针见血,置管时未能一次完成等。失误发生后,医护人员应正确使用失误补救技巧,采取有效的服务补救措施,避免因失误对医院产生的负面影响。具体做到以下几点。

1. 认真倾听,真诚致歉　面对服务失误,必须在第一时间向患者真诚道歉,"对不起""操作失误是我的责任",体现勇于承担责任的责任心。此时,如果患者有抱怨,必须认真倾听,患者或家属愤怒时,不宜做过多的解释。

2. 快速应对,及时补救　一旦发生服务失误,必须在第一时间迅速解决失误。正确评估失误可能带来的后果,根据评估情况做出是否即刻在现场开展一级补救,是否需要他人帮助,及早启动二级或三级补救,减少及控制服务失误扩大或升级。

3. 注重沟通,消除不满　失误发生后,为了使服务补救协调和顺畅,应通过良好的沟通,体现出关心患者,理解患者的遭遇,不回避失误带来的后果,减少或消除患者的不满情绪,尽可能让他们愿意与医院共同解决问题。

第四节　"不学礼,无以立"——护士的交往礼仪

中国作为东方文明古国和东方文化的发源地,素有"礼仪之邦"的美誉。五千年的历史,形成了丰富多彩的东方文化和礼仪。以儒家为主流的中国传统文化中,"礼"占有中心位置。儒家学派的创始人孔子曾教导他儿子,"不学礼,无以立。"(《论语·季氏》)意为一个人欲想自立,必先要有"礼"的修养与功夫。

一名新时代的护士,学习基本的人际交往礼仪,不仅是提高自身素质修养的需要,也是适应护理工作的需要。

一、身尚礼则身正,心尚礼则心泰——护理礼仪概述

"国尚礼则国昌,家尚礼则家大,身尚礼则身正,心尚礼则心泰。"是我国著名思想家颜元所言。历史证明:礼仪既是个人立身之本,又是国家治理之策。

礼仪在形式上看起来很简单,只不过是一个微笑、一声谢谢、一次举手之劳,但它是人们立身处世的无价之宝。在充满礼仪的氛围中生活,能使人感受到如阳光般的温暖。

(一)礼仪的概念

对"礼仪"确切含义的理解,不妨从人们在社会行为中说的一句话:"行礼如仪"开始。在这里,礼仪这个复合词由"礼"和"仪"两部分组成。

对于"礼"的理解,按照我国古辞书《说文解字》的解释,"礼,履也,所以事神致福也。"即礼是用来"事神""致福"的形式。如祭祀、跪拜、鞠躬、点头都是在致礼或行礼。至于"仪",辞源中解释说仪即"法度、标准",如古书《国语·周》中说"度之于轨仪",《淮南子·修务》中又说:"设仪立度,可以为法则",因此,把"礼"和"仪"这两字放在一起,就是按一定的制度、法则、规范,去行礼,去"事神""致福",去表达某种敬意。用今天的观点,礼仪应当是人们在社会交往中形成的并自觉遵守的行为规范与准则。

严格地说,礼仪属于道德的范畴,是社会公德中极为重要的部分。道德是由社会经济基础决定的一种特殊的社会意识形态,是一个社会用以调整人与人之间及人与社会之间关系的行为规范总和。礼仪常渗透于人们的日常生活中,从不同的层次体现着人们的道德观念,规范着人们的交往准则,指导着人们的行动。

【相关链接】

> **"礼"字的演进**
>
> 中国繁体字的礼为"禮",表示的是把祭献品放在器具里供奉给神的意思。现在的简化字"礼",其实是古文字的楷化,表示一个人跪在神的面前进行祈祷。

随着社会的发展,礼仪包含的内容也随之更加丰富。目前普遍认为,礼仪由礼貌、礼节、仪式、仪表四要素构成。

1. 礼貌　良好的教养和良好的道德品质是礼貌的基础。礼貌是一个人在待人接物时的外在表现,主要通过言语和动作表现对人的谦虚恭敬。在护理工作中,礼貌表现在护士的举止、语言上,表现在服务的规范、程序上,表现在对患者的态度上。一个微笑、一声"您好",都是礼貌的具体表现。

2. 礼节　礼节是人们在日常生活中,特别是在交际场合相互表示尊敬、问候、祝愿、慰问、致意、哀悼以及彼此间给予必要的协助与照料的惯用形式。当某人生日时,亲朋好友为其送上一份生日礼物,道声"生日快乐",这便是礼节。宴请活动中,服务员送茶、斟酒等按照先宾客后主人、先女宾后男宾的程序进行,这也是礼节的具体表现。

3. 仪式　仪式是指在一定场合举行的具有专门规定的程序化的规范活动。如护士的授帽仪式、宣誓仪式等。

4. 仪表　仪表是交往的第一形象。仪,指人的外表,是体形和服饰的总和;表,为动作

的形态。因此,仪表应包括一个人的容貌、风度、姿态、服饰等内容。

（二）礼仪的起源与发展

礼仪是伴随着原始宗教的产生而产生的。史前社会的后期,当时的原始先民在其生活实践中,逐渐认识到许多自然现象和自己生活有密切的关系,同时感受到自然现象可以同时具有给人以祸和福的两面,但又无法破解自然现象发生的原因和规律,于是对自然现象充满了神秘、敬畏和恐惧,原始崇拜便由此而生。原始宗教的祭祀活动形式,是人类社会最初的礼仪,表示的是对神秘不可知的自然界的敬畏和祈求。

以后,人类在与自然的搏斗中,涌现了许多为人类自身发展做出贡献的先贤先哲。他们在与自然的搏斗中不断创造出奇迹,如教会人们种植农作物的伏羲氏和神农氏,率领人们与自然斗争并且形成了人类最初的社会秩序的尧、舜,为治水"三过家门而不入"的大禹……人类把对神、对自然力的恐惧和敬畏转向了人类自身,把他们当作神灵供奉起来。这种转变,在人类历史中,在人的意识发展中,是一种巨大的进步。

进入阶级社会后,统治者为了巩固自己的统治地位,借用人们对神的敬畏,一方面编造真龙天子等神话故事,另一方面扩充、规范礼仪的内容和形式,使其成为维护统治阶级利益的工具。

随着社会生产力的发展和人民生活水平、文化水平的提高,人与人之间形成了互相尊重、互助友爱、和睦相处的关系。人们对礼仪的本质有了更新的认识。礼仪在变革后,既继承了古代重礼的优良传统,又使这一传统美德符合现有历史条件的道德规范,于是各种不同的职业礼仪规范也纷纷出台。作为一名未来的护理工作者,应当具备怎样的礼仪修养素质,这便是接下来我们要讨论的问题。

（三）护理礼仪的基本概念

1. 护理礼仪的含义 护理礼仪是护士在进行医疗护理和健康服务过程中,形成的被大家公认和自觉遵守的行为规范和准则。

2. 护理礼仪的特征

（1）规范性。护理礼仪是护士必须遵守的行为规范,是在相关法律、规章制度、守则的基础上,对护士待人接物、律己敬人、行为举止等方面规定的模式或标准。

（2）强制性。护理礼仪中的各项内容是基于法律、规章、守则和原则基础上的,对护士具有一定的约束力和强制性,护士必须参照执行。

（3）综合性。护理礼仪作为一种专业文化,是护理服务科学性与艺术性的统一,是人文与科技的结合,是伦理学与美学的结合。在护理活动中,体现出护士的科学态度、人文精神和文化内涵。

（4）适应性。护士对不同的服务对象或不同的文化礼仪具有适应能力。在护理工作中,护士应充分尊重患者的信仰、文化、习俗,并在交往中相互融合适应。

（5）可行性。护理礼仪要运用于护理实践中,应注重礼仪的有效性和可行性,要得到护理对象的认可和接受。护理礼仪的原则和规范都相当具体、切实可行,而不是纸上谈兵,华而不实。对于护士来讲,护理礼仪的操作性很强,可以广泛地应用于日常护理活动中。

二、"没有规矩不成方圆"——实用护士礼仪

"没有规矩不成方圆",所谓"规矩"即人人需遵守的规则。在《礼记》这部我国重要的礼

仪学古典专著中,告诫人们在交往时应"不失足于人,不失色于人,不失口于人",意思是说,在人际交往中行动上不要出格,态度上不要失态,言语上不要失礼。

护士在特定的护理工作环境下及日常生活中需遵循一些社交礼仪原则,并体现护理工作的专业特点。

（一）护士职业礼仪

1. 护士站礼仪 病区护士站是病区与其他部门及本病区人员之间工作联系的枢纽。通常情况下,护士的交接班工作(除特殊情况外)、处理医嘱、新患者入院登记、出院患者病历整理等都在护士站内进行。进出护士站的人员较复杂,可有医生、护士、患者、患者家属等,因此,护士站对病区来说是科室服务的窗口,在护士站内护士应做到以下几点。

（1）工作期间若遇其他部门同事或患者家属等进入护士站时,应主动问好并询问事由,回答及处理问题时应热情礼貌。

（2）除工作需要外,勿在护士站逗留,更不可三五成群滞留在护士站谈笑风生,议论与工作无关事项。

2. 病房礼仪 病房是患者休息、接受治疗的场所,也是医护人员采集病史、开展诊治工作的主要场地。护士应做到以下几点。

（1）进前敲门。不论病房的门是否关闭,护士进入病房前均应叩门。叩门时应以指关节轻叩,不可用力拍打。

（2）轻推轻开。用手轻轻旋转门把后将门推开,不能用身体的其他部位代劳,如用肘推门、以膝顶门等。推平车或治疗车进入时,不能用车撞门。进入病房后,可将门关好,或者将门与墙壁的风钩相连,切不可让门自由开关。

（3）站坐得体。在病房期间,应站之有相,坐之有姿,操作规范,体态优美,言谈有节,举止端正,不可坐在患者床上。

（4）轻稳关门。离开病房时如需关门,应掌握关门的技巧,防止风等突来的外力作用使关门过程中发出巨大响声。要避免反身关门,即走出病房后,背向房门用手反转把门带上,这是不礼貌的行为。

3. 接待新入院患者的礼仪 对新入院的患者而言,医院陌生的环境、沉重而宁静的气氛,多少会给他们带来不安和孤独感。护士在最初的接待工作中,如能表现出良好的礼仪规范,可减轻甚至消除患者的不良心理因素。具体应做到以下几点。

（1）迎接患者。接待入院患者时,护士要起立面对患者,微笑相迎(视情形协助患者分担重物),边安排患者落座,边予以亲切的问候。同时双手去接病历,以示尊重。

（2）介绍自我。例如:"您好！您是王民先生吧？我是您的责任护士张芳,您以后就叫我小张好了,我先送您到病房去。"

（3）介绍病区环境。视患者的病情而定,在引领患者去病房的途中,简略介绍本病区的环境及生活设施。

（4）介绍同室患者。当患者在自己病床上安顿下来后,将新入患者介绍给同病室的其他患者,尽快消除彼此间的陌生感。

（5）介绍分管医生。例如:"王先生,分管您的医生是陈医生,他正在查房,查房结束后会来看您的。"

（6）介绍医院规则。由于医院规则包含的内容较多,介绍时一定要根据患者的病情。

一般先将开饭时间、探视时间等必要的注意事项告知患者,再逐步介绍其他的住院规则。

4. 对出院患者的礼仪

(1) 接到患者出院的医嘱后,协助患者办理相关的手续,并帮助患者整理物品。

(2) 送患者至病区门口。感谢患者在住院期间对护理工作的理解、配合。

(3) 道别语一般不说"再见"。通常可说:"记得继续服药""按时来院复查""回去后多多保重""有情况及时与我们联系"等。

5. 电话礼仪 病区电话畅通与否直接关系到病区工作能否顺利开展。电话是病区与外界各部门信息沟通、保持联络的重要工具。

(1) 及时接听。电话铃响时,应尽快接听。在电话礼仪中,有一条"铃响不过三"的原则,即接听电话时,以铃响三次左右拿起电话最为适宜。另外不要叫非医务人员去代听,以免误事。

(2) 礼貌应答。例如:"您好! 这里是一内科。"一则出于礼貌,二则让对方验证是否要对了电话,三则说明在接听。通话时,要聚精会神,随时视情况用"嗯""好""是的""知道了"这类的短句作答,表示你在专心聆听。

(3) 正确处理。接听电话时,如遇重要内容(特别是危重症或急诊患者检查报告数据等),应做好详尽笔录,然后及时转达有关人员,以免延误诊治。如对所询问内容不了解或不由自己答复时,应请对方稍等,经了解后或由相应的人员答复。

(4) 热情代转。如电话是找其他人,若此人就在你身边,说完"请稍等"后,将话筒转交给他人;但此人如果在离办公室较远的某个病房时,说完"请稍等"后,可根据实际情况,或自己寻找,或请他人代为告知,不宜在办公室大声呼喊远距离的受话人,否则将破坏病区安静的环境。如果受话人不在或不便接听电话,可代其询问对方的工作单位、姓名、电话号码等或告知对方何时再打来。在代接电话时,不要充当"包打听",如询问"你们两人是什么关系?""你找她有什么事?"

(5) 语言简练。在通话时,要求语言简练。尤其在病区内,长时间占线易影响正常工作。每次通话的长度应有所控制,基本的要求是:以短为佳,宁短毋长。

(6) 时间适宜。打公务电话,尽量不要在他人的私人时间里(尤其是节假日)去打扰对方。按照国际惯例,除非十分必要或事先有约定,早晨7:00时以前、晚上22:00时以后和用餐时间都不宜给别人打电话,以免影响别人的休息和进餐。确有急事、要事,一定要在通话开始的时候向受话人道歉:"实在抱歉,在此时打扰了您。"在他人上班时间内,原则上不要为了私事而妨碍对方工作。

(7) 文明终止。通话完毕,双方都应说声"再见""谢谢""麻烦了"等礼貌用语,隔一个呼吸时间后再把话筒放下。一般情况下,先挂断电话的是发话人,这是电话礼仪的惯例,但有时也可由位尊者或接听者先挂。

(二)护士日常生活礼仪

护士是一个多功能角色,因此,护士的礼仪修养不应仅仅满足于护理实际工作中,更多地依赖于在日常生活中的养成,这也是由人文修养的特性所决定的。

1. 称谓礼 人际交往,礼貌为上;与人交谈,称谓当先。称谓礼是在对亲属、朋友及所有沟通对象称呼时所使用的一种规范性礼貌用语。正确使用称谓,是人际交往中不可缺少的礼仪元素,它能体现沟通者对对方尊敬、亲切和文雅,使沟通双方增进感情,缩短人际距离。当然,在工作、生活、涉外交往等不同场合对于称谓的要求各不相同,生活中的称呼应当亲切、自然、准确、合理,工作岗位则要求庄重、正式、规范。常见的有以下几种称谓方式。

(1)职务性称谓。称谓以交往对象的行政职务相称,是工作交往中最为常见的。一是仅称行政职务,适用于沟通双方关系比较熟的情况下,如院长、主任、护士长等;二是在行政职务前加上姓氏,适用于工作中一般场合,如张院长、王主任、李护士长等;三是在行政职务前加上姓名,适用于正式的场合,如张维院长、王充主任、李芳护士长等。

(2)职称性称谓。在工作中,对于拥有中、高级技术职称者,可直接以此相称。多用于有必要强调对方的技术水准的场合,如学术交流、专家会诊等场合。常见的有以下两种情况:一是在技术职称前加上姓氏,适用于一般场合,如张教授、王主治等;二是在技术职称前加上姓名,适用于正式的场合,如张维教授、王充主治等。

(3)职业性称谓。工作中,在不了解沟通对象的具体职务、职称的前提下,有时可以直接以其所在行业的职业性称谓或约定俗成的称谓相称。如可以称教员为老师,称医生为大夫,称驾驶员为司机,称警察为警官等。约定俗成的称谓,如对公司、服务行业的从业人员,人们一般习惯于按其性别不同,分别称之为小姐或先生。职业性称谓前,一般加上姓氏或姓名。

(4)亲属性称谓。应用于非正式场合的民间交往中。即对非亲属人士以亲属称谓称之,如"许奶奶""苏爷爷""江大妈""李姨""吴姐"等,能给人以亲切、热情、敬重之感。在临床护理工作中,对年长者使用亲属称,使人倍感亲情。这种称谓,还常常反映出人们之间的亲密程度。

护士在工作中,应参照上述惯例,礼貌地称谓护理对象。如果在正式场合使用一些不适当的称谓,会使沟通方形成不满情绪而影响沟通的效果。此类称谓主要有以下几种:一是替代性的称谓。如我们在工作中若以"下一个""一号床"等替代性称呼去称呼患者,就是不适当的做法。二是跨行业的称谓。如校园里喜欢称"同学",军人之间互称"战友",工人可以互称"师傅"。但这种行业性极强的称谓一旦被用于界外之人,容易给人以不伦不类之感。

当然,与他人打交道时,不使用任何称谓,同样是极不礼貌的表现。

2. 握手礼 握手是世界上最通用的礼节,也是正式场合中使用最频繁的一种礼节。它含有欢迎、欢送、感谢、慰问、祝贺或相互鼓励的意义。

(1)握手原则。遵循"尊者决定"原则,双方握手时,应由位尊者首先伸出手来,即尊者先行;上下级之间,下级要等上级先伸手,年幼的要等年长者先伸手;男女之间,男方要等女方先伸手;宾主之间,迎客时主人应向客人先伸手,以示欢迎;送客时客人应先伸手,以示告辞。

(2)握手顺序。交往时,如果一个人需要同许多人握手,那么在公务场合,握手的先后次序取决于职位、身份。而在社交、休闲场合,则主要取决于年龄、性别,即:先上级后下级,先长辈后晚辈,先女士后男士。

(3)握手姿态。行握手礼时,距离受礼者约一步,两足立正,上身稍向前倾。右手四指并齐,拇指张开与对方相握,与关系亲近者握手时,可双手捧接热烈相握。双目注视对方,同时微笑致意。不可边握手边看其他人或物,给人心不在焉的感觉。而坐着握手、叼着香烟或一手插在口袋里与人握手,戴着手套与人握手,用左手握手,随意拒绝握手及握手后用纸巾、手帕擦手等,都是缺乏修养的表现。

（4）时间力度。握手时，握力要适中，不轻不重，恰到好处。如果是一般关系、一般场合，双方见面握手时只需稍稍用力握一下即可放开，握手的全部时间控制在 3 秒钟以内，或微微抖动三四次后松开。如需要向交往对象表示友好，应当稍许用力。如果关系亲密，场合隆重，所用的力量可稍许大些，并上下轻摇几下，但时间不宜过长。男子与女子握手时不能握得太紧，更不能握得太久。

3. 介绍礼　在社会活动中我们经常会结识一些新的交往对象，这就离不开自我介绍、为他人介绍等。在介绍时需注意以下几点。

（1）介绍顺序。在较为正式、郑重的场合进行介绍要先后有序。先把谁介绍给谁，是一个比较敏感的礼仪问题。介绍的总原则是"尊者优先了解情况"这一国际公认的规则，它的含义是：在为他人做介绍时，先要确定双方地位的尊卑，然后先把位卑者介绍给位尊者。一般惯例是先把身份低的介绍给身份高的，先把年轻的介绍给年长的，先把男士介绍给女士（政务性、商业性介绍则不分男女，总是把身份地位低的介绍给身份地位高的）。

（2）介绍内容。无论是自我介绍还是为他人做介绍，标准式介绍的内容包括"单位、职务、姓名"三要素。如"张主任，这位是××医院××科护士赵小丽。"经介绍后，双方须牢记彼此介绍过的相关内容，以利今后相互接触。

（3）介绍礼节。做介绍时，应有礼貌地平举右手掌示意，且眼神要随手势投向被介绍者，而不应用手指画。被介绍者除位尊者可就座微笑或略起欠身致意外，一般均应起立，微笑致意或说"认识你很高兴"之类的礼貌语。在宴会桌、会议桌上也可不起立，被介绍者只需略欠身微笑点头，有所表示即可。

4. 名片礼仪　名片在我国古已有之，清代赵翼《陔余丛考》中说："古人通名，本用削木疏字，汉时谓之谒，汉末谓之刺，汉以后虽用纸张，但仍相沿曰刺。"古人习称"名刺""名纸""名帖"，现在则通称名片。当今社会，名片是一种最经济实用的介绍性媒体，其主要功能是介绍自己、结交他人、保持联络。

（1）名片制作。名片分为三类：社交名片、私人名片、公务名片。基本内容包括三个部分：归属（单位标志、单位全称、个人归属），本人称谓（姓名、行政职务、学术头衔），联络方式（地址、邮政编码、电话）。名片的规格不一，我国目前通行的规格为 9 cm×5 cm，选用耐折、美观、大方的白卡纸或再生纸为材料，色彩以单色、浅色为佳，名片上可有象征性的单位标志，但不要出现无关图案。名片设计以横排为宜。最好单印一面，另一面空白，以便必要时做简短留言之用。

（2）递送名片的礼仪。向别人递交自己的名片时，应当起身站立，主动走向对方，面带微笑，上体前倾15°左右，双手捏住名片的两角，将名片正面和字体的正面朝向对方，同时说声："请多多关照。"不可以手指提夹着名片给人。

（3）接受名片的礼仪。接受对方名片时，无论有多忙，都要暂停手中一切事情，起身站立相迎，面带微笑，双手接过名片，用30秒左右的时间认真读一遍对方的姓名、单位名称、职务，同时使用谦词敬语，如"很高兴认识你""以后我会多向您请教"。以示尊重和敬佩，不可一言不发。接到对方名片后，应放在西服左胸的内衣袋或名片夹里，不可随意扔在桌子上，也不要随便塞在裤子口袋中。

（4）索取名片的礼仪。如果没有必要，最好不要强索他人的名片。需要索取时，可采用下列方法：① 主动递上自己的名片；② 向尊长者索要名片时可询问对方："今后如何向您请教？"③ 向平辈或晚辈索要名片时可询问对方："以后怎样与您联系？"

5. 餐饮礼仪 餐饮是人们进行友好交往、团聚欢庆、联络感情、畅叙友谊的重要社交方式。它不仅可以表达不同国家、不同民族、不同地区的饮食习俗，还可以折射出一个人深层次的文化内涵。进餐时总的要求是自然、从容，举止文雅。具体表现如下。

（1）礼貌入席。首先入席落座的应是位尊者（或主人），依次为其他宾客及陪客人员。

（2）举止文雅。用餐时，身体与餐桌的距离以便于用餐为度。双腿靠拢，两足平放，不能将两腿交叠或抖动、摇晃腿部。双手不宜放在邻座的椅背或餐桌上，更不要用两肘撑在餐桌上。

（3）文明用餐。当主人提示客人用餐后，方可进餐。主人或其他宾客敬酒、介绍菜肴时，应停止进食，正坐恭听，不可和旁人交头接耳。席间，对筷子的使用注意如下五忌：① 半途筷：夹住菜肴又放下，再夹另一种。② 游动筷：在菜盘里挑拣，或上下翻动。③ 窥筷：手握筷子，目光在餐桌各盘碗上瞄来瞄去。④ 签筷：以筷当牙签，挑捅牙缝。⑤ 吮筷：用嘴吮吸筷头上卤汁。此外，夹菜一般应等转台旋转到自己面前时，在菜盘靠自己的一侧时夹菜。不要把筷子伸到离自己太远的菜盘里，更不要站起来夹菜或在盘内乱翻动，寻找自己喜爱吃的食物。为别人夹菜应使用公用筷子。

（4）适度交谈。宴会上，静坐不语是失礼的行为。交谈时既要注意谈话的内容，又要讲究谈话的艺术；同时须忌讳：只与几个熟悉的人交谈而不理睬其他人；高声谈笑，喧宾夺主；说话时与人交头接耳；别人谈话时随便插话；话题涉及对方禁忌或隐私。交谈时尽量不用手势，以免碰到别人身上或打翻杯碟。

（5）餐饮禁忌。餐饮礼仪中要做到"五不"：一不布菜，即让菜不布菜，在餐桌上可以把有特色的菜肴推荐于人，但是不可为客人布菜；二不灌酒，即祝酒不灌酒，如果对方不喜饮酒，不要勉强于人；三不出声，即吃东西不发出声音；四不乱吐，进了嘴的东西万不得已需当众再吐出来的，要用餐巾，或者手掌加以遮掩；五不当众修饰，如当众描眉涂红，整理服饰。另外，进餐时禁忌打嗝、打喷嚏、咳嗽、擤鼻涕、剔牙等动作。

6. 拜访礼仪 朋友之间相互走动、加强交往，可增进友谊，丰富生活。拜访过程中，双方须遵守如下规则。

（1）守时。按时赴约是社交活动中最一般又是最重要的礼貌修养。现代人生活节奏加快，时间常比作金钱，视同效益。一般约会，可准时或提前 3～5 分钟到达。因故迟到、失约，要详细说明原因，郑重致歉。当然，也不可过早到达，以免主人未准备好导致失礼。

（2）待客。有客来访，主人须做好准备，如仪容整洁、居室环境打扫干净、待客用品安排妥当等。客人抵达后，不论是熟人或新交，也不论是上级还是下级，都要热情相迎，亲切招呼，恭请上座。积极营造出"有朋自远方来，不亦乐乎"的气氛。不可时不时看手表，有意无意地下逐客令。

（3）馈赠。中国人把礼尚往来作为人之常情，作为社交应酬、拜访的需要。馈赠的要诀是：实用和恰到好处。所以，馈赠者可根据自己的实际情况选择不同种类的礼品，所选的礼物轻重得当，不落俗套。馈赠时合乎时宜，就能使受礼者倍感珍贵，达到增进感情的目的。注意：要等赠送者走后才能打开礼品。

（4）送客。当客人向主人告辞时主人应起身，如果不止一位客人时，应一一与客人握手话别，并送出门去。需注意：主人一定要等客人先伸手之后再与之握手，否则会有厌客的嫌疑。同时还须注意:把客人送出门后,切忌立即把门"砰"地关上,"啪"的一声把灯熄灭这种不礼貌的行为。

　　7. 鞠躬礼　鞠躬意思是弯身行礼,是表示对他人敬重的一种郑重礼节。鞠躬,起源于中国,商代有一种祭天仪式"鞠祭":祭品牛、羊等不切成块,而将整体弯卷成圆的鞠形,再摆到祭处奉祭,以此来表达祭祀者的恭敬与虔诚。这种习俗在一些地方一直保持到现在,人们在现实生活中,逐步沿用这种形式来表达自己对地位崇高者或长辈的崇敬。在我国,鞠躬礼用于演讲或领奖前后、举行婚礼、悼念活动、演出谢幕等场合。鞠躬礼分为以下两种。

　　(1) 三鞠躬。大礼时行三鞠躬,在现代中国,这种礼节已在日常生活中不多见,只是在喜庆、纪念、丧葬活动中使用。基本动作规范如下:行礼之前应当先脱帽,摘下围巾,身体肃立,目视受礼者。男士的双手自然下垂,贴放于身体两侧裤线处;女士的双手下垂搭放在腹前。行礼时身体上部向前下弯约90°,然后恢复原样,如此三次。

　　(2) 社交鞠躬礼。行礼时,微笑低头,双手自然下垂,男性双手放在身体两侧,女性双手合起放在身体前面,面向受礼者,距离为两三步远,以腰部为轴,整个身体上部向前倾,只做一次。① 15°礼:常用于表示欢迎,此时视线由对方脸上落至自己的脚前 1.5 m 处;② 30°礼:用于表示感谢,此时视线落至自己的脚前 1.0 m 处;③ 45°礼:一般用于道歉,眼睛要注视对方的脚部。礼毕抬起身时,双眼应有礼貌地注视着对方。对行礼者,受礼者应随即还礼,但长辈对晚辈,上级对下级还礼可用欠身、点头即可。

　　8. 位次礼　位次的含义是"优先权的次序"。在人际沟通活动中,位次合乎规范、合乎礼仪的要求,既是显示沟通者自身素养,也是对交往对象尊重的体现。生活中常见有以下三类。

　　(1) 行进中的位次礼。指人们在步行时位次排列的次序。当陪同、接待来宾或领导时,如并行,中央高于两侧,内侧高于外侧,让客人走在中央或内侧;如单行,前方高于后方,让客人在前面走。① 引导时:引导人走在客人左前两三步,侧转130°向着客人的角度走;用左手示意方向;配合客人的行走速度;保持职业性的微笑和认真倾听的姿态;途中注意引导提醒:拐弯或有楼梯台阶的地方应提醒客人"这边请"或"注意楼梯""有台阶,请走好"等。② 上下楼梯时:上楼梯时,客人走前面,陪同者紧跟后面;下楼梯时,陪同者走前面。楼梯中间的位置是上位,但若有栏杆,就应让客人扶着栏杆走;如果是螺旋梯,则应该让客人走内侧。③ 出入电梯时:在客人之前进入电梯,一手按住"开"的按钮,另一只手示意客人进入电梯;进入电梯后,按下客人要去的楼层数,侧身面对客人,可做寒暄;到目的地时,按住"开"的按钮,请客人先下。

　　(2) 乘车中的位次礼。乘坐车辆时以要做到礼待人,体现在乘坐车辆时的许多细节上。① 座位的安排:公务活动接待客人,单位车辆并有专职司机时,上座是后排右座,即司机的对角线;副驾驶座一般是随员的座位。社交活动中如主人开车,上座是副驾驶座。② 上下车的先后顺序:一般情况下让客人或尊者首先上车,最后下车。除对位尊者要给予特殊礼遇之外,对待同行人中的地位、身份相同者,也要以礼相让。

　　(3) 宴请中的位次礼。宴请中位次的排列主要涉及两个方面:桌次和座次。① 桌次的安排:主桌确定的原则以居中为上、以右为上、以远(距门)为上。按习惯,桌次的高低以离主桌位置远近而定。以主人的桌为基准,右高左低,近高远低;桌子之间的距离要适中,各个座位之间的距离要相等。② 座次的排列:座次以主人的座位为中心,主人面门居中而坐,如果女主人参加时,则以主人和女主人为基准,近高远低,右高左低,依次排列;在安排主宾座位时,把主宾安排主人的右手位置,主宾夫人安排在女主人右手位置,主左宾右分两侧而坐。

西餐因使用长桌,其位置排列与中餐有区别。如果男女二人同去餐厅,男士应请女士坐在自己的右边;若只有一个靠墙的位置,应请女士就座,男士坐在她的对面;每个人入座或离座,均应从座椅的左侧进出;桌次的高低依距离主桌位置的远近而右高左低,桌次多时应摆上桌次牌;同一桌上席位的高低也是依距离主人座位的远近而定。西方习俗是男女交叉安排,即使是夫妻也是如此。

【相关链接】

蕴含吉祥的礼物

中国人特别喜欢"吉祥"二字,因此所送的礼往往也带有吉祥的意思。如果你要送水果,最好送橘子、苹果等,因为橘子的"橘"字和"吉"是谐音,苹果的"苹"字和平安的"平"字是谐音。工艺品的"象"与"祥"是谐音,帆船表示一帆风顺等,都是好的象征。礼物以双数为好,最好是 6 或 8,因为 6 表示六六大顺,8 表示"发"。

三、内强素质,外树形象——护士涉外礼仪

护士小林接诊美国戴维斯夫妇。小林向戴维斯太太问好:"你好,戴维斯太太。"戴维斯太太纠正说"请叫我 Jerry"(Jerry 是她自己的名字)。原来,小林不了解美国妇女的自我意识很强,意欲获得"与男性平等的权利",所以已用了夫姓的戴维斯太太要求小林直呼己名。

涉外礼仪是指国人在对外交往过程中,除维护自身形象外,用双方约定俗成的习惯做法向对方表示尊敬和友好,以及举行各种活动和庆典仪式的规范。涉外礼仪的内容十分广泛,它包括涉外交往的日常交际礼节、礼貌用语、典礼仪式、外交礼遇、民俗风情等。近年来,我国的护理工作逐渐与国际接轨,护理工作者"走出去、请进来"的交往方式,已成为发展护理事业的一项重要举措。另外,随着外国友人在中国工作、生活的人数增加,来院就诊的外宾也日趋增多。因此,掌握一些基本的涉外礼仪知识,了解并遵守国际惯例,是现代护士的必修课。

(一)护士涉外交往的原则

国际交往礼仪十分复杂,并且随着社会的发展和文明程度的提高而不断演变、发展。我国对外交往中提出坚持"和平共处五项原则",即"互相尊重主权和领土完整、互不侵犯、互不干涉内政、平等互利、和平共处"。这不仅是我国处理国与国之间双边关系的基本原则,也是组织和个人在涉外交往活动中应遵循的基本准则。

1. 相互尊重的原则 各国之间在交往中要相互尊重主权和领土完整、尊重国家的尊严;尊重国旗、国徽;尊重各国的宪法、法律;尊重各国的风俗习惯等,不可将自己国家的礼俗套用在外宾身上。如与西方人交谈要避免"七问":年龄、婚否、收入、住址、经历、工作和信仰。因为上述问题均被西方人看成个人隐私,而在我国则被理解为对对方的关心。因此,我们在护理外国籍的患者时,事先要了解该患者是哪个国家的公民,这个国家的公民普遍具有哪些习俗,以便满足患者的需求,更好地体现护理的价值。

2. 平等相待的原则　在对外交往过程中要遵循"平等"原则,即在接待外宾中,不论国家的大小、强弱,接待的礼仪程序、规模规格等方面应一视同仁。同时交往中还要注意自身的国格、人格,做到对人热情,不卑不亢。

3. 谨慎对待原则　所有的涉外活动都要认真谨慎对待,常言道"涉外无小事,细微见风貌"。如某市一家大医院与外商洽谈一合作项目,已基本达成协议,外商出门时看见一服务员对着一辆凯迪拉克车踹了一脚,回国后便寄来一封信,拒绝签约,因为他对员工的素质表示怀疑。

4. 内外有别原则　与外宾的来往是有分寸的,热情友好并不等于什么都可以告诉对方,特别是涉及机密的有关科研课题、科研成果、文件记录、统计数据等均要注意保密,以免造成不可挽回的损失。

(二) 护士常用涉外礼仪

1. 见面礼

(1) 合十礼。合十礼原是印度的一种礼节,后来为东南亚佛教国家及各国佛教徒普遍采用的礼节。在斯里兰卡、印度等国,教徒们见面或告别时,习惯于施双手合十礼,并互相问好祝安。在当地它显得比握手高雅,还可避免传染疾病。施礼时五指并拢,两手掌在胸前对合,指尖向上略向外,同鼻尖基本持平,头略低。施合十礼的双掌举得越高,表示尊敬的程度越深。见面时地位低、年轻者应向地位高、年长者先行合十礼,地位高、年长者还礼时,手的位置可低些。

但必须注意,切莫在双手合十的时候,也同时点头,否则就显得不伦不类了。

(2) 拥抱礼。拥抱礼是流行于欧美的一种见面礼节,多用于热情友好的场合。在我国一般限于亲近的人。

拥抱礼的标准做法是:施礼双方相对站立,各自举起右臂,将右手搭在对方的左肩后面,左手扶住对方的右后腰,按各自的方位,两人头部及上身都首先向左相互拥抱,然后头部及上身向右拥抱,再次向左拥抱,礼毕。

(3) 亲吻礼。在西方,亲吻是上级对下级、长辈对晚辈、朋友间或夫妇间表示亲昵、爱抚的一种礼节。视不同的对象采用亲额头、贴面颊、接吻、吻手背等形式。在公共场合见面时,为了表示亲近,妇女之间可以亲脸,男子之间一般抱肩拥抱,男女之间可以贴脸颊,长辈可以亲晚辈的脸或额头,男子对尊敬的女宾则只吻其手背。

在我国传统的礼节中,没有接吻、拥抱的习惯。作为护士一般不接受异性特别是男青年的亲吻礼节,如遇外宾亲吻致礼时,可主动伸出右手行握手礼。然而,对国外宾客、外籍华人中的长者,出于对我们工作的尊重而吻手背时,应落落大方以礼相待。

(4) 鞠躬礼。在欧美国家系对上级或平级间的礼节,日本人与朝鲜人特别重视鞠躬礼。行礼时,取立正姿势,双目注视受礼者,微笑,然后使身体上部向前倾斜15°左右,视线随鞠躬自然下垂。男士在鞠躬时,双手放在裤线稍前的地方,女士则将双手在身前下端轻轻搭在一起。动作不要太快,幅度要主随客便。鞠躬时,还应微笑致以相应的问候语或告别语。对外宾的鞠躬,护士一定要同样还礼。

2. 称谓礼

(1) 称呼。称呼礼节在这里是指护士在护理工作中与就诊的外宾交谈或沟通信息时应恰当使用的称呼。

最为普通的称呼是"先生""太太""小姐"。通常"先生"一词是用来称呼男性,而并不论其年龄大小;"太太"一词一般用在已知对方已婚情况下对女子的尊敬;"小姐"一词则主要是对未婚女子的称呼,有时在不了解女宾婚姻状况时也可使用。但如将未婚者称为太太或夫人是十分失礼的。

对军人一般称军衔或军衔加先生,知道姓名的可冠以姓与名,如"上校先生""格林上校"等。遇有职位或学位的先生,可在"先生"一词前冠以职位或学位,如"总裁先生""教授先生"等。还可单独称"医生""法官"等,或加上姓氏,如"布朗医生"。

护士在接待外宾过程中,要切忌使用"喂"来打招呼。即使对方离你距离较远,也不能这样高声呼喊,应主动上前去恭敬称呼。

(2)姓名。护士除了掌握如何称呼之外,同时还应对各国、各民族的姓名组成和排列顺序的一般规律加以了解,这也是有助于我们把涉外护理工作做好的一个不可忽视的方面。英、美、法三国的人,他们姓名的排列是名在前姓在后。日本人姓名顺序与我国相同,即姓在前名在后,但姓名字数常常比我国汉族姓名字数多,最常见的由四字组成。但由于姓与名的字数并不固定,两者往往不易区分,因而事先一定要了解清楚。俄罗斯人姓名排列通常是名字、父名、姓,如伊万·伊万诺维奇·伊万诺夫,在正式文件中,也可以把姓放在最前面。

3. 主要禁忌

(1)数字的忌讳。"13"这个数字在西方国家被视为不吉利的代名词。所以大楼没有第13楼,航空公司没有第13号班机,甚至连门牌号、旅馆房号、宴会桌号都不用13这个数字。日本和韩国等东亚国家的人,则忌讳"4"这个数字,不少人把"4"视为预兆厄运的数字。

(2)花卉的忌讳。日本人忌用根花为礼,印度人忌荷花为礼,英国人忌黄玫瑰为礼,欧美许多国家忌菊花,德国人忌郁金香等。在国际交往场合,忌用菊花、杜鹃花、山竹花或一些黄色的花送给客人,这已成为惯例。

礼仪属于全世界。在涉外交往中,礼仪不仅起着润滑和媒介作用,而且起着黏合和催化作用。它对于增进各国人民之间的友谊、树立和维护本国形象都是不可缺少的。

四、让礼仪助你脱颖而出——护士求职礼仪

《生活报》曾报道过这样一则消息:在一所高校的招聘面试现场,近200余人的面试竟然有一半被淘汰了。据这位知名企业人力资源部负责人介绍,其实很多同学关键问题不是他们的硬件,而是他们的基本礼仪风范。他们进来时不敲门,没等考官示意就坐到座位,递送相关证明资料时没有用双手,离开时脚步太重……用人单位认为,问题虽小,远远代表不了那一堆证书的含金量,但反映的是一个人最基本的素质。

求职礼仪是社交礼仪的一种,金正昆教授把它定义为求职者在求职过程中必须熟悉掌握的交际规则。通过求职者的应聘资料、语言、仪态仪表等方面体现其内在素质,对于能否实现求职者的意愿、能否被理想的单位录用起着重要作用。

(一)面试前的准备

1. 材料准备 一份吸引人的求职材料,是获取面试机会的敲门砖。所以,怎样准备一份"动人"的求职材料,是求职者该做的重要工作。求职材料总体要把握真实、个性化、直观、具有吸引力等特点,用计算机打印、排版合理、外表美观。其内容包括:封面、致用人单位的求职信、个人简介、学校下发的毕业生就业推荐表复印件、在校期间学习成绩总表复印件、各种证书复印件、获奖作品复印件等。

（1）封面设计。封面设计要有个性，能吸引人。最好能突出你毕业学校的主题风格。内容有：毕业学校校名、专业、姓名、通信地址及联系方式等。

（2）求职信。致用人单位的求职信是求职者个人意愿的反映，起到最直接的自我宣传、自我推销作用，所以前三行一定要出彩。主要内容：对用人单位领导人的问候语（开场白）；对自己进行全面介绍，说明自己特点，能胜任某工作（从专业、特长、能力、社会工作经验、人生格言等方面介绍）；请求给予面谈机会。三部分内容集一页纸，400～700字。写求职信时，做到言简意赅、用语规范、扬长避短，选择适合的语言。

（3）个人简历。个人简介的内容可以采用表格形式或栏目形式，给人以直观、明快的感觉。个人基本情况介绍要详细：姓名、性别、出生年月、籍贯、学历、专业、政治面貌、体重、身高、家庭成员及社会关系、学习培训经历、在校期间获奖情况、职业技能水平（外语、计算机等级、其他职业资格证书）、爱好、特长等，最好能附上全身近照。

（4）佐证材料。包括：学校下发的毕业生就业推荐表复印件、在校期间学习成绩总表复印件、各种证书复印件（荣誉证书、职业资格等级证书）、发表的论文、获奖作品复印件等。

2. 心理准备

（1）自我激励。求职者面对面试官产生紧张甚至恐惧心理是正常的，关键是怯场会造成求职者思维紊乱、词不达意，最终痛失良机。因此，充足的心理准备对求职者十分重要。为了放松心情，可以适当地自我安慰、自我鼓励，相信自己一定能行。

（2）模拟应答。事先揣摩面试官的提问，中国有句古话："知己知彼，百战不殆。"面试时，考官一般用提问或交谈来测试求职者的专业知识、口才、交谈技巧、反应灵敏度等，通过一些平时看起来很随意的问题试探及了解你。因此，考官在面试时会关心些什么，哪些问题最可能会问到，这是求职者事先要考虑的。例如，你为什么选择这家医院？你对这家医院了解多少？你的业余爱好？你的家庭情况？你善于和哪些人相处？谈谈你最大的优缺点等。在此基础上不妨设置面试情景，让自己模拟一下，这样才有可能做到面试时对答如流。

3. 形象准备　面试前要打造得体的外在形象。事实上，考官第一眼就是从仪表来审视求职者的，服饰本身是一种礼仪、一种身份、一种态度。面试中的仪表要特别注意以下两点。一要整洁，女性头发梳理整齐，发型选择要给人利落的感觉，以适合护理这个职业；男性头发长短合适，要求前不盖额、侧不遮耳、后不及领，胡须要剃净；还应注意修短指甲，眼镜要擦得光亮。二要规范，女性化淡妆，尽量不戴饰品和喷香水，着裙装或套装，不穿无袖或超短的上装，不选用透明的纱质或轻薄的面料制作而成的服装，不着拖鞋式凉鞋。男性若选择西装，应着深蓝或灰色色系、无花纹，内配白衬衫，选能与西装相搭配得不要太华丽的领带，裤子的裤线要压整齐，黑色皮鞋并擦亮。如果是学生就更应遵循"朴素典雅"的原则。

总之，让考官感觉你是一位训练有素、有备而来、具有潜力的求职者。

（二）面试中的礼仪

面试中的礼仪有诸多环节构成，任何一个环节的小小纰漏都可能带来被淘汰的结果，要确保每个环节都不出错。

1. 提前等候　提前10～15分钟到达面试地点，可以起到熟悉环境、稳定心情的作用。关闭手机，耐心等待工作人员将你引导到指定区域落座。

2. 礼貌进入　当自己的名字被喊到，应立即有力地回答"到"，敲门后进入（即使门是半开着也要敲门）。敲门不必太用力,以考官听得到为度。听到考官说:"请进"后再进入房间。开、关门要轻,进门后应先转过身去正对着门,用手轻轻将门合上后再回过身来,面向考官行鞠躬礼,并面带微笑说:"你们好!"

3. 举止得体 在考官没有下达"请坐"之前,不可自行坐下,等考官告诉你"请坐",你回答说"谢谢"后再坐下(坐姿的要求同护士职业规范要求)。

注意身体语言。对考官应全神贯注,目光始终聚集在考官们身上。礼貌地正视对方的鼻眼三角区,目光平和、有神、专注。说话时可适当用目光扫视一下其他考官。同时要面带微笑,适时的微笑能增加自信心,消除紧张,传递亲切和蔼,增进与考官的沟通。交谈中适度而恰当的手势有时能加大对某个问题的形容和描写力度,但手势不可太多,更不可频繁耸肩甚至手舞足蹈。

4. 冷静交谈 与考官交谈首先要学会倾听。主考官的每句话都很重要,你必须集中精力认真去听,并记住内容重点。倾听时注意保持身体微微倾向说话者,目光注视说话者并保持微笑,适时做出一些反应,如点头、会意的微笑等。对考官所提问题,尽量做到有问必答,当然这种回答是建立在诚实基础上的,遇到自己不会的问题可以本着"知之为知之,不知为不知"的态度,不可随便胡编。

自我介绍时,语言要概括简洁、清晰。突出个人的优点和特长,为了增加可信度,使个人形象鲜明,可适当引用老师、同学等的评论来支持自己的描述。语言沟通注意吐字清晰,语速平稳,态度自然,给人一种亲切、随和的感觉。

5. 先谢后辞 面谈结束后,起身说"谢谢",离开时要先采用"后退步"的走法,然后转身离开。走出考场前,再次站在门前行礼才出去。

应聘中不可能个个都是成功者,只要你以专业求职者的姿态,展现出你的职业风度和人格魅力,你就有可能会在众多的竞争者中脱颖而出,从而实现你的择业理想。

本章小结

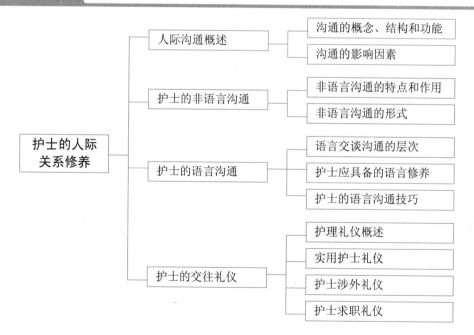

【思考题】

1. 人际沟通的特点和影响因素有哪些?

2. 护理工作实践中,如何体现护士的语言修养?

3. 护士在工作中如何运用非语言沟通技巧?

4. 护士在人际交往中的礼仪要求有哪些?

5. 在求职面试时,应遵循哪些礼仪规范?

【实例分析】

患者许某,50 岁,已婚。在海上捕捞作业时不慎被起网机绞伤致左胫腓骨开放性骨折,在海上航行 8 小时后急诊入院。医生掌握了相关的病史后,着手准备手术。责任护士小王及时翻阅了患者的病历,又向经治医生了解相关情况,发现此时离下班还有 30 分钟,心想:还是把护理评估做了吧,否则又得拖到第二天。于是急忙来到患者床前,按整体护理计划单内的内容逐个询问起来。谁知还没问几句就被患者不耐烦地打断了,"我现在痛得要命,不给我马上做手术,却在这里问东问西,你还是快点走吧!"

从影响沟通的因素出发,分析此次护患双方沟通失败的原因是什么?

【能力提升】

1. 模拟面试:在近两年工作的学姐中开展一个小范围的调研,收集面试时面试官提问的内容,整理后以大组为单位,做一次现场面试模拟。

2. 护士语言规范学习:学生分组讨论,当出现下述情况时,护士应怎样"说话"。

当患者向护士送礼物时,护士应说_____;

当陪护者病房内吸烟时,护士应说_____;

当患者随地吐痰、扔果皮时,护士应说_____;

当患者向护士提意见时,护士应说_____;

当患者向护士提出表扬时,护士应说_____。

【实践演练】

1. 情景模拟

李护士前两天夜班后轮休,今天又开始上白班。一大早,她来到病房做晨间护理。突然,她发现昨日入院的 10 床患者张某是自己母亲的好朋友,便亲热地攀谈起来。

李护士:张阿姨,原来是你啊!你来住院也不事先告诉我一声,怎么样?病情要紧吗?

张某:不是不告诉你,只因为来的那天起病急,胆囊痛得实在厉害。

李护士:那现在有什么处理方法呢?

张某:医生让我先做些必要的治疗,等稳定后再行手术。

李护士:我就说嘛,若是先告诉我,我为你安排到技术好一点的医生所分管的病房。

张某:(露出急躁的样子)现在分管我的苏医生……

李护士:他呀!是我们科有名的粗心医生,前段日子为一位老婆婆做一个臀部巨大脓肿切开手术,一块纱布没有及时取出,导致伤口不愈,还差点儿打官司呢!

张某:(一脸的惊慌)这可怎么办……

(1)分析她们的谈话中李护士缺少什么原则?

（2）如果你是李护士你会怎样做，重新设计对话内容。

2. 患者张大爷因食欲减退、脘腹胀痛伴消瘦 1 个月，门诊拟诊胃溃疡收治入院。老伴夏大妈天天来院照料张大爷，老两口儿感情很好。一天下午，夏大妈从医生那儿得知张大爷患的是胃癌，并已扩散，便在病房内痛哭起来。实习护士小王正巧路过，见此情景便去安慰。只见她走到夏大妈身边，两手抱在胸前，不时地对夏大妈说：别哭了！别难过！但夏大妈仿佛哭得更伤心了。

请你帮助小王，运用沟通技巧与夏大妈进行必要的沟通，并达到使夏大妈冷静下来的目的。

【网上练习】

护患沟通分析会：每名学生上网搜索 2～3 起沟通成功或失败的实例，然后 8～10 人一组，交流各人搜索到的实例，分析成功或失败的原因。归纳小组讨论结果，每组派一人向全班汇报本组讨论情况。

【思维拓展】

患者小王，24 岁，某大学大四工科学生，平时性格内向，不善言谈，略显孤僻。3 天前因车祸致左股骨骨折，入院后立即行切开内固定术。早上，今年刚毕业的张护士随住院医生为小王做伤口换药，期间，张护士见小王疼痛难忍，就上前握住小王的手，想给他减轻疼痛感，不料，被小王轻轻推开……

思考：

1. 小王为什么会拒绝张护士的体触？

2. 张护士可选择其他什么方法来替代体触，达到安慰小王的目的？

（郑舟军）

第七章

给生命插上翅膀
——护士的科学思维修养

【学习目标】

1. 了解科学思维的内涵。
2. 了解创新性思维的内涵、特征以及思维方式创新的必要性。
3. 掌握创新者具备的基本要素。
4. 熟悉在创新过程中需要突破的各种定式。
5. 掌握创新性思维的主要形式及其基本特征。
6. 掌握护理创新中的科学思维培养以及创新性思维在护理工作中的应用。

　　早在远古时代，人类就幻想插上翅膀翱翔蓝天。从木鸢、风筝、热气球到莱特兄弟的飞机，从飞艇、火箭、载人航天飞船到宇宙空间站，思维的每一次突破、每一次剧变、每一次飞跃，都成就了人类伟大历史的辉煌与荣耀，成为人类不竭创造的源泉，科学思维让人类插上翅膀直上九重霄！

　　人类社会发展进步的历史，从某种意义上讲，就是人类认识自然和社会的思维方式不断发生革命性变化的历史。当今世界范围内的综合国力竞争，既是人才综合素质及其创新能力的竞争，更是人们时代观念和科学思维的竞争。党的十七大把提高自主创新能力、建设创新型国家作为国家发展战略的核心和提高综合国力的关键，十八大进一步提出实施创新驱动发展战略，这是顺应时代特征、事关中国经济建设和社会主义发展全局的战略选择。在经济全球化进程加快、科技进步日新月异、国际竞争日趋激烈的今天，中国面临难得的机遇与挑战，能否实现中华民族伟大复兴的"中国梦"，取决于能否培养出具有科学思维和创新能力的人才。

第一节　人类最美丽的智慧之花——科学思维

　　"一个民族要想登上科学的高峰，究竟是不能离开理论思维的。"①伟大导师恩格斯把思维理解为由物质的运动变化所发展出来的一种属性，是物质在地球上绽开出的"最美的花朵"。

---

① 《马克思恩格斯选集》(第4卷)，人民出版社1995年版，第285页。

自从人类进入文明社会以来,一部科学发展史,就是一部人类思维的发展史。人类思维方式的变迁,勾画出一幅幅绚丽多彩的历史画卷,展示了人类思维无穷的创造力。科学思维作为人类最美丽的智慧之花,在推动人类进步和科学发展方面,始终扮演着先行者的角色,发挥着启明星的作用。当前,随着系统论、信息论、控制论等科学的发展,人类的思维方式又一次面临前所未有的革命性变化。

一、说谎者悖论——思维与科学思维

公元前6世纪,古希腊克里特岛的哲学家伊壁门尼德斯有如此断言:"所有克里特人所说的每一句话都是谎话。"后来人们把它修正为:"我现在正在说的这句话是谎话。"因为你说的话若是真话,按话的内容分析,那么它又应是一句谎话;反之,若你说的话是谎话,那么你的话又应是真话。说谎者悖论至今仍困扰着数学家和逻辑学家。

让我们从这个古老的命题开始,一起去揭开科学思维的神秘面纱。

(一) 思维与思维方法

1. 思维　思维在我国古代亦称"思惟",《汉书·张安世传》:"使专精神,忧念天下,思惟得失。"是指思考的意思。相对于存在而言,思维还有意识、精神的含义。我们这里所说的思维,是指人脑对客观事物间接和概括的反映,即人们对感性材料进行分析和综合、做出判断、进行推理的认识活动过程。

思维具有间接性和概括性两个主要特点。间接性是指人们借助一定的媒介和知识经验对客观事物进行间接的认识。概括性是指在大量感性材料的基础上,把一类事物共同的特征和规律抽取出来加以概括,它表现在两个方面:第一,思维反映的是一类事物共同的、本质的属性;第二,思维还可以反映事物的内部联系和规律。

2. 思维方法　思维方法简单地说就是思路,即思考问题的路线、途径。思维方法是内化于人脑中的世界观和方法论的理性认识方法、思维样式。它是在实践基础上形成的相对稳定、相对定型的思维结构、思维模式,具有时代性、相对稳定性和实践性等特点。

(1) 思维方法具有时代性和历史性。恩格斯说过:"每一时代的理论思维,从而我们时代的理论思维,都是一种历史的产物,在不同的时代具有完全不同的形式,同时具有完全不同的内容。"[①]这就是说,一定的思维方法总是一定社会时代的产物,是社会存在的反映,它不会脱离和超越一定的社会存在而存在。

(2) 思维方法具有相对稳定性,对后继思维活动起引导作用。当遇到同类事物时,总是会按照头脑中已有的思维模式和认识框架去思考问题,这就是人们常说的"思维习惯"或"习惯性思维",又称为思维定式。

(3) 思维方法是在实践过程中形成和发展的。特定的思维方法是主体在改造客体活动中逐渐在主体思维中形成的人类与客体世界系统的同构,是主体的感性活动和理性活动的历史沉淀。同时,思维方法必须和时代、任务、对象、场合相适应,随着时代发展和人类实践方式而改变,用当今的话来说,思维方法也要与时俱进。

(二) 科学思维

1. 科学思维的内涵　科学思维就是主体在感性认识的基础上,创造性地运用各种思维

---

① 《马克思恩格斯选集》(第4卷),人民出版社1995年版,第284页。

方式和方法,从而获得对事物本质和规律的认识,高效率地达到既定目标的思维。科学思维的两个基本要素,即尊重事实和遵循逻辑。它包括以下内涵。

（1）相信客观知识的存在,并愿意通过自己的探究活动去认识客观世界。

（2）对于未知的事物会做出猜想,并知道主观的猜想需要客观事实来证明。

（3）相信事实,并在全面地考察事实后做出结论。

（4）通过对事实进行合乎逻辑的推理而得出结论,并承认结论的暂时性,它需要更多的事实来证明,结论也可能被新的事实推翻。

2. 科学思维的培养　科学思维的培养有三个关键性的实践要点:第一步是对问题的猜想,第二步是事实的验证,第三步是理性的思考。因此,科学思维是一种实证的思维方式,是建立在事实和逻辑基础上的理性思考。

（三）逻辑思维、形象思维和创造思维

就思维形式而言,按不同原则有多种不同分类。例如,按思维内容的抽象性,可划分为具体形象思维和抽象逻辑思维;按思维内容的智力性,可划分为再现性思维和创造性思维;按思维过程的目标指向,可划分为发散思维(即求异思维、逆向思维)和聚合思维(即集中思维、求同思维);按思维过程意识的深浅,可划分为显意识思维和潜意识思维。但是,思维不是一般的范畴,它是人类为了求得自身的生存和发展,在与大自然做斗争过程中经历几百万年进化的产物,是人类大脑的特有功能。因此,如果从人类思维基本形式的高度来考虑思维分类,就只能有一个原则——认识论原则,要遵循人类对客观事物运动变化的认识规律,也就是要从哲学的高度来认识思维形式的划分问题。钱学森先生认为,思维主要有逻辑思维、形象思维和创造思维三个重要内容。

1. 逻辑思维　逻辑思维亦称理性思维、抽象思维,主要是通过概念、判断、推理等形式,能动地反映客观世界的认识过程。从古希腊的“逻辑之父”——亚里士多德创立“三段论”的形式逻辑以来,在 2 500 多年的历史长河中,经过斯多葛学派以及培根、莱布尼兹、康德、黑格尔、穆勒、马克思、恩格斯等哲学家的发展,形成了包括形式逻辑、辩证逻辑和数理逻辑在内的逻辑思维体系。逻辑思维过程要进行科学的抽象,经过去粗取精、去伪存真、由此及彼、由表及里、分析综合、归纳演绎等思维的加工制作,撇开事物的具体形式和个别属性,揭示出事物的本质特征,形成新的认识、新的概念,再通过判断和推理间接和概括地反映客观事物的本质和相互关系,形成对客观事物的理性认识。

2. 形象思维　形象思维亦称直感思维,是一种复杂的、多途径、多回路、非线性的思维方式。形象思维并不是单纯对事物表面进行生动的直观,而是寻找所观察事物的整体性、规律性和本质性的一种猜测和思考。形象思维具有非逻辑、非理性、非程序性、超时空、跳跃性的特征,它要求思维主体具备丰富的经验和广博的知识,能从不同的角度、不同的层面、整体和宏观地把握事物表象背后的规律和本质。形象思维的成果需要用逻辑思维方法进行证明,通过科学实验和社会实践来检验。

3. 创造思维　创造思维亦称创新思维,是人们创造性地解决问题与发明创造过程中特有的思维活动,是一切具有崭新内容的思维形式的总和,是能够产生前所未有的思维成果的特定范畴。创造思维常表现为不受传统观念束缚、不局限于别人的见解和既定模式,能迅速发现事物与事物之间、现象与本质之间的联系;乐于追根寻源和检验论证,敢于大胆幻想,善于联想;富于想象和长于类比,充满好奇;兴趣广泛并且目标集中,常把探索的目光投向未来。钱学森认为,逻辑思维是侧重于微观的思维方法,形象思维是侧重于宏观的思维方法,而创造思维是微观和宏观相结合的一种思维方法。"创造思维才是智慧的源泉,逻辑思维和形象思维都是手段。"因此,创造思维是各种思维方式中最高的思维方式,是人类思维中最亮丽的花朵,最理想的智慧之果。随着现代信息技术的迅速发展,传统的逻辑思维工作,如记忆、推理、运算、分析已经大部分由计算机来完成,而创新思维主要是由人去完成。所以,创新思维日益受到人们的关注和重视。本章以下的内容就主要围绕创造思维(创新思维)修养进行分析,鉴于目前社会通用的观点,本章采用创新思维这一概念。

【相关链接】

创造力解析

著名心理学家 Guilford 将个体创造力解析为 6 个主要成分:① 敏感性:即容易接受新事物,发现新问题;② 流畅性:即思维敏捷,反应迅速,对特定的问题情境能顺利产生多种联想或提出多种答案;③ 灵活性:即具有较强的应变能力和适应性,具有灵活改变定向的能力;④ 独创性:即产生新的非凡思想的能力,表现为产生新奇、首创的观念和成就;⑤ 再定义性:即善于发现特定事物的多种使用方法;⑥ 洞察性:即能够通过事物表象,认清其内在含义、特性或多样性。

二、工欲善其事,必先利其器——科学思维基本方法的运用

在《论语·魏灵公》中有一句话:"工欲善其事,必先利其器。"比喻要做好一件事,准备工作非常重要。科学思维方法是护士手中的锐利武器。有什么样的思维,就有什么样的行为,要成为一名新时期护理人才,就必须掌握基本的科学思维方法,并将其运用于工作中。

科学思维的基本方法包括:比较、分类、分析、综合、归纳、演绎、抽象、概括等。

(一) 比较和分类

比较和分类是两种基本的逻辑思维方法。自然界的事物是无穷无尽的,各种事物之间不仅存在着现象上的相同和差异,而且存在着本质上的同一和差异。这就需要用比较和分类加以认识。

1. 比较

(1)比较的概念。比较是认识对象间的相同点或相异点的逻辑方法。一般来说,人们认识事物常常是从区分事物开始的,要区分事物,就要进行比较。通过比较鉴别可以找出事物的独有特征,发现事物变化的规律。

(2)比较的方法。护理实践中的比较,就是既要在表面上差异极大的事物之间找到其本质上的相同之处,也要从表面上极为相似的事物之间看出其本质上的差异。

比较时要注意以下原则:① 研究对象之间必须具有可比性。② 比较的标准要统一。③ 相比较的属性尽可能是内在的本质属性。如心脏病患者安装起搏器后常须绝对卧床多日,这就容易引起一些卧床导致的并发症,对此,上海某医院护理人员采取了"固定术侧肩肘关节"的改革方法,他们通过比较两种护理方法的电极移位、腹胀、便秘发生率、住院天数等,得出新方法优越的结论,减轻了患者的痛苦,提高了护理效率。

2. 分类

（1）分类的概念。分类是在比较的基础上，根据研究对象的共性和特性将若干现象区分为不同种类的思维方法。

（2）分类的方法。一种是按照表面现象分类，如对护士差错按打错针、发错药、采错血等现象进行分类；另一种是按照事物的本质分类，门捷列夫元素周期律的发现是其中的典型。分类时要注意以下原则：① 分类的标准必须统一。② 分类的各子项必须相互排斥。③ 分类所得的各个子项之和不能小于或大于母项。

科学分类可以把复杂的事物条理化、系统化，可以揭示事物内部结构和比例关系，有时还有科学预见的作用。如研究医患纠纷这一复杂现象前，可以对其先进行分类再做研究。

（二）归纳和演绎

人类对于自然界的规律的认识总是经历从具体到抽象，从个别到一般，从而获得带规律性的本质认识，再以此为指导去研究个别，从个别中加深、丰富对于一般的认识。前一认识过程主要依靠归纳，后一认识过程主要靠演绎。

1. 归纳

（1）归纳的概念。归纳是从个别事实中推演出一般原理的逻辑思维方法。就是从众多特殊事物的性质和关系中概括出一大群事物共有的特性或规律的逻辑推理方法。归纳是从客观事实认识一般科学原理的重要手段，也是把低层次理论上升到高层次理论的有效方法。

（2）归纳的方法。归纳推理由前提和结论两部分构成。前提是若干已知的个别事实，是个别的判断和陈述。结论是从前提中通过逻辑推理得到的一般原理，是普遍性的判断和陈述。客观事物的个性中都包含着共性，人们只有通过一个个具体的、个别的事物或现象认识后，才可能概括出相类似事物或现象共存的规律。

护理科研中的抽样调查方法就是归纳法在起作用。归纳法可帮助整理护理现象和事实，并从中概括出一般护理原理，也可以在概括护理经验的基础上形成护理研究的假设，还可以通过归纳法进行逻辑论证，以获得新的研究成果。如某护士通过逐一调查统计重型颅脑创伤患者早期的摄食情况，归纳出"重型颅脑创伤患者早期营养供应不足"的结论，提出了营养支持方案，写出相关护理论文刊登于护理学术期刊上。

2. 演绎

（1）演绎的概念。演绎是从一般到个别的推理方法。和归纳法相反，演绎是从已知的某些一般原理、定理或科学概念出发，推断出个别或特殊结论的一种逻辑推理方法。

（2）演绎的方法。在进行演绎时，作为出发点的一般性判断称为"大前提"，作为演绎中介的判断称为"小前提"。把由"大前提"和"小前提"推算出来的"结果"称为演绎的结论。演绎推理的主要形式就是由"大前提""小前提""结论"组成的"三段论"。例如某医院护士通过查找资料发现，国外研究已经证明，对新生儿进行抚触可促进消化功能，解除新生儿便秘（大前提）；有关研究也表明，解除便秘有助于改善新生儿黄疸（小前提）；由此她们演绎出结论：对新生儿抚触可降低新生儿黄疸，并据此结论做了有关临床试验，获得了成功。

可见，在护理研究中通过演绎法，可以依据已有的护理原理和理论，为研究结论提供合理性的逻辑证明；可以依据护理原理，对未知现象发展趋势进行预见和推断。

（三）分析和综合

分析和综合，是比归纳和演绎更为深刻的两种思维方法。客观事物是复杂多样的，因此，就有必要和可能对它们进行分析；客观事物的多样性又是统一的，我们在思维中就有必要和可能对它们进行综合。只有如实地反映事物的多样性和统一性，才是科学的、辩证的分析和综合。

1. 分析

（1）分析的概念。分析是把客观事物的整体分解为各个要素、各个部分、各个方面，然后逐个分别加以考察，从而认识研究对象各部分、各方面本质的思维方法。从表现形式上看，分析法在思维过程中，把整体分解为部分，即把全局分解为局部，把统一性分解为单一性。从本质上看，分析仅是一种手段，根本目的在于认识事物的各个方面，以把握它们的内在联系及其在整体中所处的地位和作用，从偶然中发现必然，从现象中把握本质。

（2）分析的方法。分析时首先把客观事物分解为各个要素、部分或方面，然后对分解后的各个要素、部分、方面分别加以考察和研究。一般来说，分析总是把一个大而难的问题分成若干小而易的问题，体现由浅入深、由易到难、由表及里的过程。

分析活动普遍地存在于护理实践和认识过程中，如学习人体解剖、拆装护理器械、评估判断患者病情等。

2. 综合

（1）综合的概念。综合就是在思维过程中把客观事物的各个要素、各个部分、各个方面分别考察后的认识联结起来，然后从整体上加以考察的思维方法。从表现形式上看，综合是把部分组合为整体，把局部组合为全局，把阶段联结成过程。这种组合并不是机械地凑合、简单地相加，而是按照事物各部分之间固有的、内在的、必然的联系，将其综合为一个统一的整体。

（2）综合的方法。先把分解考察客观事物各个要素、部分、方面所得到的认识联结起来，再把其相互关系综合起来作为一个整体加以考察和研究。

综合比分析更高一个层次，综合是在分析的基础上进行科学的概括，把对简单要素的认识统一为对事物整体的认识，从整体上把握本质和规律。比如，达尔文进化论学说是综合的结果，在此之前有细胞学、胚胎学、古生物学、比较解剖学以及地质渐变思想等。化学上的元素周期律，也是在分析基础上综合的结果。

第二节　人无我有，人有我新，人新我变——创新思维

20世纪30年代的一天，穷困潦倒的美国青年奥斯本怀揣一篇论文，来到一家广告公司应聘。老板一看，文章中"用词不当"的地方比比皆是，实在看不到高超的写作技巧。但他还是决定试用奥斯本3个月，因为从论文中，他看到了许多创造性火花。在试用期内，奥斯本平均每天提出一项革新建议，其中不少在公司的发展中发挥了重大作用。不言而喻，奥斯本的事业得到了迅速发展，出版了一本又一本创新方法的专著。美国一些高校也专门开设了创新学课程。

在新技术革命浪潮的冲击下，人们开始对创新思维、创新规律及其方法产生了兴趣，创新性思维的研究在时代的土壤中迸发。

一、巴氏消毒法的诞生——创新思维概述

著名的生物学家巴斯德看到一块肉臭了,这件不经意的小事引起了他的反复思考。许多科学家认为,肉是产生细菌的原体,而巴斯德却认为,是空气中的细菌进入了肉体,才使肉变质。他把肉消毒,然后封闭起来,不让空气进入,观察肉的变化;又把新鲜肉带上阿尔卑斯山的最高峰,观察肉在清洁空气中的变化。当各项实验都证明变质是由空气中的细菌所为之后,巴斯德发明了食品保鲜法及"巴氏消毒法"。

是创新思维造就了巴斯德的成功。

(一) 创造与创新

1. 关于创造的概念界定　辞海中对"创"的解释为创始,首创。《汉书·叙传下》:"礼仪是创。"唐代史学大师颜师古的注释为:"创,始造之也。"创造即为"首创前所未有的事物"。

早在古希腊时期,亚里士多德就把创造定义为"产生前所未有的事物",这一定义不仅包括精神领域,也包括了创造思维的物质实现。

对创造概念的理解问题,是现代科学领域中的一个颇为深奥复杂的问题。由上述创造学理论的专家对创造所下定义可知,"创造"这个概念包含了创造者本身的个性特征,创造活动的特性,创造活动的过程、结果等。创造活动能体现出人类最高的本性,是推动和变革社会的最积极的力量。

2. 创新的内涵　从某种程度而言,人类文明历史就是一部创新的历史,人类在不断的创新中受益,也由此从不同学科视野定义和理解创新,以至于目前没有普遍接受的创新定义。经济学将创新理解为创造或执行一种方案,使不同行为者(包括企业、实验室、科研机构与消费者)之间进行大量的交流,在科学、工程、产品开发、生产和市场销售之间进行反馈,以取得更好的经济利益和社会效果;管理学将创新定义为有意识地引进和运用相对于组织来说是新的思想、产品或工作流程,而这些新思想、新方法等的应用对组织、群体和个人都是有利的;教育学和心理学则将创新视为创造力或创造性的主要表征,核心是创新思维。

一般来说,创新是指超越旧事物、旧理论、旧方式,创新新事物、新理论、新方式。美国学者埃弗莱特·罗杰斯特别强调创新是主体的认可和接受,他认为创新就是一种被个人或单位当作新东西而采纳的观念、实践或目标。如果一种观念对于个人来说是新颖的,这种观念就是一种创新。

创新不等同于创造,两者既有区别又有联系。创造的含义为"首创"和"前所未有",创新的含义为"革故鼎新"(前所未有)和"有中生新"(并非前所未有)。一般来讲,创造是建立在独创之上;创新是建立在已经创造出来的东西之上,创新是在一种批判与传承基础上的衍生、推展,是在从前的创造活动之上结出的新的成果。

创新,有"原创"和"后创"之分。原创是指前人没有做出过的第一次新的创造和新的发明,通常称为"原始性创新"或"激进性创新";后创是指对前人和他人(也包括自己)原有的思维、理论进行调整或修正,形成符合时代特征和现实需要的新的科学思维和理论,通常称为"渐进性创新"或"改良性创新"。不论是原创还是后创,都是对实践经验的新概括,对客观真理的新认识,对新事物、新问题的新思考。这种思维创新的过程,就是发现新问题、研究新问题、解决新问题的过程。

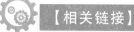

"创造学"走过的路

1936年,美国通用电气公司首先开设了"创造工程"课程,使公司职工的创新能力普遍提高了3倍。

1941年,现代创造学的奠基人奥斯本出版了《思考的方法》一书,同时发表了具有显著成效的创新方法——智力激励法。

1948年,美国麻省理工学院开设"创造性开发"课程,创造学正式列入大学教育内容。

1948年,美国兰德公司等开发了"系统分析"等创新研究方法。

1955年,美国犹太大学首次举行创造学研究学术会议——犹太会议。

1958年,日本创立第一个创造学研究组织,1979年,创立日本创造学会。

1987年,英国经济学家克里斯·弗里曼首次提出国家创新体系的概念,1997年,经济合作与发展组织(OECD)正式提出国家创新体系的定义。

2003年10月,党的十六届三中全会通过的中共中央《关于完善社会主义市场经济体制若干问题的决定》明确提出加快国家创新体系建设。

2012年11月,党的十八大明确提出实施创新驱动发展战略。

（二）创新思维与创新能力

1. 创新思维　创新思维是指主体运用新的认识方式、新的思维视角、新的实践手段,去开拓新的认知领域、取得新的认识成果的思维活动。其内涵主要包含以下几点。

（1）以完成创造性活动为结果。这里的创造性活动包括:给出新的概念,做出新的判断,提出新的假设、新的方法、新的理论,产生新的技术、新的产品等。

（2）应把整个创造过程作为背景,而不应只重视产生的结果。创造过程应从总体上进行系统综摄。创造过程包括定题、发散、收敛、验证四个"环",四环连成一链,前环引导后环,后环对前环有肯定、修改或否定等作用,表明了创造过程的总的走向。创新思维应以整个过程为背景,才不至于以偏概全。

（3）创新思维是高级的综合性的思维活动。作为高质量的思维活动,一方面表现在它解决问题的难度,是新问题的解决,或是用新方法解决老问题;另一方面表现为创新思维是全身心的投入,具有独创性、批判性、跨越性和开放性等方面的特征。

（4）创新思维的本质在于突破。创新思维是在实践基础上对前人有价值的思想观点的系统化,对新情况、新问题的思考和总结,对认识对象、实践对象的本质和规律做出新的揭示。正如党的十六大报告中所说:"我们要突破前人,后人也必然会突破我们。这是社会前进的必然规律。"

2. 创新能力　创新能力是人的能力中最重要、最宝贵、层次最高的一种能力。一个人创新能力的强弱,取决于他(她)在该领域所掌握的基本知识、基本技能及特殊才能,取决于他(她)的认知风格、工作方式和运用创造方法的能力,同时也取决于他(她)对工作的基本态度、对该领域的认知,包括内在动机和外部环境约束的强弱。十八大报告提出要坚持走中国特色自主创新道路,以全球视野谋划和推动创新,提高原始创新、集成创新和引进消化吸收再创新能力,更加注重协同创新。由此可见,创新能力包含着多方面的因素,但其核心因素是创新思维能力。正如爱因斯坦所说:"人是靠大脑解决一切问题的。"人脑中的创新思维活动是创新实践活动的"骨髓""基石",没有思维的创新,就没有实践的创新。正如科学家富兰克林所言:一个人"停止了创新的思想,便是停止了生命"。

(三)创新思维的特征

一个富有创新能力的人,在其身上必然具备一系列创新素质与人格特征。这种创新素质和人格特征与天赋条件有关,但主要是后天的学习、实践在起决定性作用。可以说,创新思维和能力是在先天条件与后天学习、实践活动交互作用的过程中形成的。一般而言,创新思维应该具有以下特征。

1. 独创性 与常规思维相比,创新思维的最大特点在于它的独创性。有了独创才会有创新,它要求在看问题时,不是人云亦云,而是能进行独立的思考,其见解、思路、方法、思想都是有新意的,有特色的。表现为与众不同、别具一格、独辟蹊径、独具匠心、高人一筹。例如,有一位画师要求他的学生用最少的笔墨,在相同大小的白纸上表现出最多的骆驼。第一位学生想,把骆驼画得越小数目越多,于是就用很细的笔密密麻麻画满了骆驼;第二个学生想,每只骆驼只需画一个脑袋便可表示,于是在同样大小的纸上画满了骆驼的脑袋;第三个学生又将脑袋缩小为一个外形相似的小点,自然数量又多出不少;第四位学生则与前三位完全不同,他先画了一只骆驼在山谷出口往外走,又画了一只在山谷入口露出半截身子和尾巴的骆驼。前三位学生运用常规思维只画出了有限的骆驼,第四位学生用创新思维画出了无数的骆驼,这就是创新思维的独特性。

2. 批判性 认识问题时,敢于挑毛病、寻瑕疵,敢于对传统的东西进行否认与怀疑,思维能够在否认—怀疑—批判—重新确立的过程中,使原有之物得到修正、调整、补充和完善。例如,马克思把"怀疑一切"作为座右铭,对于人类思想所建树的一切,他都批判地进行重新审视,并在批判的基础上有了光芒四射的两大发现:剩余价值学说和唯物史观,实现了社会主义从空想到科学的转变。

3. 广阔性 思考问题时,不仅能运筹帷幄、高瞻远瞩、高屋建瓴,而且能纵横延伸、妙思泉涌、创意无限。思维可以向四面八方辐射出去,当思维空间不断扩展,思维振幅不断加大时,新的思路不经意间就会出现。例如,我国古代的大教育家孔子曾经问过自己的学生子贡:"你和颜回相比,哪一个更强些呢?"子贡回答说:"我不能同颜回相比,我只能闻一知二,而颜回能闻一知十。"可见思维的广阔性对我们认识和思考事物的重要性。

4. 跨越性 创新思维要求一个人的思维要做到不受陈规约束,具有跳跃性和快速转换性。在震荡和碰撞中,思维不是循序渐进,而是超越常规和常识,跨越时间和空间,呈现出无限递进式的状态。只有这种极度超越和飞速跨越的思维,才会使新思维涌流不息、连绵不断,才能适应多种情况的变化。

5. 开放性 思考问题时能将自己置放在一个系统中,美国的 T. 波罗博士认为,应具有"构造地图式的思维"或者称为"绘制型思维",也就是说,必须把眼界放开,对现有问题从不同侧面去思考。例如,爱迪生把电运用于通信传递,发明了电话、电报;把电运用于视听娱乐,发明了幻灯、留声机、电影;把电运用于写作书报,发明了打字机、印刷机;把电运用于动力方面,发明了蓄电池、发电机;把电运用于照明,发明了电灯、钨丝;把电运用于医学,发明了荧光镜……由此可见,做到兼顾上下左右的关系,系统内外的关系,注重空间环境的开放,视野触角的开放,发展过程的开放,思维就会进入一个创新的境界。

6. 预见性　创新思维的预见性表现为科学的预见能力,它指出了事物发展的道路和趋势,给予人们思想和行为上的指导,减少科学研究上的曲折和盲目性。英国天文学家哈雷准确无误地预言了"哈雷彗星",俄国化学家门捷列夫成功预言了未知新元素,我国著名地质学家李四光卓越地预言新华夏构造体系蕴藏着大量石油……创新思维的杰出预见成为推动社会发展和科技进步的指路明灯。

(四) 思维方式创新的必要性

进入 21 世纪,面对时代竞争,制胜的法宝是什么? 不是金钱,不是权力,而是思维方式的创新。一个民族要兴旺发达,要屹立于世界民族之林,不能没有创新的理论思维。这是人类文明发展史给我们的一个重要启示。

1. 知识经济时代,呼唤思维方式的创新　世界经济合作组织对知识经济定义为:"建立在知识和信息的生产、分配和使用基础之上的经济。"知识经济时代,社会对脑力劳动的需求越来越多,价值的增长主要来自脑力劳动,价值的实体主要由脑力劳动及其成果创造,人脑对信息和知识的运用,成为社会发展和进步的主要动力。同时,人力资源在社会经济体系中已经上升到第一位,知识与智慧的价值已经成为社会产品价值构成中的主要成分。正如美国经济学家彼得·德鲁斯所说,知识生产力已成为生产力、竞争力和经济成就的关键因素。可见,在知识经济时代加强思维创新显得尤为重要。

　【相关链接】

知识经济的提出

20 世纪 60 年代,一个以知识为主体的经济时代开始出现;70 年代,美国社会学家托夫勒在《第三次浪潮》中把正在发生的变化称之为"后工业经济"和"超工业社会";80 年代,美国未来学家奈斯比特在《大趋势——改变我们生活的十个新方向》中定义为"信息经济";1990 年,联合国研究机构首次提出"知识经济";1996 年,世界经济合作组织明确定义为"以知识为基础的经济"。

2. 科学技术和生产力的发展,呼唤思维方式的创新　当代科学技术的发展,一方面使社会生产日益精细,门类和分支越来越多,呈现出专业化、专门化的趋势;另一方面又要求技术之间的协同和综合,呈现出整体化、系统化的趋势。在现代科学技术基础上创造出的耗散结构论、混沌论、协同论等全新的思维方法,方兴未艾的边缘学科、交叉学科等一系列的新兴学科,为人们提供了新的认识武器和思维工具,也为人类认识能力的提高和思维的进步提供了强大的动力。从生产力的要素分析,思维占的比例正在日益增大。

3. 经济全球化的趋势,呼唤思维方式的创新　当今的世界,在走向多样化、个体化的同时,又呈现出互相连接、同向发展的整体化格局。21 世纪,经济全球化的进程使各国的利益密不可分,当今的世界需要摆脱对抗,消解两极对立的思维方式;需要走向对话、沟通与合作,寻求相互理解,达到共同利益汇合点的思维方式。特别是中国加入世界贸易组织(WTO)以后,在中国和世界之间,政治、经济和文化之间,人与人之间创造一个新天地,在这样的时代背景下,协同与融合,双赢和共赢,就是新的思维方式的主流。中国当前正在进行的现代化事业,不仅要有"自己的特色",同时也要注意全球化倾向,在这种态势下,人们的思维方式必须更加注意个体化和整体化的有机统一,多样化和一体化的有机统一。

4. **实现中华民族的伟大复兴,呼唤思维方式的创新** 改革开放以来,我们党依据对时代特征和全球发展走向的准确把握,使中国实现了从温饱向小康社会的历史性跨越,从计划经济向市场经济体制的历史性转轨,综合国力明显增长,这得益于思维方式的转变。当前,我国已经进入全面建成小康社会这一新的发展阶段,加快创新的需求更加迫切,党的十八大报告中有57处出现"创新"一词,内容涉及经济、政治、社会发展的各个方面。世界范围的综合国力竞争,归根到底是人才特别是创新型人才的竞争,要实现中华民族伟大复兴的"中国梦",有赖于各方面创新型人才的创造性思维和创造性活动。在创新型人才成为实现经济社会发展目标第一资源的大背景下,创新思维的培养尤其重要。

二、胜人者有力,自胜者强——创新者的基本要素

老子在《道德经》第三十三章中说:"知人者智,自知者明。胜人者有力,自胜者强。"意思是说,能认识自己的人才算高明,战胜自己的弱点、缺点的人才算坚强。只有正确认识自己,战胜自己,才能在人生的道路上不断超越自我,不断开拓创新。

具体而言,创新者的基本要素包括:

(一)广博精深的知识和高超的技能

《孟子·离娄下》:"博学而详说之,将以反说约也。"意思是说博学可以使人们的思考趋于深刻和细密,可以从复杂的现象中总结出规律和要领。

具备广博精深的知识是成为创新型人才的基础和前提。一是需要广博的知识面。创新往往是包括边缘学科在内的几种学科知识融会贯通的结果。因此,创新者不仅需要广博的书本知识,学习和借鉴人类创造的一切文明成果,同时还需要广泛的社会知识。物理学家杨振宁、李政道多次指出:知识面狭窄是我国青年的一大缺陷。万丈高楼起于基石,树木根深方能叶茂。二是需要精深的专业知识。这是创新者取得突破性创见的根基。所以,拥有精深的专业知识对创新者至关重要。要努力弄懂其专业理论的由来和立论的依据及其运用的范围和条件,并从各个角度推敲它,消除各种疑问,娴熟地运用它,进而成为创新的利器。三是需要较高的知识更新能力。现时代知识更新的周期越来越短,创新者随时都要更新旧观念,学习新知识,掌握新信息,创造新知识、新学科。这样才能视野开阔、基础深厚、信息灵敏,为创新打下坚实的基础,为创新开创更加深广的自由空间。

除了掌握广博精深的知识以外,把知识转化为实践操作技能对创新者而言是至关重要的。在创新的过程中,往往需要大量的试验,这就需要创新者具有较强的实践操作能力;科技成果向现实生产力的转化,是推动生产快速发展的首要因素,同时,也是实现科技成果产生现实价值的必不可少的途径。因此,我们不仅需要科技成果的创造者,而且还需要能够实现其转化的运作者、创新者。否则,再好的科技成果也只能束之高阁。我国的"神舟"载人航天工程,仅就制作来讲,就需要多方面的、多环节的技术人员和专业技能,否则"上天"也只能是一句空话。从这个意义上讲,"能工巧匠"的高超技术及实际制作、操作能力无疑是异常重要的。

(二)无私奉献和团结协作的精神

无产阶级革命家陶铸说:"如烟往事俱忘却,心底无私天地宽。"创新者应具备为民族、为

国家乃至全人类无私奉献的精神,为社会进步和民族复兴甘当人梯和团结协作的团队精神,才能在创新中实现自己的人生价值。

崇高的理想信念、高尚的道德品质、无私奉献的精神是创新者必备的一种精神素质,更是创新的不竭动力。爱因斯坦曾说:"一个人对社会的价值,首先取决于其情感、思想和行动对增进人类利益有多大作用。"无论是哲学社会科学的创新,还是自然科学的创新,都是认识世界进而改造世界的能动力量,都是推动产业革命、经济发展和人类社会进步的强大动力。诺贝尔奖获得者瑞典科学家斯万特·阿列纽斯说:"是祖国抚育和培养了自己,自己首先应当想到的是祖国的需要,而不是个人的名利。"这正是创新者应有的品格。当代大学生要站在历史和时代的制高点上,要以天下为己任,从而激发出创新的使命感和紧迫感,以无私奉献、甘为人梯的精神,为民族、国家和社会做出贡献,这也是创新者自身最大的人生价值。

在创新的过程中,发扬团队精神,发挥系统 $1 + 1 > 2$ 的整体性功能,是新科技革命的必然要求。创新者从事"各自为战"的独立钻研方式越来越不适应当代高科技迅猛发展的要求,有的课题或项目需要几个单位、几十个部门甚至一国或数国的联合协作。在这种情况下,创新者的团结协作、互相配合、无私地奉献个人的研究成果(属于国家机密的研究成果除外)的集体主义精神非常重要。人类基因组图谱的问世,就是多国科学家在"大团队"精神支撑下取得的迄今为止无与伦比的业绩。心胸狭隘、一味追逐个人的名利、斤斤计较个人得失是创新的大敌。

(三) 高度的自信心和敢于创新的品质

"自信人生二百年,会当水击三千里。"毛泽东同志的豪迈大气与乐观自信是其领导中国革命成功不可缺少的因素,而毛泽东同志敢为天下先的创新品质则奠定了中国革命胜利的丰功伟业。一个成功的创新性人才必然是一个自信和敢于创新的人。

创新者必须树立起"天生我才必有用"的信念,并由此激发出强烈的创新灵感和创造行为,克服面临的各种困难,创造性地开展工作。法国科学家路易·巴斯德在少年时代学业成绩平平,以至于对自己失去信心,自认为将来能成为一名美术教师也就谢天谢地了。当他听了一个化学家的学术报告之后,激发起他的自信心,立志于科学研究,不仅在化学方面,而且在生物学和医学方面都取得了巨大的成就,被授予骑士勋章。他发明的"细菌病原说"和消毒方法在酿酒、食品和医疗上至今仍被我们应用。由于他的发明创造,人类的病死率不断下降,平均寿命不断提高,使我们的寿命在 100 年内延长了 30 年之多。

对现有事物敢于怀疑、敢于超越、敢于发展,是创新者应具有的基本胆识。人的认识是无止境的,包括人体在内的整个宇宙未被发现和认识的东西还有很多,人类需要发明创造的事物则更多。创新者的精髓就是要敢于怀疑和超越,敢于假设和幻想,敢为人先,勇做"第一个吃螃蟹的人"。没有这样的胆略和气魄,创新就无从谈起。布鲁诺因发表《论原因、本原、统一》《论无限性、宇宙和诸世界》等著作和坚持哥白尼的日心学说,反对宗教神学,而过着颠沛流离的生活,最后因不向罗马宗教裁判屈服而被处以火刑,为科学的真理而献身。"火并不能把我征服,未来的世纪会了解我,知道我的价值的。"布鲁诺的献身充分体现出一名创新者为真理而奋斗的精神。

(四) 坚忍不拔的意志和艰苦卓绝的勤奋精神

历史上传诵的东汉孙敬头悬梁、东周苏秦锥刺骨、西汉匡衡凿壁偷光、西晋孙康映雪、东晋车胤囊萤的故事,都反映出坚忍不拔的意志和艰苦卓绝的勤奋精神,这是中华民族的传统美德,这也是创新者必须具备的基本要素。

马克思指出:在科学上没有平坦大道,只有不畏艰险一步一步沿着陡峭山路攀登的人,才有希望到达光辉的顶点。创新,是一种创见,是创造价值;创新,是一种非常艰辛的劳动,必须要有坚忍不拔、锲而不舍、"咬定青山不放松、任尔东西南北风"的精神和顽强拼搏的毅力。狄更斯说:顽强的毅力可以征服世界上任何一座高峰。没有马克思在伦敦图书馆的25年以至将其座位下的地板踏个坑的艰苦钻研,马克思主义的哲学、政治经济学、科学社会主义就不会诞生;没有陈景润演算的两麻袋草稿,他就不会向世界数学难题"哥德巴赫猜想"迈进一大步。这种例子在古今中外科技史上俯拾皆是。好逸恶劳、浅尝辄止是创新者的大敌。

(五) 生命不息创新不止的品格

"天行健,君子以自强不息。"《周易》中的这句名言意味着不满足于现状,不断改革进取,与时俱进,生命不息、创新不止的品格。

创新的过程是一个连续的过程,创新者往往一经初始性的创新之后,其成果常常是接二连三,甚至是一发而不可收。创新者应充分利用自身所具有的创新天赋和素质,不懈地进取,追求卓越,将创新活动寓于整个生命的全过程,为社会做出最大的贡献。英国化学家汉弗莱·戴维说:"我唯一的目的只是为人类谋幸福,我不想发财。倘使能够替人类做些有益的事情,那便是我唯一的报酬了。"这正是创新者应具有的品格。但在史料和现实生活中常常有令人缺憾的事情。举世闻名的英国科学家牛顿,前半生不仅在物理学,而且在数学、天文学方面都有重大建树,而在他的后半生却走上升官发财之路,从而使创新之源枯竭,到老死也无所作为,这是所有创新者应引以为戒的。

第三节 "锁匠为什么打不开锁"——超越自我,突破定式

锁匠胡汀尼有一手开锁的绝活,扬言无论多么复杂的锁,都能在一小时内打开。一个英国小镇上的居民决定向胡汀尼挑战,他们特意打制了一个坚固的铁牢,配上一把非常复杂的锁。胡汀尼接受了挑战,走进铁牢,牢门关了起来。胡汀尼用耳朵紧贴着锁,专注地工作着。一小时过去了,锁还未打开,胡汀尼头上开始冒汗了;两小时过去了,还未听到锁簧弹开的声音,胡汀尼精疲力竭地将身体靠在门上坐了下来,结果牢门却开了! 原来牢门根本没有上锁,是胡汀尼的思维定式给他心中的门上了锁!

心理学认为,定式是心理活动的一种准备状态,是过去的感知影响当前的感知。有很多看起来很难解决的问题,其实它们往往并不是真正难在不容易想出办法来,而是难在不容易突破定式上。因此,要创新就要不断超越自我,突破头脑中的定式。

一、四个"1"能排列成的最大的数是多少——突破思维定式

我们来看一个直观、明显的例子。如果问:由 2 个阿拉伯数字"1"所能排列成的最大的数是多少,谁都会立即回答说:是"11"。如果又问:由 3 个"1"所能排列成的最大数是多少,大家也会迅速回答:是"111"。如果再问:由 4 个"1"所能排列成的最大的数是多少,这时,很多人依然会很快就类推出答案说:是"1 111"。这对吗? 只要稍有一点数学知识的人都能判断,这样的回答是错误的。4 个阿拉伯数字"1"所能排列成的最大的数何止"1 111",它们能排列成"11"的"11 次方"。为什么很多人都会答错呢? 原因也在于,他们在思考过程中已

形成了一种思维定式。

各个领域里有很多经过深入研究最后获得了重大成果的现象,其实早就有不少人都遇到过。为什么总是只有极个别的人才会去注意、重视和研究呢?其中的一个重要原因就是,一般人都难以摆脱思维定式的束缚。

(一)何谓思维定式

思维定式是指人们在解决问题的过程中,常常不假思索地使用熟悉的一种方法解决同一类问题,这种习惯性倾向就是思维定式。思维科学上研究的思维定式来自心理学上研究的心理定式。德国心理学家缪勒提出,在人的意识中出现过的观念,有一种在意识中再重复出现的趋势。他曾经通过大量的实验来证明心理定式的存在。例如,让一个人连续 10~15 次手里拿两个质量完全相等的球,然后再让他拿两个质量有差别的球,他也会感知为完全相等。思维现象也属于心理现象,是心理现象的高级形式。思维定式也可以解释为"是过去的思维影响现在的思维"。

(二)思维定式的利与弊

我们所讲的要突破思维定式的束缚,在一般情况下,这可以说是创新思维的第一步。让我们来看下面这个例子:一般机械要自动化需有电动机来驱动,在众多机电专业人员的头脑中形成了一种思维定式,在设计各种自动化机械时能起到提高效率的作用。但是日本的科技人员在设计一种新的小型自动聚焦相机时遇到了困难。按照当时的技术水平和条件,在相机里装进电动机以后,体积就小不了,质量就轻不了。如果要为它特别设计一种专用的超小型电动机,成本就低不了。设计人员为此大伤脑筋,后来一个技术人员想到:自动聚焦需要的动力很小,而且距离很短,不用电动机,用弹簧和电池行不行呢?这个突破了"必须用电动机驱动"的新设想提出以后,设计人员们不断进行探索和试验,相继设计制成了小型的自动聚焦相机——"傻瓜相机"。

从上面谈到的这个事例可以看出,思维定式对人们思考问题,既有有利作用,又有不利作用。思维定式可能会给解决问题带来好处,但也会成为创造性解决问题的障碍。

一般来说,思维定式有利于常规思考。思维定式对人们思考常规问题的有利作用表现在:使思考者在思考同类或相似问题的时候,能省去许多摸索、试探的步骤,这样就既可以缩短思考的时间,减少精力的耗费,又可以提高思考的质量和成功率,还能起到一种使思考者在思考过程中感到驾轻就熟、轻松愉快的作用。思维定式的这种作用,特别明显地表现在各个领域里的专家能很快就找到解决本专业问题的有效方法,其重要原因之一,就在于头脑中已形成了关于本专业问题的大量思维定式。思维定式有助于举一反三、触类旁通,高效率地理解和解答在学习、工作和日常生活中碰到的问题。

思维定式却不利于创新思考。无论是思考如何解决碰到的新问题,还是对已熟悉的问题寻求新的解决方案,一般都需要在多途径地探索、尝试的基础上,先提出多种新的设想,最后再筛选出最佳方案。而基于反复思考一类问题所形成的思维定式,对创新思考常常会起一种妨碍和束缚的作用。它会使人陷在旧的思考程序和模式的无形框框中,难以进行新的探索和尝试,因而也就难以产生新的设想。在一个问题上形成了思维定式,时间越长,重复的次数越多,它对人的创新思考的束缚作用就会越强。要摆脱和突破它的束缚也就越困难,越需要做出更多更大的努力。

有一位心理学家说过:"只会使用锤子的人,总是把一切问题都看成是钉子。"就好像卓别林主演的《摩登时代》里的那个可笑的工人那样,由于成天到晚拧螺丝帽,一切圆的东西,包括衣服上的纽扣和图形图案,在他眼里都成了螺丝帽,他都会用扳手去拧。

（三）如何突破思维定式

突破思维定式,要培养从不同的角度去思考问题和解决问题的习惯。思路不能仅仅局限于一点,要立体地全方位地分析问题和解决问题,培养发散的求异思维。质疑是发现问题的前提。李四光先生说过:"不怀疑不能见真理,所以我希望大家都取怀疑的态度,不要为已成的学说所压倒。"巴尔扎克也说:"打开一切科学的钥匙都毫无异议的是'问号',我们大部分的伟大发现都应归功于'如何',而生活的智慧大概就在于逢事都问'为什么'。"质疑与问为什么,并不是去否认已有的答案,只是很可能有多种答案,况且任何答案都是在一定条件下是"正确"的,而不是永恒的真理。培养勤于思考,敢于质疑,多问几个"为什么"的问题意识,有利于创新思维的形成。

二、攻破"巴列夫防线"——突破经验定式

1973年第四次中东战争爆发前,埃及军队连续进行了一次又一次的大规模军事调动和演习。以色列依靠美国的"大鸟"卫星,对埃及军队的一举一动了解得清清楚楚。10月6日,当埃及军队进行第23次大规模军事调动向苏伊士运河方向集结时,以色列军事方面的领导人,由于已有了前22次军事演习的实践经验所形成的经验定式,对这次埃及军队的调动,以为不过是又一次军事演习罢了,因而一点未做战斗准备,甚至还放假让官兵们去过犹太人的"赎罪日"节。结果,埃及军队突然向以色列发起进攻,一举攻破以色列耗资2亿多美元修筑起来的"巴列夫防线",获得了震惊世界的辉煌战果。

从以上的事例可以看出,一味相信经验是会妨碍创新思考的。

（一）何谓经验定式

经验思维是人们运用经验进行的思维活动,是人们运用生活的亲身感受、实践的直接知识乃至传统的习惯观念等进行的思维活动,它的功能主要在于认识和把握具体的事物及其外部联系和现象。

（二）经验定式的利与弊

虽然总的来说,通过实践活动,特别是通过长时间的实践活动所取得和积累的经验,是有一定启发指导意义的,是值得重视和借鉴的,它有助于人们在后来的实践活动中更好地认识事物、处理问题。但也不能不认识到,经验只是人在实践活动中取得的感性认识的初步概括和总结,并未充分反映出事物发展的本质和规律。不少经验只是某些表面现象的初步归纳,具有较大的偶然性。由于受着许多条件的限制,无论是个人还是集体的经验,一般都不可避免地具有只适合于某些场合和时间的局限,可能会成为我们创新思考的障碍物和绊脚石。

因此,经验定式是指人们在知觉上受到问题情境中经验功能的局限,而不能发现其可能或潜在的功能,以至于不能解决问题。在现实生活中,由于老是陷在经验的范围内打转,迟迟提不出超越的新设想,这样的事是很多的。从这个意义上说,突破经验定式作为一种创新思维方法,要看到以往所取得的经验,既有一定的参考、借鉴意义,也有只适用于某些时间、场合的局限性。在所思考的问题上,对某一经验是否会妨碍、束缚创新探索,不能不加以鉴别。

（三）如何突破经验定式

突破经验定式就要提高想象力。创新能力不是依赖于特别的天赋或特别优秀的智力,

而是依赖于思维产生的创造力。创新能力的一个先决条件是不要将固定的思维模式和在以往实践中获得的经验强加给眼前的事实，而是要学会如何另辟蹊径。爱因斯坦就是创新思维的典范，他认为想象力比知识更为重要。在他的一个著名的有关思维的实验中，他问到："如果我能以光速运行，世界将会怎样？"这个独特的视角使爱因斯坦超越了现有知识认为的"时间和空间是绝对的，当光穿越时空的时候会不断发生变化"的观点，创立了狭义相对论。爱因斯坦在思想上的这一小小的转换，使光超越了人们的原有概念，而被重新定义成了一个绝对的、时空的延续体。爱因斯坦具有创造性的想象给了我们全新的启示。

三、是谁在阻碍飞机上天——突破权威定式

1903 年，美国人莱特兄弟首次把飞机送上蓝天，在他们试制飞机成功之后的几十年间，有人曾大胆提出制造飞机的愿望，当时出来横加阻挠的是蜚声科学界的名流、最早用三角方法测量月亮和地球之间距离的著名法国天文学家勒让德。他指责道："制造一种比空气重的装置去进行飞行是不可能的。"德国大发明家西门子、能量守恒原理的发现者之一的赫尔姆霍兹也是大泼冷水，由于这些权威的威望，他们的论断严重地影响了制造飞机思想的发展，当时德国的金融界和工业集团撤销了对飞机研制事业的支持。

从上面的例子我们可以看出：创造并不神秘，阻碍我们进行创造的不是天赋才能的不足，而是错误的思想方法，其中之一就是迷信权威，在权威的结论面前不敢越雷池一步，不敢为自己的思想做主，不敢与权威的观点相左。

（一）权威定式是创新的枷锁

应该看到，由于客观世界的无限复杂，人的认识往往会滞后于客观事物的发展变化，凡是权威的论断都是相对的，一切要随时间、地点、条件为转移是一条颠扑不破的真理。如果不通过自己的独立思考，盲目地崇拜权威，那就会在头脑中形成不利于创新的思维定式。所以，一味地迷信权威肯定是一种枷锁，人的思维到了墨守成规的地步，必定是无所作为的。只有敢于向权威进行挑战，才有创新的出现。在人类历史上，哥白尼怀疑托勒密的"地心说"，创立了"日心说"；伽利略怀疑亚里士多德的物体下落速度与重量成正比的论断，发现了自由落体定律；爱因斯坦对牛顿的经典力学提出大胆的质疑，创立了相对论；罗巴切夫斯基对欧氏几何第五公式的可证性提出疑问，创建出非欧几何。

 【相关链接】

权威也有误

我国古代有本医书《苏沈良方》，记载了一些治疗伤寒病的所谓"秘方"。宋朝时，有一位隐士向苏东坡介绍了这本书。苏东坡没有认真审查和实践检验，就写了一篇序言称此书"真济世卫生之宝也"。于是人们纷纷采用了书中的"秘方"，结果医死了无数的人。后来有一位医学家在自己的书里，为了避免再谬种流传，贻害无穷，他先照录了苏东坡的序言，接着加上一段批注："此药治伤寒，因东坡作序，天下通行。辛未年，永嘉瘟疫，被害者不可胜数。"

（二）如何突破权威定式

突破权威定式，要培养敢于提出问题的能力。陶行知说："人力胜天工，只在每事问。"李政道说："求学问，非提问，只求答，非学问。"世界上没有一个至高无上的、不可置疑的、唯一的、确切的定论，应紧扣现象，充分调动想象力和创造力，敢于思考和探讨，提出各种理解、解释，敢想敢说、敢于提问、敢于创造。乔布斯有句名言："不要被教条所限，不要活在别人的观念里。不要让别人的意见左右自己内心的声音。"正是基于这样的理念，1984 年的 Mac（苹果电脑），2001 年的 iPod（苹果媒体播放器），2007 年的 iPhone（苹果手机）和在线商店，每一款产品都引起了业界的地震和用户的疯狂追捧，使苹果公司成为网络时代的先驱。乔布斯的成功值得我们去思考，敢于挑战权威，才能开创一片新的天空。

四、尽信书不如无书——突破书本定式

20 世纪 50 年代初，美国某军事科研部门在研制一种高频放大管的时候，科技人员都被高频率放大能不能使用玻璃管的问题难住了，研制工作迟迟没有进展。后来，上级主管部门任命由发明家贝利负责的研制小组承担这一任务，鉴于以往的研制情况，同时还下达了一个指示：不许查阅有关书籍。经过贝利小组的顽强努力，终于制成了一种高达 1 000 个计算单位的高频放大管。在完成了任务以后，研制小组的科技人员查阅了有关书籍后大吃一惊，原来书上写着：如果采用玻璃管，高频放大极限频率是 25 个计算单位。"25"与"1 000"，这个差距有多大！后来，贝利对此发表感想说："如果我们当时查了书，一定会对研制这样的高频放大管产生怀疑，就会没有信心去研制了。"

这个事例具有一定的代表性，它告诉我们知识有时会成为人们身上的盔甲，难怪孟子说："尽信书不如无书。"这就启示我们思考一个重要的问题：书本知识与创新能力之间究竟是一种什么关系？是不是一个人的书本知识丰富，创新能力就一定强？

（一）书本知识与创新能力的关系

很多人都以为，一个人的书本知识增多了，特别是上了大学，成了硕士、博士，那么其能力，其中也包括创新能力，自然就会相应地同步提高，自然就会很强。实际情况并不一定是这样，且不说书本知识本身并非都是真理，即使所学习的都是反映着客观事实和客观规律的科学知识，也还得看学习的人是否能正确、有效地加以应用。鲁迅笔下的孔乙己，出口"之、乎、者、也"，茴香豆的"茴"字，他就知道有四种不同的写法，可他不是连最起码的谋生能力都没有吗？

知识与创新能力之间实际上是一对矛盾。一方面，知识是创新能力的基础，知识越多，对创新能力的提高越有利，这是主要方面。另一方面，知识增多创新能力不一定就会相应提高，两者并不是必然同步发展，更不具有量的正比例关系。因为创新是在继承的基础上要有所突破，有所开拓，如果只是局限在已有知识的范围之内推演知识，那是难以创新的。尤其应该注意的是，由于客观世界的发展变化和人类认识能力的不断提高，已有的某些知识会显得陈旧过时，会暴露出这样那样的缺陷和错误，会干扰和模糊人们探索新事物、新规律的眼界与视线。因而在一定条件下，知识还有可能成为创新的一种不利因素、一种障碍。

【相关链接】

他为何与荣誉失之交臂

20 世纪 50 年代初，美籍华裔生物学家徐道觉的助手在配制冲洗培养组织的平衡盐溶液时，不小心错配成了低渗溶液。当他将低渗溶液倒进胚胎组织，在显微镜下无意中发现，染色体溢出后，铺展情况良好，染色体的数目清晰可见。这本来已使徐道觉找到了观察人类染色体数目的正确途径，可是他盲目相信美国著名遗传学家潘特提出的：既然大猩猩、黑猩猩的染色体都是 48 个，可以推断，人类的染色体也是 48 个。结果错失了一次荣誉本该属于他的重大发现。后来另一位美籍华裔生物学家蒋有兴，由于也采用低渗处理技术，才终于发现了人类的染色体是 46 个。

（二）如何突破书本定式

荣获 1979 年诺贝尔物理学奖的美国物理学家温伯格，曾说过以下这样一段很值得青少年认真思考的话："不要安于书本上给你的答案，要去尝试下一步，尝试发现有什么与书本上不同的东西。这种素质可能比智力更重要，它往往成为最好的学生与次好的学生的分水岭。"

由于知识与创新能力之间存在着既统一又对立的关系，所以我们在实际生活中常常会发现：有些人，甚至包括一些科技人员在内，尽管他们有丰富的专业理论知识和实践经验，但却总是搞不出较有价值的创造发明来；而另有些人却善于运用知识，颇有创新智慧、创新精神和创新能力。古今中外各个领域里的出类拔萃的杰出人物，一般都既有丰富的知识，而又勇于创新，善于创新。

突破书本定式的创新思维方法是指：既要接受书本知识的理论指导；又要防止因可能包含的缺陷、错误，或落后于客观现实的发现，而妨碍创新思考。在创新问题的思考过程中，应对有关的书本知识，特别是对所思考问题起关键性作用的书本知识严格检验，最终须以实践作为检验的唯一标准。如果我们对所接触的书本知识、生活乃至整个社会，能够有意识地多角度、多层次、多侧面地发散思维，能够大胆质疑、合理想象，能够怀疑传统认为"是"的事物，并发现其中的"非"，敢于提出新的见解，并能对未知的事物进行探索，那么，这就是创新的生命力之所在。

 【课堂活动】

思维测试——你有思维定式吗？

让学生快速回答下列问题：

1. 抽屉里有黑白手套各 6 只，假如你在黑暗中取手套，至少要拿出几只才能保证取到一双颜色不同的手套？

2. 单人旁加百（佰）读什么？单人旁加贞（侦）读什么？单人旁加两（俩）读什么？单人旁加长（伥）读什么？单人旁加忽（傯）读什么？

3. 钉子上挂着一只系在绳子上的玻璃杯，你能既剪断绳子又不使杯子落地吗？（剪时，手只能碰剪刀。）

第四节 "给我一个支点，我能撬起整个地球"
——创新思维的主要形式

"给我一个支点，我能撬起整个地球。"阿基米德的名言提醒着我们，"支点"有着强大的潜力。创造成功的支点是什么——拥有创新思维。

一、如何除掉旷野上的杂草——批判思维

有这样一个故事：一位哲学家带着他的学生漫游世界后，坐在郊外的一块荒地上说："10年游历，你们已经是饱学之士了。我有一个问题想问问大家，你们如何除掉这些旷野上的杂草？"一个学生说："只要有铲子就够了。"另一个接着说："用火烧也是一个很好的办法。"第三个说："撒上石灰就会除掉所有的杂草。"第四个仔细想了想说，"斩草除根，只要把草根挖出来就全部解决问题。"学生讲完，哲学家站起来说："你们回去按照各自的方法去除掉一片杂草，没除掉的一年后再来，除掉的就不用再来了。"一年后，学生们都来了，不过原来的地方已全变成了一片长满谷子的庄稼。学生们围坐着等待哲学家的到来，可哲学家始终没有来，学生们终于明白了老师的用意。

由此，我们可以说：创新是一种建设性的批判，一种最完整性的批判。

（一）批判思维的基本含义

"批判"一词来自希腊文，其意是提出质问、进行分析和评价。批判思维就是指对既定事物进行批判性地思考，或对原有理论持怀疑态度，并大胆提出质疑、分析、批判、否定，突破常规定型模式和超越传统理论框架，把思路指向新的领域和新的客体，并达到重新理解世界的一种思维方式。

批判思维包含以下环节。① 质疑：这是批判的前奏。只有质疑，才能引起思考，进而引起思维的进步。质疑就要做到不唯书本，不唯权威，不唯经验，不唯众论。英国学者贝利说："有怀疑的地方才有真理——真理是怀疑的影子。"质疑是保持思想内在活力的催化剂，是打开未知领域大门的思想钥匙。② 分析：这是批判的理智性的思考。真正的批判需要缜密的思维，严谨的解析，深刻的判断，科学的态度以及广博的知识基础。批判不是停留在对表面事物和结果的批评上，而是深入事物的内部去寻求其产生的原因和机制。③ 否定：这是批判的科学态度。否定是使事物产生新的变化的重要环节。否定，既要大胆地对传统的东西进行反思，又要用科学的态度去对待。否定意味着走向正确和真理的一个契机或新的开始。④ 创新：这是批判的根本目的。批判思维不是抛弃一切，批判中要有所传承，有所创造。"不破不立"和"不立不破"是相互依存的。批判思维必定包含着"立"，包含着"创造"。

（二）批判思维的基本特征

1. 求真性　批判处于新旧交替之际，立于肯定与否定之间，带有"扬弃"旧有成见的趋向。心理学研究表明，批判能引起定向探究反射，有了这种反射，新一轮思考也就应运而生。合理的批判是以合真性和合义性作为前提的，它以客观真理作为认识的基础，进一步求真合真，又以社会进步为价值旨归，进一步向善合义。

2. 辩证性　批判是一种辩证的"扬弃"，它既倡导勇于批判、大胆批判，又不全盘否定，

它是对原有不合理性部分和过时部分的否定,由此提出问题,让人们去重新思考,从而推动认识和实践向前发展。对现存事物保持一种审慎适度、立新破旧的态度,将有助于保持思想的张力与活力,从而使头脑更具创新的潜力。

3. 中介性 批判是新旧认识之间的中介,是由现状达到理想的桥梁。一方面,批判思维不满足于现状,是对现状的缺陷、不足、局限的反思,在反思中超越。另一方面,批判思维又要构想理想和未来,使后人不断超越前人,起到既破旧又立新的中介作用。

4. 反思性 批判思维是一种反思的思维活动。它是在逻辑基础上对原有理论的合乎规律的否定,是原有理论的"扬弃",是合乎逻辑的一种跳跃。批判思维是一种特殊的反思性认识活动。既符合"改变了的事实",又符合理论发展的规律。

（三）批判思维与创新

批判与创新的关系是对立统一的关系。一方面,两者是对立的、有区别的,批判不等于创新,批判只是创新的前提,并不是创新本身,更不是创新的完成;另一方面,两者是统一的,批判是创新的开端,是创新的动力,创新是批判的归宿,是批判的完成,批判中蕴含着创新,创新中渗透着批判。

批判与创新的关系可以概括为"破"与"立"的关系。当人们对现实中存在的问题和观念产生怀疑和动摇之时,就是"破"的开始,也蕴含了"立"的愿望。在对问题和观念的深化认识过程中,人们会对其做出批判的思考,同时也会对新的观念进行理性的构建。这就是说,在批判旧模式、旧理论、旧方法的同时,也要建立新模式、新理论、新方法,这才是最有效的、真正意义上的批判。如批判思维应用于经济领域,产生了亚当·斯密的《国富论》;应用于对国王王权的传统的批判,产生了《独立宣言》;应用于人类思维自身,产生了康德的《纯粹理性批判》;应用于对人类文化的历史和生物的研究,产生了达尔文的《进化论》;应用于对资本主义问题的研究,产生了马克思的《资本论》……在创新的过程中,批判思维始终为创新做着开路工作,批判绝不是停滞,只有创新才是我们的真正目的,这才是批判思维的实质所在。

二、伽利略怎样发明体温计——逆向思维

300 多年前,人们发现生病时体温一般要升高,但那时并没有办法准确地测出体温的上升幅度。于是,医生就请当时享有盛名的科学家伽利略来解决这个问题。伽利略设计了多种方案,可都失败了。有一次,他在给学生上实验课,边操作边讲解,他问学生"当水温升高的时候,水为什么会在容器内上升呢?"学生答:"由于水热胀冷缩的缘故。"学生们的回答启发了伽利略。他想,既然温度升高了水会膨胀,那么反过来,从水的体积变化,不也能反映出温度的变化吗? 受此启发,伽利略就制成了世界上第一支温度计。

伽利略采用的思维方式就是逆向思维。

（一）逆向思维的基本含义

逆向思维也称反向思维、倒转思维、反面突破思维,是指运用反常规性、反方向性或者反程序性的思考方式去解决问题的思维过程。

心理学研究表明,一般人的思维常常存在着思维定式,而逆向思维正是冲破了这种思维定式,给人一个更广阔的视野,使人看到别样的天空。所以逆向思维是一种克服思维定式的有形或无形框框的行之有效的方法。列宁说:"没有任何一种现象不能在一定条件下转化为

自己的对立面。"①这里说的"一定的条件",是具体的现实的条件,是人创造出来的条件。逆向思维得以可能,就在于人类能够创造条件去达到一定的结果。正如一则广告展示的:成千上万条鱼都在向右游去,整个画面被鱼充斥着,你的脑子有点儿迷糊……这时有一条特别的鱼突然吸引了你的"眼球",因为它脱颖而出,不是因为它的体积大,也不是因为它的颜色艳丽,而是它在往左边游。画面上此时出现了一行字:"换个方向,你就是唯一。"逆向思维有利于摆脱思维定式,克服思维的惰性和呆板性,促使大脑开窍,思维活跃,形成创造性思维。

（二）逆向思维的基本特征

1. 反方向性　当看到问题时,思维不是沿着原有的方向进行,而是向着相反的方向进行,从而使问题得到了更好的解决,这是一种反向求解的方法。我国著名的速算专家史丰收,念小学二年级时,有一次他在课堂上突然想到:数学演算为什么一定要从右到左,从低位数开始呢?阅读和书写都是从左到右,计算能不能也从左到右,从高位数开始呢?沿着这一思路,通过不懈努力,他终于创造了驰名中外的史丰收速算法。

2. 超常规性　逆向思维打破了原有的规则和程序,打破了思维定式,从表面看来似乎有悖于常规,但从深层角度看,却能达到常规性思考所达不到的目的。爱迪生从"声音引起振动"颠倒思考"振动还原为声音",于是产生了发明留声机的设想;赫柏布斯把吹尘器的原理反过来,设计新的除尘装置,结果发明了吸尘器。这种从一成不变的地方进行逆向思维,创造性的火花往往会出人意料地闪现。

3. 开拓性　在一定的条件下,短处可以变成长处,坏事也可以变成好事。正反可以换位,运用逆向思维往往可以引出新的问题,开拓出新的领域。1947 年 12 月 23 日,世界上第一个晶体管诞生。20 世纪 50 年代,各国科学家都在为晶体管的原料——锗的提纯而积极进行研究和实验,但都为在实验中总是会混入一些杂质,达不到需要的高纯度而困扰。日本的江畸和黑田百合子通过逆向思维,在实验过程中再加进一些杂质,随着杂质的增加,纯度不断降低。但当锗的纯度降低到原来的一半时,却有一种品质优异的锗晶体出现了。这一项发明轰动了世界,江畸和黑田百合子也因此而获得了 1956 年诺贝尔物理学奖。

4. 新颖性　由于逆向思维所思考问题的范围往往超出了人们日常思考的范围,所使用的方法别具一格,看问题的角度和解决问题的方法都十分奇特,所以具有新颖性。美国旧金门大桥建成以后,经常堵得一塌糊涂。管理部门花了数千万美元征集解决方案,结果,中奖的方案是:把大桥中间的隔离栏变成活动的,上午左移一条车道,下午右移一条车道,堵塞的问题竟迎刃而解了。可见,用疏解决堵的逆向思维,成为解决城市交通管理的瓶颈问题的创新方法。

三、听诊器是怎样诞生的——联想思维

1814 年的一天,法国医生莱纳克在医院附近看到两个男孩在跷跷板旁边玩耍,他们不是玩跷跷板,而是在做一种游戏,一个男孩用耳朵紧凑跷跷板,另一个用一枚大头针在跷跷板上一划一划地划着,这样就可以把信息传达到对方。莱纳克由此联想到:人体有些内脏运动

---

① 《列宁全集》(第 22 卷),人民出版社 1958 年版,第 302 页。

的声音是否也可以用一根小棒,一头紧凑病人的体肤,一头紧靠自己的耳朵,这样也可把信息传入耳里。他试验了一下,果然听到了声音,并把它记录了下来。经分析研究,并在解剖台上寻求声音的答案。后来经过反复研究,取得了成效,在1891年,莱纳克发表了《论听诊》的著作,听诊器由此而诞生。

（一）联想思维的基本含义

什么是联想?从甲想到乙,由此想到彼,从一事物联系到他事物,从现时联系到将来,从此地联系到彼地,思想的生发扩散,推而广之,称之为联想。联想思维就是通过由此及彼、触类旁通、举一反三的思维活动,推出新事物、新特征的思维方法。

联想思维由两种力合成。① 记忆力:"想"是一种记忆力,记忆力存在于表象和意象之中,表象能够把事物在头脑中的印象储存起来,意象能够对表象进行加工处理,把事物的本质反映出来。② 想象力:"联"代表想象力。通过把记忆中的元素"联"在一起,即形成"联想"。联想是在对客观事物反映的基础上,把客观事物与客观事物联系起来,或者把头脑中已有的概念和客观事物联系起来进行想象。这样就可以由已知达到未知,实现各种创造。所以,在创造思维过程中善于联想,就能创造。

现代科学证明,人的大脑中有140亿~150亿个神经细胞,1 000亿个神经元,几乎是一个宇宙元素的全息缩影,每个神经元和3万个其他的神经元相联系,从而形成无数个触点和无数巨大的神经回路。可见,人脑联系事物相干性的潜力是很大的。当人脑打开记忆大门时,会挖掘出深藏于人脑深处的各种信息,这些信息看似风马牛不相及,但一旦将它们联系起来,就将产生无穷无尽的创意。

（二）联想思维的基本特征

1. 广阔性　它是一种不受时空限制的自由度很大的思维方式。联想的内容可以集中在一个范围内,也可以超越古今、横贯宇宙、海阔天空、自由驰骋,联想存在着无限的时间和空间。

2. 发散性　联想的过程不是线性的、逻辑的,而是发散性的。作为联想的基础之一的意象,是流动的、变异的,则联想可以是多端的、发散的。

3. 多维性　联想的形象可以是现实生活中存在的,也可以是观念化或概念化的形态;联想可以由外界刺激引起,也可以由自身方向产生。联想不是一维的,而是多维的。

4. 跨越性　联想可以跨越思维的"相关度",跨越时间和空间,使远距离的事物、毫不相关的事物完成"近区联想",联想有着极大的自由度和跨越度。

（三）联想思维的基本类型

1. 相似联想　由事物间的相似点形成的联想,也称为类似联想。一般由性质上和形式上相似的事物形成。法国著名的生理学家德巴赫,曾致力于研究动物机体同感染做抗争的机制问题。一次,他仔细观察海盘车的透明幼虫,并把几根蔷薇刺向一堆幼虫扔去,结果那些幼虫马上把蔷薇刺包围起来,并一个个地加以"吞食"。这个意外的发现使德巴赫联想到,刺尖扎进手指里取不出来,而过了几天,刺尖却奇迹般地在肌肉里消失了。这正是由于当刺扎进了手指时,白细胞就会把它包围起来吞噬掉。这样就产生了"细胞的吞噬作用"理论,它指明在高等动物和人体的内部都存在着细胞吞食现象,当机体发生炎症时,在这种现象的作用下,机体得到了保护。

2. 接近联想　由于事物空间和时间特性的接近而形成的联想。例如,天然牛黄是非常珍贵的药材,由于数量稀少,很难满足制药的需求。人们在了解到牛黄生成的机制后,从河蚌经过人工将异物放入体内能培育出珍珠,联想到通过人工将异物放入牛胆内形成牛黄,从而制成了和天然牛黄完全相同的人工牛黄。

3. 因果联想 事物之间有着大量的因果关系,由原因想到结果的是一种因果联想,从结果想到原因的也是一种因果联想。如美国人是善于做大的,德国人是善于做精的,英国人是善于做酷的,法国人是善于做时尚的,犹太人是善于做创造的……因此我们也看到了美国的企业是做得最大的,德国的轿车是卖得最贵的,英国国内的先锋行业特别显眼,法国的时尚用品已成为时髦的代名词,而犹太人获得的诺贝尔奖是最多的。

4. 对比联想 具有相反特征的事物或相互对立的事物间形成的联想是对比联想,也可称为逆向联想或相反联想。唐朝大诗人杜甫曾写下"朱门酒肉臭,路有冻死骨"的名句,刘禹锡诗中"沉舟侧畔千帆过,病树前头万木春"的反衬手法,都是文学作品中的对比联想。再如,法国大雕塑家罗丹的"思想者"并不和谐对称却深沉迷人,大作家梅里美笔下的卡门并不完美无缺却美丽动人,大文豪雨果塑造的卡西莫多并不高大俊朗却那么善良感人,以至于人们感受到他们是具有无限魅力的完美艺术形象,显示了对比联想的重要作用。

5. 直线联想 直线联想是由给定的一个事物为起点联想出另一个事物,再以第二个事物为对象进行联想,联想出第三个事物如此至无穷。这样的系列联想是单一线条的,但却能不断发现新事物。例如,青菜—绿色—田野—大地—人—眼睛—看—电视—故事—文学—诗—杜甫—唐朝—唐三彩—陶瓷……

6. 关系联想 关系联想是客观事物与事物具有某种关系联系的反映。20世纪初,法国细菌学家卡默德和介兰从农场中玉米长得差是由于玉米种子退化的关系,联想到如果将结核分枝杆菌一代一代地定向培育下去,它的毒性是不是也会退化呢?将这种退化了的结核分枝杆菌注射到人体内,那它不是就能使人体产生免疫力了吗?经过整整13年时间,两人培育了230代结核分枝杆菌,研究终于获得成功。为了纪念这两位功勋卓著的科学家,世人便将这种人工疫苗称为"卡介苗"。

7. 辐射联想 由一个事物联想出与该事物有联系的众多其他事物。例如,由月亮可以联想到阴晴圆缺、银白色、嫦娥奔月、白兔、吴刚的传说、"阿波罗"登月计划、"月是故乡明"的诗句、歌曲《十五的月亮》等。

8. 飞跃联想 飞跃联想即自由联想,它是一种跨越阶段、跨越时空、跨越事物性质的联想。飞跃联想是思维上下左右、四面八方、无边无际地自由联想,辐射跨度越大,联想的内容就越丰富,创造性就越强。

 【课堂活动】

1分钟创新思维训练——看谁思路开阔

教师:"现在我说一个词汇'美',请大家由此快速展开联想,在1分钟联想到的词汇越多越佳。"

找出3位学生在黑板上写出自己的联想词组,请同学们点评,上述3个答案哪个思维联想跳跃度较大?

四、居安思危，未雨绸缪——超前思维

1999 年 6 月到 2000 年 5 月，从产品质量问题到用人不公的指控，使可口可乐公司在短短一年遭遇了 8 次危机。2001 年，美国 9·11 恐怖事件及其余波，至今仍让不少美国企业如履薄冰。危机管理成了一杯苦咖啡，苦，却提神，苦，又不可或缺。从 2003 年非典（SARS）给国人带来的恐慌到 2004 年禽流感的有效控制，都使我们深刻地认识到，树立危机意识，未雨绸缪地应对可能出现的各种问题，是超前思维的应有之意。

（一）超前思维的基本含义

在充满竞争的当代社会里，只有"超前"，才能把握时机，才能获得发展，才能使自己立于不败之地。超前思维就是立足现实，超越现实，根据客观事物的发展规律，通过把握其发展趋势而在客观事物尚未出现时产生的一种前瞻性意识。

超前思维具有三方面的要义。① 对事物未来发展趋势的把握：趋势是事物发展的总方向，具有实现的可能性，超前思维把握了事物的可能性，也就把握了事物的未来趋势。超前思维是对未来事物的一种总体把握，它包括对未来事物发展过程、发展结果和发展效应的认识。② 主体对客体的能动把握：超前思维的主体是具有主观能动性的人，是主体对客体的一种能动关系，是在实践的基础上对未来可能状况的提前反应，所以，反应的过程必然包含着创造，能动的过程必定就是创造。③ 认识过程的深度把握：超前思维是支配从已知走向未知活动的思维，是创造从现实走向未来的思维，在这一过程中，一方面要借助于空间知觉、时间知觉、运动知觉来预见事物发展的未来，另一方面又要借助必然推论来揭示事物的本质和必然性。

（二）超前思维的基本特征

1. 前瞻性　前瞻性是建立在对客观事物规律敏锐的认识基础之上的，是根据对事物内在本质和发展规律的揭示，预见到事物未来的发展状况，是对未来事物的预先把握，并可以为未来实践提供指导。

作为 IT 业的风云人物——马云，1995 年 4 月创办"中国黄页"，在国内最早形成面向企业服务的互联网商业模式；1999 年，创办阿里巴巴网站，为小型制造商提供了一个销售产品的贸易平台，成为全球最优秀的 B2B 电子商务网站；2003 年创办独立的第三方电子支付平台，目前在中国市场位居第一。马云创办的个人拍卖网站淘宝网，成功走出了一条中国本土化的独特道路。作为中国大陆第一位登上美国权威财经杂志《福布斯》封面的企业家，马云正是凭借对互联网电子商务发展趋势的敏锐把握和互联网对人们生活方式改变的前瞻性判断，缔造了一个互联网时代的商业传奇。

2. 选择性　超前思维是主体超前作用于对象的活动。那么超前的对象不可能是唯一的，而是多样的，这就规定了主体的选择也具有多样性。有的时候是"多中选一"，从多种对象中选择并确定一个优化的对象。有的时候是"一中选多"，即围绕一个目标而选择多种方案。当然，这两种选择都是对超前对象的选择。

1975 年微软公司创立之初，计算机行业已是强手如林。IBM、苹果公司等从来没把微软放在眼里。当时这几家公司都把生产力集中到硬件上。而比尔·盖茨的合作伙伴艾伦则认为：计算机的能力是免费的，计算机行业中真正的摇钱树在软件中，最后他们决定致力于软件生产。有选择的超前思维使得微软从不值几文的小公司变成了市场价值 5 000 亿美元的

超级公司,盖茨也一跃成为全世界最富有的人。

3. 有序性 超前思维的有序性是指两个意思:一是指思维的超前是有序的超前,它不是无缘无故地超前,也不是无规则地超前;二是指这种超前思维是有序的思维,思维超前是不能脱离思维规律的,合乎思维规律的超前,才是"有序"超前思维。

计算机存储器一直是英特尔公司的核心产品。20世纪80年代后,英特尔公司敏锐地觉察到半导体处理芯片将成为电子、计算机和通信产业革命的基石。1985年,总裁葛洛夫忍痛放弃了自己开辟的存储器市场,转而全力发展微处理器业务。1985年英特尔开始供应386芯片,1989年4月又推出486系列。此后推陈出新的速度越来越快,奔腾Ⅰ、奔腾Ⅱ、奔腾Ⅲ、奔腾Ⅳ……使竞争对手"跟之不及",从而牢牢掌握了市场主动权,雄居芯片霸主地位。因此,超前思维必须做到有序性,才能真正达到预期的效果。

4. 变革性 一切事物都处在变化发展之中,人的思维也只有不断发展变化才能与之相适应。所以超前思维本质上是一种变革性的思维,而只有当思维的变革走在事物变革之前,才能引导事物的发展变化。因此,变革性是超前思维的一个鲜明特征。

当通用食品公司、宝洁公司和雀巢公司以合作联手的方式控制着全美咖啡市场之时,有一家新兴的明星咖啡连锁公司通过市场调查后认为:今后的顾客,在购买咖啡时会优先考虑咖啡的质量,并愿意多花1倍的钱购买精品咖啡。当三个巨头依然沉浸在往日的辉煌之中时,明星咖啡连锁公司已找到了新的市场切入点,赢得了顾客,并在以后的经营中大发其财。由此可见,超前思维的根本之点在于变革,在于跟上了时代的潮流。

5. 动态性 超前思维是以已知为出发点,并追求未知的目标;以现实为基础,并在现实的认识上,把握未来的一种思维;是以对未来的把握为目的,但它在把握对象特征之后仍然处在动态之中,即要继续在动态之中把握对象。

1977年6月,新加坡政府正式动工修建樟宜机场和第一候机楼。当时,新加坡每年接待的乘客还只有210万人次,但设计的吞吐能力是1000万人次。1985年,樟宜机场的乘客达到432万人次,但是新加坡当局已动手扩建机场和兴建第二候机大楼,使樟宜机场的设计吞吐能力达到了每年3000万人次。1991年到离机场的乘客达到1630万人次,1992年新加坡航空当局决定新建第三候机大楼,使整个樟宜机场的接待能力达到每年5000万人次。新加坡机场建设中的超前思维考虑到了客流的变量和生产要素的变量,预见到了该国在亚太地区的地位的上升,预见到了地价、物价,材料费、人工费用一定会上涨的趋势,结果以相对低的成本为乘客提供了国际一流的服务。

五、树上还有几只鸟——发散思维

某日,老师问小学生:"树上原有10只鸟,被猎人用枪打下1只后,还剩几只鸟?"许多学生不假思索地回答:"1只也没有了,因为其余的都被吓跑了。"有一学生站起曰:"不一定。可能还剩1只鸟,因为它是这只鸟的妈妈;可能还剩2只鸟,因为那2只鸟怀孕了;可能还剩3只鸟,因为那3只饿得飞不动了;可能还剩4只鸟,因为那4只都是聋子;可能还剩9只鸟,因为猎人用的是无声枪;可能引来无数鸟,因为它们要向猎人抗议;可能……"

无数的"可能"潜藏的就是发散思维。

（一）发散思维的基本含义

发散思维又称辐射思维、立体思维、求异思维、多路思维。就是从一个思考对象出发,沿着各种不同的方向去思考,重组眼前和记忆系统中的信息,大胆向四面八方辐射,扩散出两个或更多可能解决问题的方案。发散思维的基本要义包括以下几个方面。

1. 大胆设想 思维不限于原有知识的局限,不受传统观念的束缚,勇于突破一般思维的常规惯例,大胆提出新的设想,开拓新的领域。例如,上海的一位大学生看到护士为患者输血时有时找不到静脉,在患者皮下拨来挑去的状况,萌发了把针头留在静脉里的想法,研究设计出用高分子塑料制成的"封闭型静脉注射软针",它可以插在人体血管内保持数周,每次输液只要将输液管接上即可,患者并无痛苦感。

2. 标新立异 发散思维能够从已知导向未知,从所给的信息中产生新信息,并使所思考的问题达到新的境界,从而使事物发生迁移作用。美国心理学家吉尔福特认为,发散思维是创新思维中最基本、最普遍的方式方法,是人类创新思维的原动力,在人的创造性活动中起着至关重要的作用。

3. 见解颇多 发散思维的进行过程中,会表现出思维敏捷、办法巧妙、考虑问题全面,能提出多种可供选择的方案与办法。可使思维辐射到对象的各个方面,最大限度地保证思维的广度,并沿着各种不同的方向进行全面思考,努力为同一问题寻找一系列答案。这即是"登山千条路,同揽一高月。"例如,有个公司提出了上千种关于橡胶用途的设想,如床毯、浴缸、衣夹、鸟笼、扶手、墓碑等。

4. 有隐约的总体目标,而没有固定的指向 思维可以根据直接和间接经验,作任意方向的发射,这种思维"射线"没有层面限制,具有极大的驰骋空间,是一种全方位的立体性的思维。

(二)发散思维的基本特征

1. 多方向性 发散思维让我们考虑问题像自行车轮一样,以车轴为中心沿半径向外辐射,进行"扇形开发",答案就出现了向多个途径的延伸。国外有家香料制品厂,从香料这一点出发,延伸出多条放射线,研制出满足不同年龄消费者的不同方面需要的几十种产品:如改善老人皮肤干燥的寿星檀香油脂,消除婴儿尿骚味的消骚添香液,便于携带、一次性使用的女士胭脂香片;放在鞋内防臭添香的常香鞋垫等。

2. 多角度性 发散思维的多角度性,使得人们观察问题的角度从习惯中解放出来,思考问题更灵活,更切合实际,更体现着创造性。在今天的改革开放年代,给创业者的天地是广阔的,人们不仅可以办各种实业性公司、经贸性公司、咨询性公司,还可以创办出五花八门的公司。例如,有人办"猎头公司",专门帮有关单位从别的单位中挖人才;有人办"讨债公司",专门为一些企业讨回债务;有人办"代客聊天公司",专门为孤寡老人提供服务;有人办"生日公司",专门为一些人策划和组织生日庆典等。

3. 组合性 发散思维的组合性,即以某一事物为发散点,尽可能多地与另一些事物联结成具有新价值(或附加价值)的新事物,为发展提供更为广阔的空间。如牛顿组合了开普勒天体运行三定律和伽利略的物体垂直运动与水平运动规律,从而创造了经典力学,引起了以蒸汽机为标志的技术革命;麦克斯韦组合了法拉第的电磁感应理论和拉格朗日、哈密尔顿的数学方法,创造了更加完备的电磁理论,因此引发了以发电机、电动机为标志的技术革命;狄拉克组合了爱因斯坦的相对论和薛定谔方程,创造了相对量子力学,引起了以原子能技术和电子计算机技术为标志的新技术革命。

4. 变通性 发散思维还注重思维过程的变通性,即在发散中从一个类别转移到另一个类别上去。发散的变通性反映了创造主体转移思维方向的能力,变通性越强,创造性就越大。海尔集团洗衣机系列产品的开发,就体现了发散思维的这一基本特征:手搓式洗衣机、小小神童洗衣机、迷彩洗衣机、环保洗衣机……不断发散出去。为顾客量身定做,这就是海尔洗衣机产品能保持市场竞争力的秘诀。

5. 新颖性　由于发散思维不受已知的或现成的方式、方法规则或范畴的约束,在扩散中求得多种不同的解决办法,可以衍生出多种不同的结果,所以具有新颖性。加入 WTO 后,中国金融业新颖的特色服务使人们感到贴近和亲切。如在个人住房贷款转按揭业务上,有变更贷款人、变更抵押物、变更还款期等 6 种转按揭手续,有效解决了买房被套牢的后顾之忧。在汽车消费领域,成立了提供贷前调查、客户信用档案、违约和逾期追偿等一揽子服务,走出了汽车消费信贷的新模式。

六、阿基米德定律的产生——灵感思维

2 000 多年前,古希腊亥尼洛国王请人制造了一顶漂亮的皇冠,他怀疑工匠偷用银子换了一部分金子,就命令阿基米德查明它是不是纯金制成,但决不允许损坏王冠。接受任务后,阿基米德整天冥思苦想,仍不得要领。一天,他去浴室洗澡,当他跨入浴盆时,看见一部分水从盆边溢出。忽然一个念头闪现在脑里:一定质量银的体积比同质量的黄金要大,如果皇冠中掺了白银,那么它溢出的水肯定比同质量的黄金多!想到这里,他兴奋地跳出浴盆,赤身裸体向王宫奔去,忘记了自己在洗澡。

一个灵感的萌发,产生了阿基米德定律。

(一) 灵感思维的基本含义

灵感一词最早来自古希腊柏拉图的《论辩篇》中:"诗的创造并非来自智慧,而是凭某种天赋和一种不可理喻的灵感力量。"中国最早出现"灵感"一词的是曹植的诗《洛神赋》:"于是洛灵感焉,徙倚彷徨。"在中国古代文化中,诸如"灵光""灵犀""灵性""顿悟"等词,都有类似于灵感的意思。我国学者夏衍说:灵感是"一瞬间迸发出来的火花"。钱学森认为,灵感是"突然沟通,显现于意识"。

灵感思维是在文学、艺术、科学、技术等活动中,由于艰苦学习、长期实践,不断积累经验和知识,而突然出现的富有创造性的思路。

人的意识可以分为显意识和潜意识两种。精神分析学家弗洛伊德曾比喻为:显意识犹如冰山浮出水平面的一角,而潜意识就是埋藏在水平面下那不知多厚、多深的部分。两者都是以客体为认识来源,都是外部世界的反映。显意识是人脑对外部世界的自觉的、明确的、有意识的反映,潜意识是人脑对外部世界的不自觉的、随意的、模糊的反映。当一个人长期思考某个复杂的问题不能得到解决时,显意识就不再去想它了,而潜意识却可以继续从信息库里提取相关的信息不断地尝试、不断地进行检索和重组,当其有了一定成果后,在外界某种媒介物的刺激下,它会通向显意识并表现出来,这就是灵感的产生。可见,灵感是人们创造性活动中的一种复杂的心理现象。

灵感思维具有三个基本要点:① 灵感思维是某种外部刺激带来的联想。当我们无法解决问题时,心理结构就成为认识发展的"障碍物",如果这时出现一种相关的"提示物",激发了潜意识的功能,就会豁然开朗。② 灵感思维是人脑对客观事物认识的突变和飞跃,灵感是认识过程的"顿悟"现象,是正常认识过程的中断,从本质说,是想象结果被直觉肯定时突

然呈现出的一种理智和情感异常活跃的状态,所以,灵感思维是想象和直觉的高度统一。③ 灵感思维是多种思维方式的综合,在灵感产生的过程中,抽象思维、形象思维、动作思维,人的情感、意志、情绪等心理因素,都在发挥重要的作用。所以,钱学森教授说:"灵感是综合性的,人脑的综合功能是非常重要的。"

（二）灵感思维的基本特征

1. 突发性　灵感是在我们不注意的时候,没有去想它的时候突然出现的,完全是由意想不到的偶然事件诱发的,它有一种突如其来之感,似乎是"踏破铁鞋无觅处,得来全不费工夫",又好像"忽如一夜春风来,千树万树梨花开"。

2. 跳跃性　灵感是在思维摆脱了常规的逻辑思维模式束缚后在跳跃性的认识中产生的,整个思维过程不可能是连贯的,其结果也是一种自发、自然的过程。

3. 闪现性　闪现是产生过程极其短暂,是一刹那、一瞬间的事情,以至思维者只意识到思维的结果,却意识不到其中的过程和经过哪些中间环节。灵感的呈现,往往是模糊的,而且容易转瞬即逝,因此要紧紧把握闪现的灵感。

4. 彻悟性　灵感是思维园地中破土而出的新苗,是脑海中闪出的火花,是前阶段思维活动中所没有得到的东西。它以自己的新颖独到使思维者鲜明地意识到自己的思想前进到了一个新的阶段、新的意境、新的高度,有一种彻悟的感觉。

（三）灵感思维的基本类型

1. 启发性灵感　大多数是在与所思考的问题有某种共同特征的事物中找到解决问题的途径。启发性灵感一般是通过类比思维进行的,如被世界建筑界誉为 20 世纪人类杰作之一的悉尼歌剧院是澳大利亚的象征,这一建筑的设计灵感竟然来自一个剥开的橘子。它的设计者是丹麦的设计师乌茨,他在不经意剥开橘子的瞬间,获得了自然造化的启示。著名芬兰裔美国建筑设计师伊洛·沙尔兰看到乌茨的设计图纸时,不禁大声惊呼:"啊!艺术精品,难得的艺术精品!"认为乌茨的设计方案运用了悉尼港得天独厚的地理环境,巧妙地把海湾和建筑物和谐地融合为一体,这正是设计师创新的魅力所在。

2. 诱发性灵感　这是从一种与灵感无直接相似之处的情境中诱发的灵感。从事美术设计的迪斯尼和妻子住在一间老鼠横行的公寓里,失业后因付不起房租,夫妇俩被迫搬出了公寓。正当他们一筹莫展时,突然从迪斯尼的行李包中钻出一只小老鼠,望着老鼠机灵滑稽的面孔,迪斯尼头脑中突然闪过一个灵感,把小老鼠可爱的面孔画成漫画,可以让人们从小老鼠的形象中得到安慰和愉快,风行世界的"米老鼠"就这样诞生了。

3. 触发性灵感　这是对问题进行较长时间思考和探索后,在随时留意和不断警觉中,接触到一些相关事物时引发的灵感。1985 年,当朱棣文在贝尔实验室工作时,他突然想到喝醉酒的人走路时左右摇晃,而且越来越往低处走,不可能往车顶上跳,这是惯性使然。那么在不同激光束作用下的原子,依照惯性,应当也是往能阶低的地方走,关键就在于如何利用激光束的作用,设计出一个接近绝对零度的陷阱,来降低经过此陷阱的原子的能阶,进而达到捕捉原子的目的。这一灵感启发了他,朱棣文和同事们经过多次实验,终于成功地达到理想的实验状态,朱棣文也因此获得 1997 年诺贝尔物理学奖。

4. 迸发性灵感　这是一种在紧迫的氛围中高效思考而迸发出的灵感,"激将法"利用的就是这种灵感。1884 年,沃德曼是欧洲一家公司的职员,一次他从好几位竞争者中为自己的公司拉到一笔生意。但是当他递上一瓶墨水和一支当时人们使用的羽毛笔,请对方在合同上签字时,不料从笔尖滴下几滴墨水,把合同给弄脏了。更糟糕的是,合同上的关键的字句被染得模糊不清,另一家公司的业务员乘机抢走了这笔生意。处于悔恨与愤慨的沃德曼突然迸发出了灵感,决心研制一种使用方便、墨水能自动地均匀流出的笔,经过反复实验,终于发明了自来水笔。

第五节　天使应该这样飞翔——护理工作中的创新思维

她,曾是一名普通的护士。20世纪70年代末,在一次腹腔手术配合中,患者突发意外,呼吸、心搏骤然停止,她协助医生进行紧急抢救,守护在患者身边三天三夜,使患者起死回生。她根据这次惊心动魄的抢救经历,撰写了学术论文,在天津召开的全国脏器衰竭及危重症护理学术会议上做报告,在当时医院内引起了轰动,主任和护士长们都十分惊讶:"小护士"竟能写出"大文章"。就是这位普通的护士,始终践行"南丁格尔"的奉献精神,在临床护理和护理教育战线上默默耕耘几十年,在创建高等护理教育完整体系、在职护士培训和护理研究生培养等方面做出了重大贡献。她投身于社区护理和科学研究工作,组织各种社区公共卫生与科普宣传活动,主持参与研究课题36项,在国内外核心期刊发表学术论文160多篇,获得各级各类科研成果奖25项。她就是福建医科大学护理学院院长、国务院政府特殊津贴专家、博士生导师、2012年度"全国教书育人楷模"、第43届国际南丁格尔奖章获得者,同时也是迄今为止中国历届获奖者中唯一的护理教育工作者——姜小鹰。人们都说,她就像一只在护理科学天空中展翅翱翔的雄鹰。

天使就应该这样飞翔。21世纪全球出现的以知识化、网络化、国际化为特征的第二次现代化转变,使护理专业发展面临多元挑战。护理学科与其他学科一样,无论是形式还是内容都发生了深刻的变化,持续了上百年的"以疾病为中心"的传统护理正在逐步被"以人的健康为中心"的现代护理所取代。护理创新在一些具有战略发展眼光的先进国家中,取得了丰硕成果。我国的护理要赶上西方发达国家水平,更好地服务于经济建设,运用创新思维刻不容缓。

一、究竟是什么惹的祸——护理创新中的思维问题

据悉,当某护校教师一次在课堂上对学生谈到他们也可以做出创造发明的时候,竟然引起了一片笑声。是的,天使们习惯于敬仰爱因斯坦的相对论,赞扬爱迪生的一千多项发明,称颂牛顿的三大定律,崇拜达尔文的进化论,在敬仰与崇拜中,创新思维被祭上了天才的圣坛,变得深奥莫测、高不可攀,与我们越来越远。

护理专业要取得发展,一方面取决于护理实践工作,另一方面则取决于护理领域中的科学性思维。在我国,前者已逐渐形成了一定的规模,而后者却由于种种原因未能充分表现出来,这在很大限度上影响了我国护理发展。究竟是什么在阻碍着护理创新?

(一)影响护士创新思维发展的因素

影响护士创新思维发展的因素繁多,既有外部因素也有内部因素,既有主观因素也有客观因素。

1. 教育因素　我国的传统教育,培养目标单一,只注重共性而忽视个性化教育,表现为对所有的学生提出统一要求,统一评价的标准,对有创新思想的学生鼓励和扶持不够。

这种单一目标的培养模式,妨碍了学生创造性思维的发展。跨国比较研究表明,国人在托兰斯创造性思维测验(即 torrance tests of creative thinking,TTCT)中的表现一般都落后于欧美人群。

医学是一门实践性很强的科学,经过几千年的不断发展,已经形成了许多经典的具有定论性的知识点,许多知识点之间往往没有必然的因果、逻辑关系。由于医学科学的这些特点,需要护理学生进行"死记硬背"的内容较多。因而传统的护理教育采取的是一种接受式的教学模式,以老师讲解知识为主,学生被动学习;在教学内容上,注重知识的系统性、逻辑性,忽视学生对知识的综合应用;在考试上,重知识概念、轻知识应用,理论考试要符合标准答案,操作考试要遵守操作程序。这种教育方式,极易养成学生对老师、对书本的依赖性及不越雷池的保守思想,严重限制了学生创新思维的发展。

2. 环境因素　大量实践证明,在民主、自由的支持性的环境与气氛中,创新思维易得到健全的发展。而在一些医疗机构中,领导者或医疗人员往往有这样的观念:"护士干好临床护理就行了,在科研创新上成不了大气候。"有的甚至对护士提出的科研项目不屑一顾、不予支持,在资金的投入上存在"厚医薄护"现象,这在一定程度上影响了护理创新的积极性。

3. 专业特点因素　护士的思维方式与护理工作特点是分不开的。护士从事的是"人命关天"的职业,有无数的医学术语要记忆背熟,有众多的原理要理解接受。这样,很容易变成知识仓库,工作时需要什么知识就取出什么知识,无须继续去创新。加上护理工作长期从属于医疗,在功能制护理模式中,护士将病情观察中获得的第一手资料不加分析,直接反馈给医生,也无须决策,只需遵医嘱行事,久而久之,失去了思维的主动性。另外,护理专业有着数量众多的且相对较为成熟的各种操作常规、规章制度,都需要护士熟记并严格遵守,这些当然是必要的,但如果把过多精力放在既定的规章制度上,先人没做的,不能去做,先人没想的,不敢去想,就势必会导致护士在思维上形成定式,在行为上推崇循规蹈矩、墨守成规,这必将严重压抑护士的创造力和想象力,使思想僵化、刻板。

4. 知识结构因素　创新思维要以一定材料即主体原有的知识结构为基础。人类对于新事物的认识总是在原有认识的基础上按照由简单到复杂、由片面到全面、由现象到本质的规律逐步发展的。与此相应,思维也是由非创造性的上升到创造性的。没有已有知识的积累和优化,就不会有对事物本质认识的质的飞跃。从思维过程来看,知识结构良好,不仅有助于信息的存贮,而且有利于信息的提取。知识结构良好还可以为补充必要信息指明方向,为假设提供理论和经验依据。由于护理教育过去长期在较低水平中徘徊,因此,护士多数缺乏合理的知识结构。

5. 心理因素　由于长期以来护理专业的教育层次较低,使得护士自信心不足,心理上产生压抑感和自卑感,在形象和气质上显得胆小、拘泥、老实,缺乏敢于"吃螃蟹"的信心和勇气。另外由于创新思维往往与众不同,因而会产生无形的心理压力,受传统的"枪打出头鸟"思想的影响,个别护士有创见时害怕受到嘲笑或打击,会产生一种从众心理。在这种从众心理的引导下,一些护士会形成思维惰性,不愿意自己动脑筋想问题。一味地"从众",创新思维就难以形成。因此培养不随波逐流的抗压心理是非常重要的。

6. 动力因素　高创造性的个体应该是有理想、有抱负、有决心、敢于前进、并能有效地进行自我激励的人。专业思想不够巩固在护士中比例相对较大,认为护士是吃青春饭的,在护理岗位上很难大有作为,成才意识差。因此,思想上没有明确的目标,缺乏创造的动力。

（二）护理创新中的思维培养

1. 变依赖型思维为独立型思维 依赖型思维是一种被动式思维,其特点是缺乏自主意识,而创新思维的基本特征之一是其独立性。目前,还有一些护士认为护理是从属于医疗的。观念上的滞后表现为护士的从属性、依赖性的长期存在。在校学习时依赖教师,工作后听命于医生,机械地照医嘱行事,既缺少创新思维的动力和压力,也缺少相应的训练,因此创造心理逐渐淡化,养成了依赖思维的习惯。要发展护理学科,提高护理队伍的素质,必须重视独立型思维能力的培养,在不违反医疗原则的情况下,善于结合患者的具体情况进行独立思考和创造性思考,结合护理临床实际,深入分析与解决问题。

2. 变封闭型思维为开放型思维 闭关锁国的计划经济体制造成了人们封闭的思维方式。护士也不例外,只注意完成本职工作,很少走出院门,更不用说是国门,没有注意到外面的世界很精彩,外面的创新已飞快。时代的发展迫切需要思维方式由封闭型转向开放型,从更加广阔的空间中吸收先进的东西,弥补我们的不足,缩短与发达国家护理的差距。

3. 变经验型思维为超前型思维 经验属于感性认识,是以经验为出发点,运用自己以往在生活和工作中的亲身感受或自己接受的传统习惯观念等而进行的思维运动。现代科学技术发展日新月异,无形中把过去、现在和未来更紧密地联结在一起。美国学者约翰·奈斯比特认为,在农业社会,人们的思维方式是面向过去;到了工业社会,人们的思维方式是面向现在;到了瞬息万变的信息社会,人们的思维方式则必须面向未来。当今护理的发展日新月异,护理工作错综复杂,面对千变万化的客观情况,要求想问题办事情多使用超前思维,只有把目光放在未来,才能有效地进行护理创新。

4. 变静态性思维为动态性思维 静态性思维是从固定的、传统的观点出发,按照固定的程序去思考问题的思维方式。或认为"以前就是这么做的",或认为"书上就这么说的"。习惯于用这种方式思维的护士,不仅会失去科学技术的创造性,甚至会在日常护理工作中囿于常规,遇到特殊病情不会特殊处理而导致护理失误。需对护士进行以变应变、以高效动态性思维取代低效静态性思维的培养。

5. 变确定性思维为辩证性思维 所谓确定性思维指在思维过程或在思维结果上,总是简单化地在非此即彼、绝不相容的两极对立中思维,并认为思维结果只有一个。确定性思维缺乏生动性和丰富性。这种思维形式不突破,会严重制约护士的创造性思维的形成和创新能力的发挥。在解决各种问题的创造性思维中,为了发现代表事物本质规律的信息,不能只见要素不见整体,而应该把握不同规定的联系性即对立面的统一性,具体认识事物的多样性统一。只有这样,才能有的放矢,事半功倍。

二、天使也能梦想成真——创新思维在护理工作中的运用

护士王小莉发现当人手少时,将患者由推车移至病床上是个护士辛苦、患者痛苦的事,她想,"如果能发明一个患者移床器具该有多好!"同事们听后纷纷泼冷水:"你别做白日梦了! 我们护士哪有这个本事。"

曾几何时,创新、科研似乎只是专家学者们的专利,今天,创新向全社会张开了臂膀,天使也做起了科研创新的梦,护理专业将随着人类前进的步伐奔腾向前。党的十七大报告提

出："提高自主创新能力，建设创新型国家，这是国家发展战略的核心，是提高综合国力的关键。"并且提出要"注重培养一线的创新人才，使全社会创新智慧竞相迸发、各方面创新人才大量涌现"。创新型国家的大环境，一定能让天使梦想成真！

（一）护理理论创新

护理理论创新是标前人未发现之新，立前人未提出之说，包括提出新的理念、新的学说、新的概念等。如面对人类疾病谱的改变，慢性病发病率呈不断上升的趋势，美国护理学家奥瑞姆提出了自护的护理模式，该理论认为：慢性病患者有生理方面的症状、情感压力、人际关系的改变、无助及抑郁等问题，患者的自我管理是满足这些问题的唯一方法，护理重点集中在确定自护目标、实施计划及指导自我管理技能时护患的合作上。奥瑞姆的理论提高了护士在恢复、维持和促进健康中的地位，丰富了护士的职业内涵。面对医学科学飞速发展、大量研究成果迅速涌现的情况，中外护理学者又提出了循证护理的新概念，英国的 McInnes 等系统提出了治疗腿部褥疮的 RCN 循环护理指南，美国的 Rasmussen 应用循证护理实践模式成功探索了胸痛的最佳管理方法。

（二）护理模式创新

从功能制护理到整体护理模式，各级医院正在逐步建立以患者为中心的护理工作模式。20 世纪 80 年代在一些发达国家，开始建立方便患者、方便临床的医院一体化服务模式。20 世纪 90 年代，香港护理人员在实行一体化的服务模式转变中，创造性地建立了无缝护理工作模式，即以护理计划为依据，为出院患者提供不间断护理，形成跨于医院与社区、家庭之间的连续性的护理服务新模式。在无缝护理中，护士运用出院计划为患者提供高质量的以家庭为中心的护理，保证患者出院后得到持续和必要的照顾，形成连续的整体化护理。应当说，这是对整体护理的创新和延伸。

（三）护理技术创新

护理技术创新包括对操作技巧或护理方法改进，消毒方法、护理观察的改进等。例如腹壁或会阴部人工肛门对稀便无法自控，不能自控灌肠液，用普通肛管灌肠的结果是灌肠液反流较多，不仅影响灌肠效果，而且污染患者皮肤，增加患者痛苦。湖北某医院护士受气囊肛管用于肛肠疾病术后大出血之启发，运用了联想思维，采用气囊肛管为人工肛门患者灌肠，收到了满意的效果。又如外科手术前备皮剃毛，是多年来的护理常规之一，但这种方法经显微电子扫描后发现：任何剃毛都会造成不同程度的皮肤损伤及细菌移生，护理人员经实验研究后，运用发散性思维提出使用脱毛乳脂软膏备皮或仅用剪刀剪除影响手术操作的阴毛、腋毛，两法的感染率均低于原备皮方法。

（四）护理器材创新

护理器材创新包括对各种护理设施器具的研制或改良，这首先来源于对患者的责任心和亲情。例如骨科患者常因下肢牵引、打石膏、严重创伤或长期留置导尿管而无法穿裤子，或只穿一条裤腿，不仅影响患者的形象，伤害其自尊，也给护理工作带来不便。为此湖南某医院护士运用逆向型思维研制了一种简便裤，穿脱过程中裤腿不经过患肢，患者无痛苦，可自行穿脱经常更换。又如临床上借助胃管给予鼻饲饮食时，由于胃管的刺激，患者常感不适，神志不清、老年痴呆等疾病的患者常自行拔出胃管，使传统采用的以胶布或棉绳固定胃管的方法失败，部队某医院护士运用形象性思维设计了胃管固定带，解决了此难题。

（五）护理管理创新

随着中国加入 WTO 和医药卫生事业体制改革的逐步深入，医院生存和发展的外部环境和内部机制都发生了很大的变化。医院间的竞争已从单纯争夺病源变成了综合实力和经营理念的较量，医院只有通过管理创新来提高竞争能力，才能适应医疗市场变化快、技术更新迅速的形势。管理创新包括质量管理、质控方法、布局与流程、规章制度、人力资源管理等。如有的护理管理者运用超前思维探索了如何顺利通过 ISO 9000 国际认证，建立有效的质量管理体系，与国际先进水平接轨；有的研究了护士全员聘用竞争上岗，加强了护理队伍的科学管理，提高了护理人员的积极性。

自计算机进入护理领域以来，一些护理管理软件在护士的研究中纷纷出台，如"全面质量管理护理系统""计算机辅助实施护理训练系统""护士在职基础理论培训系统""护理人力资源管理系统"等，有效地提高了护理管理的效能。

（六）护理职能创新

中国开展初级卫生保健网建设虽较早，但护士参与的却不多，过去是培养了大批中级医士担任预防保健工作。目前在城市中，仅有极少数的护士担任地段保健和预防疾病的工作，在过去的护理教育中，也未设初级保健或社区护理这一课。在 21 世纪，中国的护士将要有一大部分走出医院，进入社会，开展社区护理以及家庭护理，开设护理经营机构及各种健康咨询或保健门诊。护理对象由患者扩展到健康人群，护理的内容将把临床护理、康复护理、医疗保健、心理护理、健康指导融为一体。

（七）护理服务创新

护理服务创新包括各种利民措施、健康宣传教育、医疗纠纷防范、沟通技巧等。在护理工作中将"以患者为中心"的口号转化为实际行动，如开设急救绿色通道，实施快捷有效的全程服务；为不同病种的患者成立"温馨之家"，会员可免费享受医护人员协助预约就诊、预约检查、指导门诊就医、联系住院及出院患者追踪和康复教育；建立患者满意度调查和投诉管理制度，聘请社会监督员，开设投诉电话，接受群众对服务质量的监督等措施，大大提高了患者的满意率。

（八）护理教育创新

创新型护理人才的培养要依靠护理教育创新。发展中的中国护理教育正在摆脱传统教育的束缚，进入一个快速发展阶段。一批护理院校探索了适合国情的高等护理人才培养模式；全面优化了护理专业的课程体系和教学内容；编写一大批体现 21 世纪护理学科发展和人才培养需求的新型教材；改革了教学方法和手段，产生了许多行之有效的教学方法，如主体性发展教学法、以问题为中心教学法、和谐教学导学式模式、建构式互动教学法、兴趣促学法、尝试教学模式、学创结合教学法等；还自行研制出许多 CAI 课件和训练仿真系统。护理教育创新的成果必将在中国护理事业的发展跃迁中充分显现出来。

创新是时代的呼唤，是护理发展的必然，在 21 世纪里，护理事业的发展正面临着前所未有的历史机遇和挑战。我们应该重视护理创新的重要性，不失时机地寻找创新机会，在护理理论和实践的创新中有所作为，为保障广大人民群众的身心健康做出自己应有的贡献。

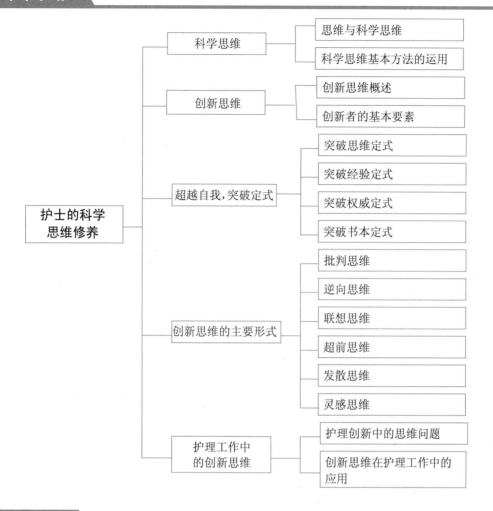

【思考题】

1. 你怎么理解"科学思维"的内涵？

2. 你认为创造力是可以培养的吗？有人认为,创造力是不能培养的,犹如中国的一句俗语:只能予人以规矩,不能予人以巧慧。你的看法如何？

3. 你认为自己是否具备创新型人才的特质,怎样注意培养自己的这方面人格特质？

4. 在时代迅猛发展的今天,你认为应当如何开展护理创新？

【实例分析】

公元前 2 世纪罗马时代伟大的医学家盖伦,一生写了 256 本书,在之后长达 1 000 年的时间里,医学家、生物学家都一直把他写的书奉为至高无上的经典。盖伦的书上说人的大腿骨是弯的,后来有人通过实际解剖,发现人的大腿骨是直的。按理说,这时就该纠正盖伦的错误,还事物以本来面目了。可是人们太崇拜盖伦了,这时仍然相信他说的不会错。于是出现这样一种说法:在盖伦那个时代,人们都穿长袍,人的弯曲的大腿骨得不到校正,所以就是弯的,后来人们开始穿裤子,长期穿裤子才逐渐把人的大腿骨弄直了,这是多么可笑的解释!从中可以看出,一般人对盖伦的书盲目崇拜和迷信到了何等程度!

请以此案例分析创新思维中突破思维定式的重要性,并结合实际谈谈如何进行创新思维培养。

【能力提升】

1. 建议同学们阅读两本书:一本是美国学者珍妮·沃斯著的《学习的革命》;另一本是中国学者肖川、王文宝主编的《打破神话——解读学习的革命》,然后进行讨论。

2. 你拥有"第三本护照"吗?有的国外教育学家将学历和专业技能称为社会上谋生的第一、第二本护照,而这只证明了你有从事某一职业的资格。北京师范大学未来教育研究中心主任桑新民教授认为,一个人无尽的创造力与适应能力是通往数字化生存时代的"第三本护照"。请以此开展讨论,谈谈你将怎样获得第三本护照。

【实践演练】

总部位于芬兰的诺基亚公司(Nokia Corporation)成立于1865年,当时以造纸为主,后来逐步转向胶鞋、轮胎、电缆等领域,最后才发展成为一家手机制造商。自1996年以来,诺基亚连续15年占据市场份额第一,并且推出了Symbian和MeeGo,开了智能手机的先河。但是由于沉溺于核心业务,忽视了移动互联网创新,面对新操作系统的智能手机双面夹击,诺基亚全球手机销量第一的地位在2011年被苹果及三星双双超越。2013年9月3日,微软宣布以72亿美元收购诺基亚,并获得专利和品牌的授权。请以此展开讨论,分析诺基亚衰落的原因,谈谈如何把握时代发展的机遇和挑战进行创新。

【网上练习】

在医学护理网查阅文章"范丽凤:在科研的天空飞翔";在中国期刊全文数据库中检索范丽凤撰写的论文。阅读后思考:一个普通中专起点的护士是如何成长为硕士生导师的?

【思维拓展】

在一座荒岛上,有5个强盗掘出了100块非常珍贵的金币。他们商定了一个分配金币的规则:首先经过抽签决定每个人的次序,排列成强盗1~5。然后由强盗一先提出分配方案,经5人表决,当且仅当超过半数的人同意时,方案就被通过,否则强盗一将被扔入大海喂鲨鱼。如果强盗一被扔入大海,就由强盗二接着提出分配方案,由剩下的4人进行表决,当且仅当超过半数的人同意时方案就被通过,否则强盗二也要被扔入大海。以下以此类推。假定每个强盗都能够理智地判断得失,做出理性的选择,同时每个判决都能顺利执行,那么,强盗一提出什么样的分配方案,能够使自己得到最大的收益?

(关鸿军)

第八章

让生命扬帆远航
——护士的信息素养与学习素养

【学习目标】

1. 了解信息素养的内涵。
2. 熟悉信息学习规律,并能将其运用于专业学习中。
3. 熟悉影响学习的各种因素,联系实际情况进行分析。
4. 掌握常用的学习方法和自学方法。
5. 探讨学习型护理人才的培养方法。

2003 年 9 月,联合国信息素养专家会议发表的《布拉格宣言:走向信息素养社会》中指出:信息素养是终身学习的一种基本人权。

美国图书馆协会信息素养主席委员会在一份报告中提出具有信息素养的人是那些知道如何学习的人。他们懂得怎样学习,因为他们懂得知识是如何组织的,如何获取信息,如何以其他人可以向其学习的方式使用信息。他们是为终身学习做好了准备的人,他们能为任何工作和决定找到所需要的信息。

我们生活在一个飞速变化的信息时代,知识经济时代的到来,正不断缩小我们交流的时空界限,焕发人的内在潜力,改变着我们的物质世界和精神世界,学习也将成为社会进步的主要推动力和个人生活的第一需要。

有人说:一个发育很好的头脑,一种学习的热情,以及把知识融会到工作中去的能力,是通向未来的关键。当你不断丰富并具备了扎实的信息素养和学习素养,学会学习、终身学习,你的未来将由自己掌控,你的生命之舟将扬帆远航!

第一节 护士人生发展的加油站——信息素养与信息学习规律

20 世纪 60 年代,很多人都知道开发出了大庆油田,但对大庆究竟在什么位置却一直不晓。日本人千方百计收集有关信息,不久便侦察出令其满意的结果。他们从 1966 年 7 月《中国画报》刊登的王铁人的照片上,推断出大庆地处零下 30℃ 以下的东北地区,又从同年 10 月《人民日报》登载介绍王铁人的文章中,得知马家窑这个地方,从地图上找到马家窑是黑龙江省海林县东南的一个小村子,据此推断出"北满"到松辽油田统称大庆油田。日本人又研究《中国画报》上的一张炼油照片,从照片的扶手栏杆推断出炼油塔的外径,推算出每口井的年产原油量,从大连站运送原油的专列车顶积灰厚度,推算出大庆原油的输油距离。在这一系列信息收集和处理之后,便派出大型友好团访问北京,由此开始向中国出口大量炼油设备和输油管道。

上述事例生动而充分地告诉我们信息和信息素养的重要性,这也对21世纪的护理工作者提出了一项新的要求:在推进自身综合素质提高的过程中,一定要高度重视信息素养的培养和提高。

一、信息时代的新要求——信息素养的内涵与培养

人类社会正在进入一个以信息和知识为重要资源的时代,即信息时代(information age)。谁拥有最新的信息,并能有效地识别、选取、利用信息,使之服务于自己的工作领域,谁就将得到最丰富的资源和最快速的发展。现代信息技术的广泛应用,使得护理工作的科学化、现代化和信息化程度越来越高。根据美国护理及健康文献索引统计,在过去的40年里,护理期刊增加到356种,整整增加了27倍;全球护理专业方面的信息以每5年翻一番的速度增长。这些对护理专业活动的内容和护理人才培养的目标都提出了新的挑战。

21世纪是知识经济和信息化的时代,护士要在迅速发展的知识经济时代生存立足,在激烈的竞争中取得成功,把握未来的主动权,就要对"信息素养"给予足够的重视,因为它是信息社会生存的一种基本能力之一。

(一)信息素养的概念与内涵

1. 信息素养概念的演变 "信息素养(information literacy)"一词最早产生于美国,是随着现代信息社会的逐渐形成而对国民提出的一种兼跨人文和科学范畴的综合性个人素养要求的描述。信息素养的概念最早由美国信息产业协会主席保罗·车可斯基于1974年提出,他认为,信息素养是利用大量的信息工具及主要信息资源使问题得到解决的技能,在未来10年中,信息素养将是国家发展的目标。所有经过训练把信息资源运用于工作的人,成为具有信息素养的人。1989年,美国图书馆协会下设的信息素养主席委员会在其年度报告中提出:"要成为一名有信息素养的人,就必须能够确定何时需要信息,并且能够有效地查寻、评价和使用所需要的信息。"《美国高等教育信息素养能力标准》中指出,信息素养是指个人"能认识到何时需要信息,和有效地搜索、评估和使用所需信息的能力"。

20世纪80年代初期,信息技术渗透到社会生活的方方面面。以计算机为核心的信息技术极大地丰富了"信息素养"这一概念的内涵。1992年,C S Doyle在《国家信息素养论坛最终报告》中给信息素养下的定义是:一名具有信息素养的人,他(她)能够认识到精确的和完整的信息是做出合理决策的基础,确定对信息的需求,形成基于信息需求的问题,确定潜在的信息源,制定成功的检索方式,从包括基于计算机和其他信息源获取信息、评价信息、组织信息用于实际的应用,将新信息与原有的知识体系进行融合以及在批判思考和问题解决的过程中使用信息。这一定义使信息素养的内涵具体化。

20世纪80年代末,美国出版了两个重要文献,强调图书馆在信息素养教育中的重要作用。第一份是《信息素质:图书馆中的革命》,该书把信息素养作为图书馆和教育问题的关键,他们的主要信息是:高质量的教育是帮助学生成为终身学习者,成为有效信息消费者的必然条件;具备信息素养的学生,能在任何个人和专业需要时找到相关信息,成为自主和独

立的学习者。第二份是美国图书馆协会下属的信息素养主席委员会于 1989 年发表的信息素养进展的年度报告,这份报告强调了信息素养对于个人、企业乃至整个社会的重要性,提出了"信息素养是信息社会人的生存能力之一"的重要论断。它作为第一份论述信息素养的纲领性文件在全球迅速引起轰动,其得出的结论是:为了有效地应对不断变化的环境,人们所需要的不仅是一定的知识基础,他们更需要具有探索知识,将其与其他知识联系起来并使之得到实际应用的技能。

1998 年,全美图书馆协会和美国教育传播与技术协会在其出版物《信息力量:创建学习的伙伴》中,从信息技术、独立学习和社会责任三个方面,更进一步丰富和扩展了信息素养的内涵和外延,制定了学生学习的九大信息素养标准:能够有效地、高效地获取信息,能够熟练地、批判性地评价信息,能够精确地、创造性地使用信息,能探求与个人兴趣有关的信息,能欣赏作品和其他对信息进行创造性表达的内容,能力争在信息查询和知识创新中做得最好,能认识信息对民主化社会的重要性,能履行与信息和信息技术相关的符合伦理道德的行为规范,能积极参与活动来探求和创建信息。

20 世纪 90 年代,随着计算机网络等技术的飞速发展和广泛应用,信息素养的内涵也由此变得更为深刻。2003 年 9 月,联合国信息素养专家会议发表了《布拉格宣言:走向信息素养社会》。信息素养正在成为人们投身信息社会的一个先决条件。

2. 信息素养概念的内涵　从信息素养概念逐渐完善的过程看,信息素养是一个综合性的概念,广义的信息素养是指具有检索和利用各种信息源以解决信息需求及制定明智决策的能力,包括信息意识、信息能力、信息道德和终身学习的能力等几个方面。

(1) 信息意识。信息意识是信息素养的首要因素,主要指人们对信息及其交流活动在社会中的地位、价值、功能和作用的认识。换句话说,就是指人们对信息的判断、捕捉的能力,包括信息存在与敏感意识、信息价值意识、信息质量意识、信息商品与消费意识、信息效益意识、信息服务意识、信息合作意识、信息竞争意识、信息创造意识以及信息主体意识等。信息意识的强弱将直接影响人们利用信息的程度和效果。人们只有具备信息意识,才可能有信息的需求,进一步去寻找信息和利用信息,并主动学习与信息处理有关的技术。

(2) 信息能力。信息能力是信息素养的重要方面,是指人们获取信息、处理信息、利用信息、创造信息、交流信息的技术和能力。人们只有掌握一定的信息技能,才能有效地开展各种信息活动,有效地利用信息和创造信息,充分发挥信息的价值,变信息为动力和优势。具体地说,需要培养的信息技能主要包括:计算机基本应用、计算机病毒排除能力,信息检索、获取与存储能力,信息分类、整理、加工等处理能力,信息分析、判断、评价与选择能力,信息阅读、吸收与再创能力,污染信息屏蔽等抗干扰能力等。

(3) 信息道德。信息道德是指人们在整个信息交流活动过程中表现出来的信息道德品质。它是对信息生产者、信息加工者、信息传播者及信息使用者之间相互关系的行为进行规范的伦理准则,是信息社会每位成员都应该自觉遵守的道德标准。包括:具有正确的信息使用动机,在利用信息实现个人价值时不应与人类社会整体发展目标相抵触;愿意承担相应的责任和义务,信息共享的同时乐于信息共建;自觉遵守信息法律,维护信息安全,尊重他人的信息产权、信息空间和个人私密;坚持客观公正与合理公平原则,文明而负责任地使用各种信息与信息技术,维护信息真实性,积极抵制各种污染信息、歪曲信息、违法信息等不良信息;具有良好的信息心理状态和承受能力,可以从容应对纷繁杂乱、良莠不齐的海量信息等。

（4）终身学习的能力。获得终身学习的能力是信息素养教育的目标。信息素养教育应该把焦点放在受教育者或被培训者身上，而不是放在指导者或者教员身上，让受教育者学会学习，获得终身学习的能力。

3. 信息素养的构成　具有较高信息素养的人在能力方面有以下突出表现：① 信息知识的学习能力。② 信息的获取能力。③ 信息的理解能力。④ 信息的处理能力。⑤ 信息的表达能力。⑥ 高度的信息道德意识和社会责任感。⑦ 信息的综合运用能力。

以上能力体现了信息知识、技术、人际互动、问题解决、评价调控、情感、态度与价值观7个方面的要求，是信息素养的内涵所在。培育护士的信息素养业已成为我国当代高等职业教育面临的一个新课题。

4. 护理信息学　随着医疗卫生领域信息技术的日益广泛与深入的应用，作为医学信息学分支的护理信息学（nursing informatics）随之成长壮大。护理信息学专家从不同的角度出发，给出过许多各不相同的护理信息学定义。Hannah，Kathryn 护理信息学的经典定义表达为：护士履行其职责时所涉及的信息技术的应用（the use of information technologies in relation to those functions, within the purview of nursing, that carries out by nurses when performing their duties）。荷兰鹿特丹 Erasmus 大学医学信息学教授 Jan H van Bemmel 主编的《医学信息学》一书则有如下定义：护理信息学是关于护士在收集和管理信息，利用数据获得信息和知识，基于知识的决策和推断为患者全方位服务做出分析、模块化和规范化的学科。

总之，护理信息学的应用对象是护士，学科的基础是护理学、计算机科学和信息技术，应用内容包括临床护理的信息技术、数字化健康护理仪器设备、信息化护理培训教育。还应包括：与护理相关的政策制定、患者教育、自我教育、研究和行政管理中的信息化应用。

护理信息学至少应该包括下列内容：① 人工智能与决策支持系统在临床护理中的应用；② 医院及其他医疗机构利用计算机化的预约与排班系统自动查询医护工作人员；③ 用计算机对患者进行教育；④ 计算机辅助护理教育；⑤ 医院信息系统中的护理应用；⑥ 护理信息与知识表达的格式化、标准化，护理知识本体论（nursing ontology）；⑦ 研究护士辅助护理决策中要用到哪些信息以及应该如何做出决策。

 【相关链接】

成为有信息素养的人

信息素养为一生学习奠定基础。它适用于各个学科、各种学习环境和教育水平。它可以让学习者掌握内容，扩展研究的范围，有更多主动性和自主性。

有信息素养的人应能做到以下几点。

☆ 决定所需信息的范围。

☆ 有效地获取所需信息。

☆ 严格评价信息及其相关资源。

☆ 把所选信息融合到个人的知识库中。

☆ 有效运用信息达到特定目的。

☆ 运用信息同时了解所涉及的经济、法律和社会范畴，合法和合理地获得和利用信息。

（二）培养护士信息素养的意义

1. 是护士适应知识经济的要求，获取知识和信息的需要　信息素养的培养是信息时代护士获得知识和信息的需要，也是护士成功的基石。21 世纪的今天，通信与信息技术的高速发展正使人类社会发生着深刻的变革。知识更新越来越快，以信息和知识为基础的"知识经济"时代已经到来。面临医学护理知识信息量的急剧增多，新理论、新知识、新技术、新方法层出不穷，医学护理知识老化加快、医学模式转变等情况，使护士要在信息社会中获得发展与竞争的优势，必须具备一定的信息素养能力。对护士来说，掌握大量的知识和信息是他们走向成功、实现自我价值的根本途径。

2. 是护士适应学习化社会的要求，实现终身教育的需要　在信息化社会的今天，终身教育和学习化社会要求护士谋求对社会巨变的适应性，顺应潮流，学会学习。而"学会学习"的一个重要标志就是具有良好的信息素养，这样才能在信息社会中及时地获得有效信息，从而实现广泛意义的学习活动，否则就会淹没在信息的大潮之中。因此，加强对护士信息素养的培养，使其具备知识创新的意识和能力，才会使其成为独立的终身学习者，成为能熟练地使用各种信息技术，能适应信息社会各种挑战的现代护理人才。

3. 是护士适应素质教育的要求，提高综合能力的需要　信息素养被国外学者称为信息社会学习的执照，被国内学者描述为信息时代的生存技能。对国家而言，信息素养已成为评价国民综合素质的一项重要指标。对个人而言，信息素养在人的综合能力体系中占有愈来愈突出的地位，它对于增强学习能力，扩大知识面，了解科技动态，搞好科研、创新和管理活动等都具有重要的意义。长期以来，国内对护理专业学生的教育偏重于医疗护理专业知识的灌输，导致相当一批学生缺乏创造力和继续学习的能力。因此，在护理专业各层次的教育中都应大力提倡素质教育，而一个人的信息素养恰恰是未来信息社会所必需的素质之一，是一个人能够继续学习的前提和基础，是素质教育的一项重要内容。

（三）培养护士信息素养的方法

1. 培养基本技能　在人类发展的很长一段时间里，读、写、算是人们能走天下的"得意功夫"。然而身处信息时代，如果不具备使用 Internet 的电子邮件功能、聊天室等与外界进行交流的能力，使用传真机等先进的通信设备和电子设备的能力，将被 21 世纪所抛弃。要培养护士在信息时代生存的基本技能，促使其掌握在 Internet、CD‐ROM 及各种印刷媒介中搜寻自己所需的信息并能对已有信息进行有效的组织、整理、利用和传播的方法。在具有通信能力、阅读能力、写作能力和表达能力的基础上，护士不断发展自己对信息的敏感度，这是有效完成学习任务，学会学习及掌握思考技能的前提条件。

2. 培养思考技能　传统教育重视的是学习者是否掌握了知识，而忽视对学习者思考技能的培养。事实上，只有掌握了思考技能，才可能独立地思考、主动提出问题、主动为问题寻求答案。培养护士的思考技能包括培养以下几方面的能力：① 解决问题的能力：信息素养教育着力培养护士对一个问题能提出多种解决办法的能力，发展他们的发散思维；② 终身学习的能力：主动为自己提出问题，而后独立地解决问题，能在信息海洋当中找到所需的东西，从而更新自身的知识架构，跟上时代发展的步伐；③ 创新学习的能力：创新学习能力的培养可以从创新学习环境、创新学习方法、创新学习情境等方面入手。

3. 建立多渠道的培养途径　对在校的护理学生，首先应该完善护理专业的图书馆建设。图书馆是护理学生培养自学能力和信息素养的最佳场所。其次，要建立院校的网络中心，让学生便捷地接触校园网、互联网，方便学生查阅相关专业文献或经由网络获取各种所需信息，如考研、就业信息，为学生提供一个与外界信息充分接触的、健康的、畅通的、有别于社会网吧的平台。第三，应鼓励学生参加学校组织的有关文献检索、网络应用、信息理论技术等专家讲座和学术交流会，介绍信息技术的最新发展和实用软件的使用，引导学生关注国内外的最新发展动态和热点话题，引导他们进行思考和评论，以培养和提升学生的信息素养。第四，可增加护理专业学生的信息素养教育课程。以文献检索和现代信息技术这两门课为核心，加大相关课程教学内容的比例，如信息社会学、信息经济学、信息组织与管理、信息伦理学等课程；更多地以公选课和实践课的形式来开展信息素养教育。

对在临床工作的护士，医院图书馆和信息科应为其信息素养的提高提供支持，建立医学信息素养教育中心，有针对性地举办定期或不定期培训班；也可根据护士的知识结构、年龄层次、需求层次的不同，分期分批地轮训；也可在护士查找资料时，引导其获取和利用信息。目前一些医疗机构通过要求护士网上学习获取当年的学分，在职称评定时要求有计算机考试成绩，在授课时要求使用教学课件等以用促学、以评促学、以考促学的办法，调动起大家学习信息技术的自觉性和积极性，这些做法值得借鉴。另外，应充分利用现有的信息资源，注意将信息技术与护理技术相结合，把对临床护理人员信息技术的培训重点放在具体应用上，放在结合后的内容上，能够实现学以致用，真正提高临床护士的信息素养。

二、布里丹驴子的启示——信息学习的规律

有这样一个故事：布里丹的驴子肚子饿得咕咕叫，于是它到处寻找吃的，并很快发现左边和右边都有一堆草可吃。于是它到了左边那堆草边，可审视一番后觉得没有右边那堆草多，所以饿着肚子跑到右边去吃。到了右边以后又发现没有左边那堆草的颜色青。想想，还是回到左边去吧。就这样，一会儿考虑数量，一会儿考虑质量，一会儿分析颜色，一会儿分析新鲜度，犹犹豫豫，来来回回。这只可怜的驴子，最后饿死在途中。

在信息化社会里，面对扑面而来的大量信息，有人眼花缭乱、无从下手，有人跟着感觉走，有人可能像伊索寓言中的布里丹驴子一样，面对众多的草料，不知道选取哪堆来吃。无法决定取食哪堆草料的驴子只得饿死，不加选择，逢草就吃也可能胀死。可见，掌握信息学习的规律尤为重要。只有善于把握学习的特点和规律，并将其运用于实践，才能达到预期的学习效果。

（一）吾生也有涯，而知也无涯——终身学习规律

1995年，教科文组织的21世纪教育委员会在《学习：财富蕴藏其中》的报告中指出："终身学习是打开21世纪光明之门的钥匙。"

有句话说得好，"活到老，学到老。"学习是人类生存和进步的基础。每个人从生到死，必须不断学习才能生存，才能适应不断变化的客观世界，才能跟上时代前进的步伐。在知识不断增加、知识爆炸的今天，终身学习是人类生存的基本前提。

（二）积土成山——循序渐进规律

所谓循序渐进，就是指学习要按照学科理论的逻辑系统顺序和学习者认识能力的发展顺序及对客观事物的认识顺序，有计划、有步骤地进行学习的活动过程。这是获取知识的主要方法。"不积跬步，无以至千里；不积小流，无以成江海。"学习过程，就是一个循序渐进，知识经验不断积累，从量变到质变的过程。

任何一门学科知识本身都具有严密的逻辑体系。这个体系一般都是由简到繁、由浅到深、由此到彼、由表到里的。在学习过程中，必须遵守由已知到未知、由易到难、由简到繁、由近到远的学习规则。由已知到未知，就是必须以旧知识作为学习新知识的基础、前提和出发点，始终保持新旧知识之间的连贯性和系统性；由易到难，就是必须由熟知的具体事实逐步过渡到抽象的概括，再由简单的概括逐步过渡到比较复杂的概括；由简到繁，就是在学习过程中必须先从比较简单的事实和概念开始，逐步地再掌握复杂的现象和概念；由近到远，就是要从自己周围的或易于了解的事情学起，逐步扩大知识眼界。

掌握知识必须循序渐进。任何知识结构都是由浅入深、由简入繁，互相衔接、互相渗透的。只有按照知识的科学体系来掌握知识，才能使所学知识条理化、系统化，逐步建立起合理的知识结构。如果一味狼吞虎咽，贪多求全，必然引起消化不良，收效甚微。

认识事物必须循序渐进。朱熹说过，"读书之法，莫贵于循序而致精"。人的学习过程，是在大脑皮质建立暂时联系的过程。这个暂时联系的形式有一定系统性，就是在无条件反射的基础上形成单一的暂时联系，再到多级的暂时联系，进而再到复杂的暂时联系系统。只有按照认识的过程，循序渐进地掌握知识，才能在大脑中建立有效的理解和记忆，使人的认识能力得到不断的发展。

护理知识和技能的学习特别强调学习过程的循序渐进。前期课程的学习对后续课程具有重要影响，如果正常人体形态、机能课程的学习不良，那么学习异常人体形态和机能时就会遇到较大困难；如果基础医学知识掌握不牢，学习临床内外科护理就会比较吃力。因此，不能存有"过去未学好，后来再居上"的想法，而应科学、合理地制订学习计划，脚踏实地，有计划、有步骤地实现自己的学习目标。

（三）为学之道，必本于思——学思结合规律

子曰："学而不思则罔，思而不学则殆。"指出了学与思的辩证关系。

学，指的是信息输入，学习新知识、新技能以及社会行为规范。思，指的是信息加工处理。从信息论的观点来讲，学就是接受和储存信息，思就是判断和处理信息。两者互相转换，犹如一个没有止境的螺旋，步步上升。学与思也是一对辩证统一的矛盾，明末清初的伟大思想家王夫之对此曾有一段精辟的论述，他说："致知之途有二：曰学曰思。学则不恃己之聪明，而一唯先觉之是效；思则不徇古人之陈迹，而任吾警悟之灵……学非有碍于思，而学愈博则思愈远；思正有功于学，而思之困则学必勤。"意思是说：人们求知的途径有二，一是学，二是思。学的时候，可不问自己的聪明才能如何，只有向先知者学习，才能得益；而思则不一定完全遵循古人的陈迹，要自己去深思熟虑……所以学不仅不妨碍于思，而且学得愈广博，思虑愈深远；思是有助于学，思虑时有了困难，便更须加紧学习。

古人云："学起于思，思源于疑。"人的思维活动常常由提出问题开始，有疑问，才能产生探索的愿望，才能动脑筋。一切学问都是从疑问中得来，只有在自己钻研、思考的基础上，才能产生疑问，"有疑"表示对知识理解的深化。学习上浮光掠影或浅尝辄止的人是不会提出疑问的，就好像坐在家里不出门、不会问路一样。如果通过读书，自己的疑问得到了解答，这就说明学问有了长进。光读书不思考，就会变成书的"奴隶"。光思考不读书，就会架空自己的知识。巴尔扎克说得好："打开一切科学的钥匙都会毫无异议地是'问号'。我们大部分的伟大发现都应当归功于'如何'，而生活的理智大概就在于逢事都问个'为什么'。"只有掌握学思结合的规律，才能真正提高学习效率。

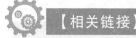
"你用什么时间来思考?"

天深夜,著名物理学家卢瑟福走进了他领导的实验室,看见一名学生在那里搞实验。卢瑟福略微迟疑了一下,便过去问那名学生:"这么晚了,你还在做什么?"学生回答说:"我在工作。""那你白天干什么呢?""也在工作啊!""早晨你也在工作吗?""是的,教授,我从早到晚都没有离开实验室。"学生说得很肯定,以期博得老师的夸奖。不料,卢瑟福反问了一句:"那么这样一来,你用什么时间来思考?"

(四)学以致用——知行统一规律

知,是对输入的知识信息学习、理解和掌握的过程;行,则是把掌握了的知识信息用于实际,见诸行动,使客观世界得到改造。这一规律揭示的是学习的本质问题,也是学习发展的必然趋势和学习的最终归宿。学以致用就是在学习过程中,注重运用科学理论分析解决实际问题,边学习边实践,边学习边运用,把学习过程作为掌握知识、提高能力的过程。

学以致用才能真正掌握知识。学习书本知识,是掌握科学知识的一种捷径。但是正因为它是别人的间接经验,又是抽象和概括化的东西,所以单纯地理解和掌握这些概念、原理和规律,容易形成脱离实际的毛病。因此,在学习过程中要把书本知识同实际紧密结合起来,才能掌握比较完全的知识,真正具有解决实际问题的本领。这就如同知道了水的浮力原理,并不等于会游泳,懂得了计算机原理,并不等于会熟练操作和编制程序一样,游泳、计算机操作的能力只有在实践中反复练习才能获得。

学以致用才能得到真知。知识来源于实践,实践才能出真知。学习和掌握书本知识,仅是知识运用的基础,只有运用知识,才能在实践中使自己对知识的理解和掌握得到检验、巩固和发展。

学以致用才能增长才干。学和用、知与行的关系,就是理论与实践的关系。会用知识的人,才算得上有才华。在我国军事史上,对兵书背诵如流的赵括,由于不会运用,落了个"纸上谈兵"的笑柄。这足以说明,只有善于运用所学知识,勇于实践,才能使学习更上一层楼。

怎样才能做到知行结合呢?一要重视书本知识的学习。系统地学习和掌握各门学科的知识。没有"知",也就谈不上"行"。没有理论,就无从指导实践。二要把书本知识动用到实践中去。学习理论知识,不仅要能够精通,而且要能够应用,"精通的目的全在于应用"。从学习者学习的角度看,应用主要体现在练习、演示、考试、实验和实习上。

【课堂活动】

1分钟演讲——我的学习观

请结合"信息学习的规律"章节内容,思考自己在学习实践中是如何运用这些规律的,并就自己感受最深的规律进行1分钟演讲,以便相互交流。教师可组织5~8名学生进行该项活动。

第二节 叩开知识经济时代的大门——学习素养与学习型护理人才的培养

美国总统克林顿在一次演讲中说:在 21 世纪,掌握知识就掌握了一把开启未来大门的钥匙——不在乎拥有什么,而在乎知道什么和能够学会什么。他强调,美国要有世界一流的教育,8 岁以上儿童要能读会写,13 岁以上少年能在计算机网络获取知识,18 岁以上青少年都能接受大学教育,成年人接受终身教育……

"终身学习"已被提到生存概念和生活方式的高度,这是人类对信息社会的积极响应,是一场伴随信息社会而来的学习革命。国际 21 世纪教育委员会于 1996 年向联合国教科文组织提交了一份报告,其核心内容是提出了"教育的四大支柱"新构想,认为要适应未来生活的发展,教育必须围绕"学会认知、学会做事、学会共同生活、学会生存"这四种基本学习能力来全新设计,重新组织。构建新的学习观,培养和提高学习能力,掌握学习方法的关键,是 21 世纪的立人之本。

一、学习创造未来——21 世纪的学习观与学习素养的内涵

在农业社会,一个人学习 8 年可满足终身需求;在工业社会,一个人学习 17 年大体能满足毕生需求;而到了信息化社会,人们必须终身学习,才能适应、满足时代的发展变化。

21 世纪是信息时代、知识经济时代,也是一个终身教育、终身学习的时代。在这样的时代,我们在学校所学的知识已经不能像在农业社会和工业社会那样可以满足一生的工作需要。学习将不仅仅是在学校的一段经历,而会成为人们生存的基本条件。21 世纪的护理人才,必须具备良好的学习素养和创造性应用知识的能力,终身教育与创新将成为我们追求的目标。

(一) 21 世纪的学习观

1. 学会学习 加拿大媒体怪杰麦克鲁汉曾说过:"不会学习,是一种罪恶。"而"学会学习"则是教育适应知识经济发展阶段的观念转变,其本质是创造性学习。只有终身不断学习,才能丰富自己的人力资本,那种一张文凭终身受用的时代已经过去。对于知识的学习,强调的是学会自己去发现知识,获取知识和更新知识,而不是学习知识本身。

学会学习既是一种人生手段,也是一种人生目的。作为手段,它应使每个人学会了解其周围的世界,能够发展自己的专业能力和交往能力。作为目的,其基础是乐于理解、认识和发现。学会学习,就有能力在自己的一生中抓住和利用各种机会,去更新、深化和进一步充实最初获得的知识,适应瞬息万变的社会。这就包括学会定向,能初步选定学习策略,参与大部分课程内容学习的计划或再设计;学会运作,即主动、自觉参与学习过程,争取有创造性地学习;学会调节,能及时调整学习方法、行动;学会激励,不断激发自己,保持强烈的求知欲和好奇心,激励自己努力学习;学会获取信息,扩大知识面,不仅掌握正规教育体系中的学科知识,还要掌握足够广泛的普通知识,使自己永远跟随时代的步伐。

2. 学会做人 这是教育永恒的主题,也是素质教育的内涵和核心。正如陶行知先生所说:"千教万教,教人求真;千学万学,学做真人。"所谓学会做人,首先要做一个健全的人,包括身体和心智,这是素质教育的基本要求。其次,要做一个和谐的人,学会与人相处,理解他人,尊重他人,与自然和谐,保护自然,适应自然。再次,还要做一个对社会需要和发展有用的人。

既有知识文化和技能，又具备一定的法制观念、竞争意识、创新意识、人文精神等。最后，还要做一个有益于人民的人，从"我为人人，人人为我"出发，爱岗敬业，从本职中实现人生的价值。

3. 学会做事　某公司招聘一批人员面试，主考官有意在通往考室的过道上放倒一把扫帚，众多应试者鱼贯而入却无人理睬。终于，有一位应试者主动把扫帚扶起而被录用。

人生道路上要做各种各样的"事"，时刻处在"应考"之中，包括道德行为、生活习惯、兴趣爱好、待人接物等，都必须通过实践，在做事中学会"做事"。

学会做事主要包括如何提高人际交往能力、应变能力、信息处理能力等。学会做事与职业培训的联系更为紧密。现代科学技术的高速发展，使得专业资格的概念变得有些过时，个人能力的概念被置于首要地位。通过学会做事，不仅获得专业资格，而且获得能够应付各种情况和参与集体工作的能力。

4. 学会共处　教育的使命是教会学习者懂得人类的多样性，同时还要教他们认识地球上所有人之间既具有相似性又是相互依存的。认识他人须首先认识自己，要使青少年正确地认识世界，无论是在家庭、社会还是在学校进行的教育，都应首先使他们认识自己。只有在这个时候，他们才能真正设身处地去理解他人的反应。在学校培养这种情感同化的态度，会对一个人一生的社会行为产生积极影响。

5. 学会发展和创新　教育应当促进每个人的全面发展，即身心、智力、敏感性、审美意识、个人责任感、精神价值等方面的发展。学会发展就是要更充分发展自己的人格，并能经过不断增强的自信力、判断力和个人责任感来行动。教育不应忽视人的任何一种潜力，包括记忆力、推理能力、美感、体力和交往能力等。

未来社会所需要的人才不仅是有知识和技能的人，而且是具有参与意识、合作意识、竞争意识和勇于进取的人，具有科学的创新精神和较强的创新实践能力的人。迎接知识经济挑战，培养适应未来知识经济时代需要的人才，必须改变传统的教育模式，变"接受性教育"为"创新性教育"；改变传统的学习方式，变"接受性学习"为"创新性学习"。

(二) 学习素养的内涵

具有良好学习素养的人应该是主动学习、不断创新而且充满生机和活力、素质较高的个体。他们是始终保持积极的远景性学习动机的人，是具备很强的自学能力的人，是始终保持自觉的学习行为的人，是具有系统而深入的学习内容的人，是始终保持稳定的正规学习时间的人，是掌握了科学的学习策略的人，是持续保持明显的学习效益的人。具有良好学习素养的人把学习看作是自己的终身需求。

具有良好学习素养的人一般有如下几方面的特点：① 主动学习的愿望：具有良好学习素养的人往往有很强的求知欲、好奇心，对学习充满兴趣。他们的学习不是出于外在的压力，而是出于自身的兴趣。② 掌握有效的学习方法：具有良好学习素养的人能掌握科学的学习方法，勤于思考，举一反三，能取得事半功倍的学习效果。③ 善于搜集和筛选信息：在信息时代的今天，每时每刻都有新的知识产生、新的成果出现。具有良好学习素养的人就是那种善于搜集、筛选自己所需信息的人。他们具有丰富的想象力和敏锐的观察力，在千变万化、杂乱无章、浩如烟海的各种信息中，懂得取舍，并能消化、吸收其中有益的成分。

二、法拉第的成功告诉我们——影响学习的因素分析

法拉第是著名的物理学家，他出生在贫苦家庭。12 岁开始当报童，一边卖报，一边识字。13 岁在印刷厂当学徒工。其间,法拉第对科学产生了极大的兴趣。他向当时有名的学术权威写信表达了自己希望从事科学研究的愿望,很快从一名实验助手成长到可以独立进行科学研究工作,不久就发现了电磁感应现象。

法拉第的成功告诉我们,兴趣是最好的老师。因为有了对科学的执著热爱和追求,使法拉第在物理学领域取得了卓越的成就。影响学习的因素除了兴趣外还有很多,认识这些因素对学习的影响,从而发挥诸种因素的激励作用,消除其抑制作用,对于提高与完善自身的学习素养具有十分重要的意义。

（一）学习的"本钱"——生理因素

当你的生理状态处于最佳时,你会感到生机勃勃,充满活力,精神愉快,思维敏捷,记忆准确;而当你的生理状态每况愈下时,消极的情绪就会笼罩着你,你会觉得有气无力,全身疲乏,心情沮丧,更别提强打精神去学习了。有位成功者深有体会地说:"在任何情况下,生理状态都是我们最大的动力——因为它能即刻产生影响,而且其影响永不消失。"

1. 民以食为天——饮食与营养　营养与学习的关系,一是营养直接影响健康,而健康与学习有着密切关系;二是营养影响大脑功能,而脑功能与学习又有着极为密切的关系。营养不良会产生许多疾病,大大损害身体健康,影响人的智力活动和学习。有规律的、良好的饮食和营养是健康身体和充沛体力的保证,更是确保高效学习的重要一环。有研究表明,"八分饱"是学习注意力最高、思维最活跃的生理状态。因此,学习者应注意合理搭配营养,多吃碱性食品,少吃酸性食品,摄食多样化,避免暴饮暴食。

2. "8 - 1 > 8"——休息与睡眠　"8 - 1 > 8"的含义就是从 8 小时的工作学习中,抽出 1 小时休息,其效率往往大于 8 小时。古人云:"君子之于学也,藏焉,修焉,息焉,游焉。"充足的睡眠是身心健康必不可少的条件,也是大脑把所吸收的知识从短时记忆转化为长时记忆的重要条件。研究表明,睡前学习的知识最容易保存在记忆中,对于人来说,已经学过的东西,必须通过睡眠阶段,使之不断进行组织安排,才能使知识化为己有,也才能使新知识与旧知识结合起来,成为巩固的长时记忆。保持充足的睡眠,学习时保持舒服的姿势,各种活动或各门功课交替进行,学习累了便散散步、听听音乐等,都是有效的休息方式。不会休息的人就不会工作,劳逸结合才能事半功倍。

3. 生命在于运动——运动与锻炼　生命在于运动。适度的运动与锻炼不仅使身心健康,而且也能提高学习和工作效率。事实证明,经常从事体育锻炼的学生,他们的神经系统、血液循环系统、呼吸系统、消化系统等功能都较强。体育锻炼可以提高他们的反应速度、灵敏度,培养意志的坚强性和进取精神。这是因为,体育锻炼和学习中的活动,能增进大脑皮质对刺激的分析判断能力,增强大脑皮质对肌肉和内脏器官的控制能力,促进血液循环,提高新陈代谢的功能,从而有利于增强体质,使头脑更加灵活,思维更加清晰流畅。因此,学习者应经常运动和锻炼,学习间歇期伸个懒腰,改变身体的姿势,安排适当的运动。除体育锻炼外,参加适量的家务和生产等体力劳动也有助于增强体质和提高学习成绩。

（二）心,灵物也——心理因素

"心,灵物也,不用则常存,小用则小成,大用之则大成,变用之则神。"

1. 注意力　注意力是学习的窗口,是认知和智力活动的门户,没有它,知识的阳光就照射不进来,注意是认知和智力活动的门户。生理学研究表明,人在注意某一种或几种外部事物时,会在大脑皮质形成一个优势兴奋中心。兴奋中心强度越大,其他部位的抑制越深。可见,学习效果并不在于对同一内容重复次数的多少,关键在于学习者是否全神贯注,能否高度集中注意力。只有高度的注意,才能实现高效率的学习。

　　注意力的好坏并不是先天遗传的,而是在后天学习中培养和训练得来的。提高专注水平可从以下几个方面去努力:一要提高对学习意义的认识,对学习重要性认识得越深刻,注意力就越容易集中;二要加强学习的计划性,每次学习都要有具体的任务和进度要求,形成一种紧迫感;三要加强意志磨炼,提高自控力,使自己的注意力始终指向学习的课题;四要保持学习环境安静,避免因其他事物的干扰使学习偏离中心问题;五要注意饮食睡眠和身体健康,避免因饥饿、困乏和身体不适等产生的刺激分散学习注意力。

【相关链接】

小实验的启示

　　有人做过这样的实验:被试者在注意力高度集中时背课文,只需要读 9 遍就能达到背诵的程度;而同样的课文,在注意力涣散时,竟然读了 100 遍才能记住。可见,注意力与人的学习效率和工作效率有着非常密切的关系。

　　2. 记忆力　　记忆是一种心理能力,指记住经历过的事物并在以后能够再认、再现或回忆。记忆对于一个人的学习成长是很重要的。它能够为大脑这个加工厂提供创造活动所必需的理论知识、经验知识和实施材料,这些都是平日依靠记忆逐步积累起来的。人的记忆潜能是相当惊人的,科学研究告诉我们,正常人的大脑可储存 5 亿本书的知识信息,相当于数字计算机的若干万倍。就连智力最高的学者,也只是使用了大脑容量的很小一部分。因此,我们的记忆力都将有更大的开发潜力。

　　记忆的消退为遗忘。遗忘是有规律的。遗忘的基本规律包括:第一,遗忘与内容有关。一般先遗忘"枝节细微"部分,"支柱""骨架"不易遗忘。第二,遗忘速度与时间有关。德国心理学家艾宾浩斯根据实验研究绘制出遗忘曲线,揭示了遗忘同时间变化的规律。即遗忘在学习后立即开始,起初遗忘特别快,然后逐渐缓慢下来。第三,遗忘与材料数量、性质有关。识记材料越多,忘得越快。第四,遗忘与学习程度、学习方法有关。过度学习在 150% 最恰当,既能取得良好的保持效果,又不浪费时间和精力。第五,遗忘与识记材料的系列位置有关。较长材料,首尾易记住,不易忘,中间部分易忘。第六,遗忘有选择性。个人爱好、兴趣和需要的材料不易遗忘。记忆与遗忘是影响学习的一个重要因素,它们都有一定的规律可循,如果掌握了记忆的规律,通过不断的练习和实践,每个人的记忆能力都会有所提高。

　　3. 意志力　　马克思在《资本论》序言中说:"在科学上没有平坦的大道,只有不畏劳苦沿着陡峭山路攀登的人,才有希望达到光辉的顶点。"学习是一项长期而艰苦的脑力劳动,就好像马拉松赛跑,贵在坚持和耐久,这就需要顽强的意志力。学习意志品质好的人具有不达目的决不罢休的坚持性,具有学习时不需别人提醒督促的自觉性,具有在困难面前不低头、千方百计克服困难的顽强性,具有学习时善于冷静而理智地控制自己情绪与行为的自制力。

　　要想养成良好的意志品质,一方面要不断地端正学习动机,为克服学习中的困难带来巨大的动力;另一方面要努力在实现自己学习计划的过程中,在体育锻炼中,在实际生活中,不断地磨炼自己。

4. 学习动机　学习动机是个体发动和维持其行为的学习活动,并使之朝向一定目标的内部动力机制。学习动机的实质是学习需要,这种需要是社会、学校、家庭的影响在学生头脑中的反映。学习动机对学习的影响主要表现在:

第一,作为一种非智力因素,间接地对学习起到促进作用。学习动机能通过唤起对学习的准备状态,增强意志和情感等方面的品质来间接促进学习。第二,作为一种学习结果,强化学习行为本身,促进"学习—动机—学习"的良性循环。动机与学习之间的关系是典型的相辅相成的关系。学习者的学习动机越强、越正确,其学习的积极性、主动性和创造性就越高,学习效率也越高。

培养激发学习动机应从以下着手:首先,应该明确学习的目的和意义,将当前的学习与未来理想、与实际应用联系起来,以激发自己的求知欲;其次,应注意培养自己独立进取的个性,个性是独立进取还是被动退缩与动机水平关系密切,上进心强、抱负水平高,将持续推动学习活动高效率进行;第三,应注意调整学习动机的水平,研究表明,若任务难度适中,则中等强度的学习动机易导致最佳的学习效率。

【相关链接】

动机对工作的影响

有人把大学生分为三组,要求他们用右手示指拉动测力计上悬挂的重 3.4 kg 的砝码。对第一组被试不说明任何理由;对每二组被试,要求他们在完成作业时应表现出自己的最大能力;对第三组被试则说明完成任务有重要社会意义,如告诉他们这项作业关系到往工厂送电的重要工程。

结果表明,了解社会意义的第三组,完成工作的指标数最高。动机在很大程度上决定了行动目标实现的可能性。

5. 学习兴趣　爱因斯坦认为,兴趣和爱好是最好的老师。学习兴趣就是一个人对学习的一种积极的认知倾向与情绪状态。这种认知倾向与情绪状态就是我们经常提到的"乐学"。兴趣就像一条纽带,将你和学习紧紧连在一起。

学习者如对所学知识有浓厚的兴趣,就会积极主动并愉快地去学习,设法克服种种困难,去寻求尽快大量获取知识的手段;就会全神贯注,甚至达到废寝忘食的境地。所以,保持对学习的浓厚兴趣,养成探索知识、追求真理的特殊爱好,是维持学习最佳心理状态的关键。

6. 情绪因素　情绪是人对客观事物是否符合自己需要而产生的态度体验。要保持较高的学习效率,就必须维持良性情绪和愉快心境,学习过程中积极良好而又稳定的情绪对学习是一种促进,能使学生在学习时更加专心,思维活动更加积极。而消极不稳定的学习情绪使人坐卧不安,注意力不集中,思维混乱,记忆力减退等,将会严重干扰学习。

怎样使自己有良好的学习情绪? 一要不断地提高自己的觉悟,端正学习动机,加强修养,使自己的心胸开阔,提高正确对待挫折的耐受力。二要不断培养自己的优良品质,尤其是自控能力,使自己经常处于一种冷静而理智的状态之中。三要不断培养学习的兴趣,把学习看成是一件乐事。四要在情绪发生波动时善于转移注意力,有意识地做些能转移自己注意力的有意义的事,尽快使自己平静下来。五要积极锻炼身体,讲究卫生,保证身体健康。

身体状况不好或不能正确对待青春期身体发生的变化,也是引起消极情绪的重要原因。

7. 自信心 自信常被人们称为"成功的起点"。歌德说过:"一个人失去了财富,他只失去了一点点;失去了荣誉,他就失去了很多;失去了自信,他就失去了一切。"自信心强的人,敢于面对一切困难,敢于接受一切任务,善于充分发挥自己的特长、优势和潜能;而不了解自己、不相信自己则是懦夫的表现,是产生自卑的根源。

要树立学习的自信心,首先要善于发现自己的优势和长处,以己之长,补己之短;其次,在遇到失败或挫折时,正确分析原因,不要怕失败,更不应心甘情愿地充当失败者;同时也要善于从胜利的喜悦中激发自信心,但绝不能自傲自满。

影响学习效果的因素还有很多,如学习者的年龄因素、知识基础、学习环境、勤奋程度、人际因素等,学习效果正是上述诸因素综合作用的结果。当学习受到挫折时,应认真检查和分析原因,采取针对性的措施,加以改进、克服或调整,这是不断提高学习能力的好方法。

【课堂活动】

小小学习经验交流会

教师利用 10~15 分钟课堂时间,组织学生进行一次小小学习经验交流会。课前让几名本学期学习成绩较好且进步幅度较大的学生做些准备,结合本节内容介绍自己的学习体会或经验,加深学生对该章节内容的深层思考。

三、生命之舟如何远航——学习型护理人才的培养

"春天了,沉睡的梦也该醒了,向着预定的远方移动,生命之舟缓缓驶出平静的港湾,向着理想的未来行进,生命之舟徐徐驶向碧波的大海,到暴风雨中去寻找那永恒的超越时空的依托。"诗人笔下充满想象力的描绘不禁让人浮想联翩——我们,21 世纪的护理工作者,如何让自己的生命之舟乘风破浪,远航万里?

护理是一门古老而年轻的学科,具有自然科学和社会科学双重属性。护理及相关学科的内容丰富而繁杂,护理职业的神圣性、实践性、艰苦性、风险性和人格化等特点,决定护理专业的学习具有自身的特点和要求,培养学习型护理人才亦是当务之急。

（一）护理人才的内涵

国内学者白玫等认为,护理人才是指具有系统的现代护理学知识,有较强的专业才能和业务专长,并能以其创造性劳动对护理事业做出一定贡献的护理专业人员。护理人才应具备下述核心能力、核心知识和专业价值观。

1. 核心能力 核心能力包括批判性思维能力、沟通与合作能力、评估及观察能力、操作技术或动手能力、创造能力、学习能力、解决问题能力、科研能力、管理/领导能力等。

2. 核心知识 护理人才在 21 世纪的实践领域决定了其核心知识除应包含对疾病的控制及预防,还应包括对于人及社会的充分认识。包含促进健康、预防疾病的知识,疾病管理知识,伦理学知识,人文社会知识,卫生服务系统和政策知识等方面。

3. 护理专业价值观 护理专业行为准则涉及 3 个领域,即患者权利、护士对患者的责任及对专业和社会的责任。包含利他主义、尊重个体自主性、正直、社会公正等方面。

（二）护理专业学习的特点

1. 学习内容的综合性　护理专业的学习内容强调科学和人文内容并重,注重成功素质潜能的开发训练。21世纪信息瞬息万变,现代护理的发展日新月异。现代护士不仅要有丰富的医学与护理专业知识,还要广泛涉猎哲学、社会学、心理学、美学、法学等人文社会科学知识,学会应用计算机、英语等工具,以便多渠道、快节奏地获取信息,掌握先进的技术与理论,并运用于临床,更好地为患者服务。具有综合素质和能力的护士,在布置病房时,想到的不仅是整洁,而更多的是如何把病房布置得更温馨、舒适,这就是美学在护理中的应用;他(她)在观察患者的行为时,不只是为了安全防范,而是应用社会学,通过患者的表面现象,把握其心理状态;与患者交谈,也不只是一般的聊天说笑,而是运用护理心理学的原理,在对患者施以正面的心理影响。

2. 学习过程的自主性　众所周知,临床护士工作任务繁重,并且经常倒班,护士的学习主要靠自身强烈的学习动机和进取精神,具有自主性的特点。而且,随着社会竞争的日益激烈,护士也需要不断充电学习,才能不断跟上学科发展的脚步。现在很多医院鼓励护士参加各种自学考试,这对提高护士学习的自主性将有很大的促进作用。

3. 学习方式的灵活性　我们已经进入一个全社会共同学习的时代,学习方式不断丰富。今天的媒体,特别是电子媒体都有可能是"老师"。随着多媒体的高度发达,学习将是一个愉快的过程。学习中左右脑并用,特别要重视开发右脑的学习潜能,能自主地选择自己最有效的学习方式。学习场所也得到极大的扩展,学校、家庭、社会教育的界限日渐融合,整个社会成为一所"大学校"。作为21世纪的护理人员,应该充分利用这一大好时机,养成时时、事事、处处学习的习惯。如参加各种脱产学习班、短期专题培训班、网络远程课堂……只要你愿意,随时随地都可以学习。

4. 学习成果的多样性　护理学生在校学习期间,学习成绩是评定学习效果的主要指标。随着临床护理工作的深入开展,学习成果的表现形式也多种多样。可以表现为:通过钻研某一临床难题而促进护理质量的提高;通过经验或教训的总结以及临床试验的研究,发表各类护理论文;通过对某项内容的探讨,提出新颖科学的理论、方法、技术而得以在学术会议上交流等。"一分辛劳一分得",我们相信,通过努力学习,刻苦钻研,孜孜不倦,锲而不舍,终将收获丰硕的学习成果。

5. 学习评价的社会性　护理是与人打交道的职业,护理专业的学习特点还在于其学习评价的社会性。这体现在护士的学习进步与临床护理质量的提高息息相关,与其他医务人员和患者的评价直接联系。一名能干的护士,懂得将所学运用于实践,能做到与其他医务人员有效配合,能为患者施以恰到好处的身心护理。尤其在急、危、重症科室,护士的精湛技艺、高尚的奉献精神能得到全社会的赞扬和褒奖。

（三）学习型护理人才的培养

1. 注重树立知识价值观念　我们正处在知识经济时代。在知识经济时代,知识的价值格外突显,"知识就是资本,知识就是财富"。在知识经济市场中,每个人的机会是均等的。护士首先注重树立知识价值观念,认真学习,学有所长,学有所成,大幅度提高自身的知识生产力,才能享受知识带给我们的无尽回报。

2. 注重知识记忆和经验积累　护理学科的特点,使记忆在学习中的作用表现得尤为突出。医学学习内容中许多最基本的知识,如人体解剖学、药物学等,都要求我们能熟记于心。

护理学科的学习也强调经验的积累,实践越多,积累的经验也越多。因此,护理学生应虚心向老教师、老护士们学习,学习他们的医德、技艺,不断丰富自己的经验。

3. 注重训练实践技能 护理学科的特殊性决定了其特别重视实践技能的训练。在学习理论时,结合实验、实习等加深对理论知识的理解,运用形象、直观的电子类教材、图谱类书籍、人体标本和模型等教具,以求达到较好的学习效果。应重视观察能力、动手能力、分析能力和人际交往能力的培养,尤其重视观察的全面性和细致性、实践操作的规范性和准确性、思维的立体性和扩散性、人际沟通的技巧性和医疗实践的艺术性。

4. 注重参加继续教育 随着老龄化社会的到来,社会服务的逐步铺开,护理工作在预防疾病、维护生命、减轻痛苦和促进健康方面的作用日显重要。广大护士要特别重视继续教育,拓展教育的时间,使之终身化,拓展教育的空间,使之社会化。应建立在职护士继续教育的激励机制,对参加各种面授、函授或自考学习而获得学历的在职人员,应一视同仁,给予相同的待遇,这是鼓励在职护士接受在职教育的关键。

5. 注重培养自学能力 通过对新理论和新技术的自学,可以使护理工作建立在更为科学和有效的基础上。自学能力包括三个部分:一是认识到需要自学,学会自我监督并使之成为习惯;二是明了需要学习什么;三是正确地使用可能得到的资源,特别是有效地利用图书馆和计算机资料检索系统,阅读学术著作和科技期刊及查找文献。

6. 注重培养创造能力 美国哈佛校长普西曾这样评价创造力:"一个人是否具有创造力,是一流人才和三流人才的分水岭。"知识经济对人才要求的核心是建立在理论素养之上的创造型人才。有创造力的学习型护理人才才能不断发展和拓宽护理领域。创造既需要创新思维也需要创新精神,如注重批判性思维能力的培养。护理工作中,各种来源甚至相互冲突的信息频繁出现,批判性思维能力将有助于护士发现问题、分析问题和创造性地解决问题。

7. 注重博与专结合 随着医学模式的转变和现代科学技术的迅速发展,护士的角色与职责范围在不断扩大,其知识结构应是自然科学知识、人文社会科学知识及医学专业知识的有机结合。要博览群书,扩大知识面,文理兼通,这就是博。专就是要从实际出发,选择适合自己特长的学科重点学习钻研,做到有所独创、有所成就,成为这一领域的专家。护理学生必须把博专结合起来,只博不专,就会成为"杂货铺",只专不博就会成为"井底蛙"。

总之,自主学习能力是学习型护理人才形成的基础。不断学习、终身学习是学习型护理人才最突出的特征,素质的提高和发挥是学习型护理人才的落脚点。

第三节 未来的文盲是没有学会学习的人
——学习方法面面观

美国未来学家阿尔文·托夫勒警告世人:"未来的文盲不再是不识字的人,而是没有学会学习的人。"

有这样一个关于成功的方程式:$S = B + D + M$。其中:S = 成功(success),B = 基础(basis),D = 勤奋(diligence),M = 方法(method)。学习的进步,不仅仅是知识的积累,更重要的是方法的突破。掌握了好的方法,也就掌握了开启知识宝库的"金钥匙"。

信息时代改变着人们的工作、学习和生活方式,对我们学会学习的要求大大超过对知识学习的要求。"工欲善其事,必先利其器",学习有一定的方法和规律。科学的学习方法能使人们以最佳的速度和效率提高学习效果,起到事半功倍的作用。在学习实践中,探索出带规律的适合个人特点的学习方法,将有助于我们学得更快、更好。

一、开启知识宝库的"金钥匙"——基本学习法

史学家司马迁为了训练自己的记忆力,每当老师讲完课,他便一个人留在教室里,关闭门窗,用心诵读,直至合上书本能背诵;著名数学家华罗庚口袋里总是装上不同类型的卡片,名之曰"笔读",就是学习时,把精华随时记下来;毛泽东读书时,喜欢在书中圈圈点点,写上批注……

无论是司马迁、华罗庚还是毛泽东,他们都很善于使用适合于自己的学习方法。能收到好的学习效果的基本学习方法都有一个共同点,即勤、思、巧、究。勤就是勤读、勤看、勤听、勤问,读书之乐无窍门,不在聪明在于勤。思就是思考、思虑、多思,学问之事,欲精其要必须多思、多虑,唯此方能深得要领。巧就是掌握学习技巧,善于应变,懂得融会贯通;善于总结经验,懂得调整学习策略;灵活安排学习时间,讲究、重视时间效率和学习效果。究就是探究、研究,有一种为掌握知识、学会技能而不畏艰难,刻苦钻研,努力探索的精神。

对学习者,养成系统学习的好习惯,紧紧抓住学习中的每个环节,逐步掌握各个环节的学习方法,不断积累有效的经验和技巧,可以使自己的学习事半功倍。

(一)预习、学习笔记、复习——常用学习法

1. 做好预习 科学证明,一个人终其一生只是开发了人脑储存的智能富矿的 5% ~ 10%,预习能够更有效地开发那被掩埋掉的 90% ~ 95% 智能。叶圣陶先生指出:"要强调预习,预习是了解的重要步骤。"凡事预则立,不预则废。"预"就是"事先","习"就是"练"。"预习"是在听课前将老师要讲的内容看一遍,做到初步了解,为学习新知识做准备。预习有助于知识融会贯通、提高听课效率、提高自学能力,还有助于创新能力的培养。常用的预习方法有以下几种。

(1)读。即通览教材。先粗读一遍以领会教材的大意,然后细读,边读边想。对读不懂或思不透的地方提出质疑,这样就增强了听课的主动性。

(2)画。即标记重点。针对课后思考题或复习题,标出重点范围。标记之后,就知道下一节课要讲的主要内容,有利于做课堂笔记。

(3)批。即将自己的看法体会写在书旁。这些看法体会对不对可以在听课中检验。

(4)写。即将自己不懂的地方简单整理出来。

(5)思。读后回顾一些和新问题有关的知识,使自己对新教材有更深刻的印象。

(6)做。在看的过程中,对课本后的练习题要尝试性地做一做。

预习一般要安排在新课的前一天晚上进行。也可以利用星期天,集中预习下一周要讲授的课程,以减轻每天预习的负担。

2. 做好学习笔记 著名作家列夫·托尔斯泰说:"我们身边永远要带着笔和笔记本,读书和谈话时碰到的一切美妙的地方和话语,都要记下来。"毛泽东在读书时总是一边读书,一边做批注、摘抄、写笔记、评论。做笔记可以帮助记忆,有利于集中阅读注意力,有利于积累资料,有利于联想和创造性的思维活动,是学习、工作和研究不可少的一个基本功。

常用的笔记方法有:一事一记、抄录原文、分门别类、随感随记等。做课堂笔记应注意以下几点:第一,要善于分配自己的注意力,做到脑手结合,听记结合;第二,应学习并记录基本观点与事实,而不要逐字逐句记老师讲的内容;第三,在可能的情况下,用自己的语言来记录

笔记;第四,在笔记中留出一些空白,以填充课堂上遗漏的东西;第五,绘制必要的图表;第六,学会一些速记方法,提高笔记速度;第七,课后要注意补充或整理笔记,使笔记较为完整和便于复习、使用。

【相关链接】

制作知识卡片

　　卡片,是笔记的另一种形式,它的内容集中,易于查找,便于长期保存,还有利于激发思维活动的积极性,所以,你不妨自己动手来做一些卡片。

　　卡片有索引卡、摘抄卡、心得随感卡等,不管制作哪种卡片,都要注意:第一要有针对性,第二要做好分类,第三要精确清楚,第四要有选择,第五要适当编号,第六要持之以恒。

　　3. 及时复习　复习是学习之母,是巩固知识,使学过的知识系统化、条理化的必要手段,是与遗忘进行斗争的基本方法。复习就是做消化工作,从而达到强化知识的目的,并在原有的知识基础上得到提高。

　　(1) 课后及时复习。俗话说"趁热打铁",为了真正理解、消化和记忆当天所学内容,课后应及时复习。方法是首先尝试回忆,合上书将课堂内容默默回忆一遍;接着再看书,对没有回忆出来的和没弄懂的着重思考理解;第三步是查阅参考书,最好选择与所学内容同步的参考书,以便深化当天所学的内容,扩大自己的知识面。

　　课后复习时,可以采取"过电影"的方式,包括课后"过电影",章节"过电影",散步"过电影",睡前"过电影",考前"过电影"。以睡前"过电影"为例,每天晚上入睡前,将一天所学的内容逐一回想一遍。

　　(2) 巩固复习法。巩固复习法包括:① 周末巩固复习。就是将一周作为学习的一个小阶段。可以先温习一遍教材,同时对照笔记,并把一周的作业看一遍,强化对教材的理解,使记忆的内容更加条理化。② 三轮复习法。把复习的内容分成三轮:第一轮是精读教材,以理解为主,时间上可稍长,可制作复习卡片;第二轮是突破重点,以记忆为主,时间上可稍短,最好能将重点内容列成结构图或内容图;第三轮是复习连贯,以能力培养为主,要注意能举一反三,灵活运用,可做几道有代表性的题目,达到融会贯通。

　　(3) 复习的注意事项。复习的注意事项有:① 复习应及时、反复进行。学完一课或一章,复习一次;学习一阶段系统总结一遍,做到不欠账;期末再重点复习一次,通过这种步步为营的复习,形成的知识联系就不会消退。② 复习应有计划按步骤进行,要紧紧围绕概念、公式、法则、定理、定律复习,把思路写成小结、列出图表或者用提纲摘要的方法,把前后知识贯穿起来,形成一个完整的知识网。③ 复习时应注意能力的培养。遇到问题,不要急于看书或问人,要先想后看(问),这对于集中注意力、强化记忆、提高学习效率很有好处。④ 复习中要适当看题做题。做题的目的是检查自己的复习效果,加深对知识的理解,培养解决问题的能力。做综合题能加深知识的完整化和系统化的理解,培养综合运用知识的能力。

　　(二) 读懂、读通、读活——常用阅读法
　　有调查表明,一个人全部知识的 80% 左右是通过阅读得来的。人人都能"读",但由于方法不同,每个人的阅读效果也不一样。面对浩如烟海的书籍,古往今来的许多读书人总结了不少阅读方法。

1. 五步阅读法(SQ3R) 五步阅读法是英美等国流行的一种阅读方法。所谓 SQ3R 就是浏览(survey)、提问(question)、阅读(read)、复述(repeat)和复习(review)5 个步骤。

第一步,浏览。浏览的任务是对读物有一个大体印象,以便确定阅读重点。因此,要明确阅读的目的和要求,了解作品的序言、简介和后记。迅速浏览全书,注意材料的结构和重点,对读物有个概略的了解。

第二步,提问。设置问题是通过略读,思考提出自己应该重点阅读理解的问题,以便引起进一步阅读的兴趣。

第三步,阅读。要逐字、逐段读,边读边思考,理解透彻,了解作品的意义和价值,对难度大的段落要反复阅读,以便熟练掌握。

第四步,背诵。可用自己的语言复述各章节的重点内容和中心思想,对重要的内容复述。

第五步,复习。按照遗忘规律,有计划地组织复习,以便保持巩固。

五步阅读法各步骤之间是一个连贯的整体,相互联系,每一个步骤都为后一个步骤奠定基础。此法适用于需要精读和记忆的读物。那些只需要一般了解或略读的读物,不宜采用该法。

2. 十步阅读法 十步阅读法是由美国人凯文·保罗推荐的一种高效研究性阅读方法,具体做法如下。

第一步,浏览标题,推测一下本章可能会涉及的问题。这一步很容易理解,却往往被人忽视。

第二步,浏览全书目录。如果有各章摘要或要点概述,请仔细阅读并花 30 秒进行思考以便完全理解。

第三步,如果每章的开头或结尾有一个小结或概要,请重复步骤二。

第四步,仔细阅读书中的复习题或讨论题,因为它们是把握本章节重点的线索。

第五步,阅读引言和结论部分。这些也常常是内容总结和重点提示。

第六步,阅读所有的主要标题。大致了解章节结构以及基本划分标准。

第七步,浏览各级小标题。它们是主标题下的子标题,这些子标题把主标题范围的内容划分成一个个子领域。

第八步,仔细阅读每段的首句。它们通常都是主题句,概括了本段的大意。

第九步,仔细阅读所有图表,包括图片、表格、地图等。仔细阅读所有插图说明,理解图表想要告诉我们什么,以及它们在全章节结构中的地位。在完成了第一步到第八步的过程之后,你会惊讶地发现,自己居然对这些图表有了相当的了解。

第十步,用 60~90 秒的时间回顾并复述全章重点及要点,最好能写下来,可以用最快的速度,因为只需要写出一些关键词和短语,而不需字斟句酌。

以上整个过程大概需要 5~15 分钟,但可以帮助你记住全章 50%~60% 的重要内容。

3. 快速阅读法 专家们指出,创造性工作的效率与获得和加工的信息量成正比。据说鲁迅一生看过几万本书,他常常是跳行、跳句、跳段地看书;拿破仑每分钟能看 2 000 个单词;巴尔扎克半小时能读完一本小说,他们的快速阅读能力令同代人惊叹不已。

快速阅读包括速读、群读和选读。速读即让你的视线快速移动,眼睛只在关键词、段上停留,进行快速阅读时要采取纯视觉系统,即默读、扩大视距和整体认知、减少回视及准确扫描的技巧。所谓群读,就是在某一瞬间看一组字,以尽可能快的速度来阅读。选读,要求学习者迅速扫描全文,注意力要放在主要观点、内容和精华上。根据现代结构语言学研究统计,通常文章中一般性内容占全篇的75%,而"要点、精华、新点"只占25%。因此,我们应敏锐地抓住"精华"进行选读,以节约时间,追求效率。

 【相关链接】

交叉阅读法

交叉阅读法是依据左右大脑的兴奋与抑制的交替规律提出的。可以是内容交叉,就是交替阅读不同内容的书。另外要注意难易交叉,将比较重要的书,放在脑力活动最佳状态的时间去阅读,比较容易的书放在稍后读,消遣型的书,可以穿插安排,时间可少一点。另外,还要注意劳逸交叉,增强大脑兴奋与抑制的转化能力,提高大脑的工作效率。

(三)知识的宝藏和卫士——常用记忆法

学习是我们创建记忆和记忆回放的过程。记忆是积累知识的仓库,是积累知识经验的基本手段,是学习的基础。良好记忆力的形成虽然受先天素质的影响,而后天是否经常锻炼和应用也起着十分重要的作用。

1. 联想记忆法 一位学者说:"如果你想记住任何东西,你要做的一切就是将它与已知或记住的东西联系起来。"联想记忆法,就是运用联想的规律对已记材料进行联想,并在大脑中呈现相应物象的一种快速记忆方法。这种联想不是"乱想",而是有它的规律,包括接近规律、对比规律、因果规律等。

在联想记忆中,有一种称奇特联想记忆法,就是通过离奇的、特别的联想,在头脑中呈现相应的物象来增强记忆的方法。如记忆以下名词,一般方法和联想记忆法就有显著的差别:火车、河流、风筝、大炮、鸭梨、黄狗、闪电、街道、松树、高粱。根据奇特联想记忆法,对这组单词可以这样联想:你登上了一列高速火车,火车在河流上奔驰,河面上飘来一个大风筝,风筝上架着一门大炮,大炮的炮口里打出一个鸭梨,鸭梨打进了黄狗的嘴里,黄狗像一道闪电,迅速跑进街道,爬上一棵老松树,咬住了老松树上长出的一棵高粱。

2. 分解记忆法 此法对记忆较长、较复杂的内容非常有效。它一般包括三个步骤:先把整体按照一定规则分成若干部分,然后弄清楚各部分的特定含义,最后把各部分组合成整体。如记忆单词 unprecedented,若一个字母一个字母地记忆非常困难,可以分解记忆为:

$$\begin{cases} 前缀 + 前缀 + 词根 + 后缀 + 后缀 \\ un - + pre - + ced + - ent + - ed = unprecedented \end{cases}$$

(无) (先前) (行) (表事物) (的) (无先例的)

这样记忆起来就比较省力,也不容易遗忘。

3. 首尾记忆法 记忆存在前摄抑制和倒摄抑制的先行,按顺序记忆材料时,开头和结尾记起来较容易,中间部分较费力,也容易遗忘。在实际记忆中,可以通过以下途径,利用首尾记忆法:第一,把重、难点放在开头和结尾去记。第二,记忆大篇幅的材料,可采用分段记忆法,这样每段都有一个开头和结尾,从而人为制造增进记忆的条件。第三,一次记忆若干后改变其顺序,每记一次就换一个开头和结尾。第四,合理安排记忆时间,早晨和晚上的"黄金时间"可用来记忆重、难点。在长时间的学习中,中间要有 10~15 分钟的休息,能增加开头和结尾的次数。

4. 形象记忆法　心理学告诉我们,直观形象的事物比抽象的事物容易记忆得多。把握这一规律,就可采用形象记忆法。比如借助实物构成形象,借助想象构成形象,借助图表构成形象。医学中的许多形象的代名词,如"蜘蛛痣""青蛙腹"等,就可用这种记忆方法。

5. 比较记忆法　通过比较,弄清识记材料的共同点和差异点,能帮助我们准确辨别识记对象,从事物之间的联系来把握记忆对象。比较的方法很多,如对立比较、对照比较、顺序比较、类似比较等。例如,兴奋与抑制可用对立比较,肺通气量公式与肺泡通气量公式可以用相似比较等。

6. 理解记忆法　理解记忆法是在积极思考和进行思维加工的基础上深刻理解记忆材料的记忆方法。对医学中的科学概念、生理或病理生理机制、化学物质的反应过程、药物的作用机制等复杂的、抽象的、记忆难度较大的科学理论知识,宜采取这种记忆方法。即先理解材料的基本含义,把握材料各部分的特点和内在的逻辑联系,归入已有的知识结构,理解越深,记忆越好。

7. 归纳记忆法　归纳记忆法是对学习材料进行提炼、概括,抓住关键进行记忆的方法。包括以下几种。

(1)简称概括。用一个字或词语将较长的词语、名称、概念等进行高度概括。例如,微循环的特点归纳为:低、慢、大、变;激素的一般特征为 8 个字:无管、有靶、量少、效高;醛固酮的生理作用为:保钠、保水、排钾等。

(2)图表概括。用表格、示意图或箭头等符号将复杂、难记的内容直观化、形象化。将文字资料图表化,使之形象生动,无冗长繁琐之弊,有助于记忆。

(3)"歌谣"概括。将识记对象编成顺口溜或有意义的语句来记忆。例如,把镇痛药的主要药物功效和副作用编成歌诀:"成瘾吗啡哌替啶,镇痛镇静抑呼吸,镇咳常用可待因,绞痛配伍阿托品。"

 【相关链接】

四步学习法

由一位美国心理学家创用,是听、读、记、注意、综合、表达能力的全面训练,适用于 2~4 人的学习小组应用。具体操作如下。

第一步"聆听",一个人读,另一个人聆听,实则读听并行;第二步"写",在听读过程中,以最快的速度记录全文的主要内容和疑问,写出简要提纲,实则是听写并行;第三步"表述",听者根据记录综合提纲回忆,复述全部内容的主要论点;第四步"评价",朗读者以原文为标准,对复述的内容正确与否进行评价。以上四步完成后,读者和听者进行一次交换。

（四）其他学习法

1. 整体与部分学习法　整体学习法又名"全习法"，就是把学习材料从头到尾反复学习的方法。把学习材料作为一个整体单位来学习，先求得一个总的概念，在头脑中先搭好一个框架，然后把具体细节装挂上去，再记住它们之间的相互联系的关系。这就是从综合到分析，从整体到部分，以大带小的学习方法。部分学习法又名"分习法"，就是把学习材料分成几部分，一个个顺序学习的方法。把学习材料分解成各个段落，各个小段或具体的概念，每次集中学习一个段落、一个小段、一个具体的概念，搞懂了一个问题再接着搞懂下一个问题。

经验证实，两者结合使用学习效果最佳。即先整体学，然后部分学，最后再整体学习。这种三步走的方法要求：首先，对全部学习材料内容要有一个概括的了解，不需花费更多时间，较快地浏览一遍即可，记下大标题和小标题；其次，在已了解全貌的基础上，较仔细地阅读全部材料，对于那些认为值得或需要特别注意的各个具体部分要深入追究；最后，要把全部材料作为一个整体复习一遍，把各个部分综合起来加以考察。这样做，对你要学习的材料中每个概念和原理之间的关系的了解，就比最初粗略一次通读浏览更加清楚和深入了。

2. 集中与分散学习法　集中学习法又可称为"无间隔学习法"，就是不中断学习时间，连续学习。学习次数少一些，每次时间都长一些。集中法适合于上述的整体法。学习比较复杂的材料，如逻辑性和连贯性较强的或比较抽象难懂的材料，要求长时间注意的材料，用集中学习法校好。集中学习，当然并不意味着要你连续学习几个小时，但起码得半小时以上，这要根据每个人的体力和接受能力等情况而定。

分散学习法又可称为"间隔学习法"，就是间隔时间（包括休息在内）学习的方法。把学习材料分为几次学习，每次学习时间都较短。分散法适合于上述的部分法。研究证明，只要每次学习的时间不太短，这种学习方法效果较好。例如，你想记住 5 个相互无关联的单个项目（如外语词汇）时，每次集中学习 5 个，比一次集中学习 50 个的效果更好些，每次学习 5 分钟或 10 分钟，反复学习几次，收效会大。而且，学习这样的片段材料，还可以利用零散时间，如乘车时、开会前等。

集中学习与分散学习两种方法孰劣孰优，取决于所学材料的性质和其他一些因素。例如，无意义的拼音、数字的记忆，某些概念的学习，用分散法较好；诗歌、散文等有意义材料的学习，用集中法有效；难度较大、数量较多的学习材料，分散法有利；问题解决学习一类，在学习早期需要正反应时，集中法有利于促进行为变化；技能学习一类，学习早期需经过探索过程时，开始先用分散法，在一定程度后用集中法效果会好。无论是集中学习或分散学习，在学习之间都要有休息时间。

二、终身受益的法宝——常用自学法

19 世纪自然科学三大发现之一——进化论的创始人达尔文，说自己所获得的任何有价值的知识都来自于自学。伟大的自然哲学家、数学家、物理学家笛卡儿，没有上过大学，但他凭借自学，23 岁就创立了解析几何。英国的道尔顿只在乡村学校读了几年书，全靠自学成为近代化学的奠基者、原子学说的创始人。美国的大发明家爱迪生，只上过 3 个月的小学，但他一生中却取得了一千多项发明的成功。我国的华罗庚，早年在杂货店当学徒时，数学底子并不好，他完全靠自学，成为举世闻名的大数学家……

如果把知识比作金子的话，那么，自学能力便是点金术；如果把知识比作鱼的话，那么，自学能力便是捕鱼的本领。自学能力在人的能力体系中占有重要的地位,它是一个人获取知识的最基本、最重要的能力,是一个人终身受益的法宝。

一位大学校长曾对他的毕业生说:大学毕业生好比一碗净面,放上一勺炸酱便是炸酱面,放上几块排骨便是排骨面,放上几片肥肉便是大肉面。由谁来放这些东西呢? 当然主要靠自己在实践中不断自学。古今中外的思想家、科学家、文学家、政治家、军事家,没有经过或很少经过正规学校训练,主要通过自学取得卓越成就的难以统计。一个人要有所建树离不开自学,自学也的确使众多人获得了成功。对 21 世纪的学习者而言,努力培养和强化自学能力,才能使我们走上成才之路。

(一)茫茫学海觅知音——精选学习内容

人的学习,就像跳进了大海一样,里面什么东西都有,如果见什么就捞什么,到头来,贝壳倒是拾了不少,却没有发现珍珠。人的精力是有限的,不可能做到兼收尽取,只有选其精华、举其所要,才能学有所获、学有所用、学有所成。

第一,应以专业为中心,逐步向四周扩散,形成合理的知识结构;第二,结合自己的具体情况选择,应首先考虑选择的学习内容与自己的主客观条件是否协调;第三,根据自己的特长和兴趣选择,能够使自己产生浓厚的学习兴趣,并让人努力钻研的学习内容是值得好好学习的;第四,选择一些弥补自己知识缺陷的内容,如护士除了本专业及其相关的医学类书籍外,可以广泛涉猎人文社科类的书籍,这对丰富自己的文化生活,扩大知识面,强化综合素质的培养都非常有益。

(二) 做时间的主人——安排业余时间

列宁说:“赢得了时间,就赢得了一切。”爱因斯坦说:“人的差异在于业余时间。”普通的印刷工人弗兰克林,是靠劳动之余坚持自学,才得以成为电学的先驱和社会活动家;新原子论创始人道尔顿,则是在教学之余攻读数学、哲学和几门外语,进而掌握了既广且深的渊博知识。

1. 善于挤时间 鲁迅先生说:“时间就像海绵里的水,只要去挤,总还是有的。”关键在于会不会挤时间,时间要挤才充裕。有的人每天自学 4 小时以上,有的人给自己规定每天读书不能少于 50 页,只有向“每一天挑战”,才有可能得到丰厚的报偿。

2. 充分用时间 自学是对毅力的磨炼,是对精神的洗礼。古往今来,有志者都千方百计使自己的业余时间过得充实而有意义,他们努力开掘业余时间的宝藏,来增长知识,提高技能,广闻博识。恩格斯利用去英国的途中,全神贯注研究航海学。老一辈革命家毛泽东、周恩来、朱德等,战争年代常在马背上、烛光下阅读军事著作,研究兵法战略……善于自学的人,像老农捡掉在地上的谷粒,对分分秒秒都看得很重。

三、做学习的主人——具有模式意义的学习法

你知道全世界 1 700 余所医学院采用的 PBL 学习模式吗? 你懂得如何主动参与学习,变“要我学”为“我要学”吗? 你用过循环学习法吗?

信息社会对学生学会学习的要求大大超过对知识学习的要求。成功的学习方法和学习能力主要不是由教师教出来的,而是靠学生在教育与环境的影响下锻炼出来的。在这样的改革要求下,具有模式意义的各类学习方法如雨后春笋,生机勃勃。

（一）"学习—复习—再复习"——循环学习法

1. 什么是循环学习法　根据艾宾浩斯曲线，只有合理地进行信息的整理，及时复习，才能达到牢固记忆的目的。所谓"循环学习法"就是以上述原理为基础，在新的信息传入大脑后，印象还没有消失之前，及时地进行整理，接着又在不同的时间多次加以复习，使痕迹不断强化，以求把传入的信息变成牢固的记忆。具体方法是：在学习某门知识的过程中，采取"学习—复习—再复习"的方法，即学习某一内容后，花少量时间进行一次复习，接着学习下一部分内容，结束后再进行一次复习（包括前面学习的内容），如此下去，直到学完全部内容为止。

如某书一共有三章：第一章分为四节，第二章分三节，第三章分六节，若将每两节作为一个单元，"循环学习法"的步骤是：① 初学和复习第一章第一、二节；② 初学和复习第一章第三、四节；③ 复习第一章第一至第四节（小循环）；④ 初学和复习第二章第一、二节；⑤ 初学和复习第二章第三节、第三章第一节；⑥ 复习第二章及第三章第一小节（小循环）；⑦ 复习第一、二章全部及第三章第一节（中循环）；⑧ 按上述同样方法处理第三章各节；⑨ 复习全部内容（大循环）。

"循环学习法"表面看来似乎烦琐，其实不然。因为每次复习的时间不需要太多，只要能够根据所学的内容，结合自己的具体情况，按照该方法合理地组织内容、合理地安排时间，便能事半功倍。该方法对边工作边学习、记忆能力稍差的人尤为实用。

 【相关链接】

"遗忘曲线"揭示的规律

1885 年，德国心理学家艾宾浩斯用无意音节为材料进行了一系列记忆保持试验，发现并绘制了第一条保持曲线或遗忘曲线（又称艾宾浩斯曲线）。曲线表明遗忘进程有先快后慢的规律，即在学习材料刚刚能记住的 1 小时后，受试者对其所学的材料仅仅保持 40% 左右；第 1 天保持仅 33%；到第 6 天逐渐下降到 25%。他认为，尽管各人的保持曲线不尽一致，但总的趋势却是相同的。

2. 运用循环学习法的要点　运用"循环学习法"应注意以下几点。

（1）单元的划分并不是一成不变的，应根据所学内容的难易程度，本人的接受能力、记忆能力和时间来划分和调整学习单元。对于那些内容较难的章节，而本人记忆能力又较差，每单元应适当地少划分一点；对于那些较容易的内容，可适当地多划分一点。

（2）记忆保持的程度取决于对材料的熟练程度，但是熟记程度应适当，一般为 150%。在学习某项内容达到一定程度后，就应该学习以后的内容。甚至在某一内容难于理解时，也可以暂时放下，先学习后面的内容，因为往往后面内容的学习有助于前面内容的理解和记忆。

（3）学习与复习的时间要安排适当。初次学习新内容无疑用时最多，中间的复习时间不需太多，能够达到回忆的程度即可。最后的总复习时间要稍安排多点，以便对全部内容进行一次总的回顾，其中的重要内容应该重点地复习、巩固。

（二）"多问几个为什么"——发现学习法

1. 什么是发现学习法　布鲁纳是美国当代著名的教育心理学家，"发现学习法"是布鲁纳教学理论的一个方面。所谓"发现学习法"（discovery learning），是主张学习者作为主动的、积极的知识探求者，自己去发现问题，并掌握知识，发展创新思维，用自己的头脑亲自获得知识，锻炼其发现能力的教学方法。

"发现学习法"的主要特点是：① 探索解决问题的方法，要求学习者采取积极的态度；② 活用并组织信息，学习者不是被动接受外来信息，而是选取有用的信息，组织信息，直到问题的解决；③ 灵活而执著地追求问题的解决。

"发现式学习法"的主要优点是：① 因为有发现问题时的欢悦情绪作自我奖赏，故能增强内在动机，充分调动学习者的思维积极性；② 能从学习中发现解决问题的技巧，从而增强自学能力；③ 因为联系了已有知识，将新知纳入了已知体系，故能较长时间地保持学习内容；④ 因为有发现规律的兴奋和进一步验证的欲望作驱动，故一旦掌握知识，能马上用于解决实际问题。

2. 发现学习法的运用 实施"发现学习法"可采用"陈→引→索→解→用"5个步骤。"陈"即设疑。"引"即激发疑问、引导思索。第一次接触的新知识，学习者大多感到陌生，并激起强烈的好奇心和探究欲，此时可多问几个"是什么？什么是？为什么？"以及"可能是什么？我认为是什么？我猜是什么？""索"即探疑，联系旧知，进一步探究疑问。"解"即释疑，仔细辨读，归纳总结，解除疑问。"用"即应用，根据布鲁纳的理论，采用"发现学习法"掌握规则后，学习者有立即运用知识解决问题的欲望。

3. 发现学习法的利与弊 "发现学习法"强调学习的主动性，强调学习的认知过程，重视认知结构、知识结构和学生的独立思考在学习中的重要作用，这些都是应当充分肯定和提倡的。当然，"发现学习法"也有其不利的一面，如学习时间过长，降低了教师的主导作用等。

（三）"非问无以广识"——以问题为基础的学习

1. 什么是以问题为基础的学习（PBL） 经典的"以问题为基础的学习（problem-based learning，PBL）"是指医学生通过解决临床患者疾病问题来学习临床前课程的一种学习策略，是围绕临床问题，以学生为中心，以教师为引导，以小组讨论和自学为主的学习形式。它的基本学习过程是：提出问题—建立假设—收集资料—论证假设—讨论总结。该学习模式充分发挥学习者自身的主观能动性，使学习者掌握终身学习的方法，强调掌握学习方法和解决问题的能力而非知识。

2. PBL 的实施 PBL 的具体实施方法是：由一个学习小组 5~7 名学习者和一名导师组成，以病例为基础，进行小组讨论。其过程是：给每位学习者发一份编写好的教学病例，学习者在看病例后自己提出问题，对问题所涉及的基础知识等，通过自己查阅教科书、参考资料、观摩模型标本等得出解答。学习者间对问题进行互相讨论、争辩，在讨论过程中辅导教师只掌握讨论进行的深度及时间，最后由教师给予每位学习者进行评论。

3. PBL 学习模式的优点 ① 提高了学习者自学的能力：在 PBL 中，每个新问题的出现和问题的由浅入深，无形中会促使学习者主动地去自学。PBL 通过以解决问题的形式，开发学习者的探索精神，提高学习者自学的能力，使他们成为独立的学习者。② 培养了对临床问题思考和推理及综合利用知识的能力：护士每天面对的服务对象的情况会发生各种各样的变化，具备识别问题和解决问题的能力就显得很重要。PBL 的学习模式正是为培养学习者对临床问题思考和推理及综合利用知识的能力创造了条件。③ 学会与他人合作和承担责任：在小组的讨论活动中，每位小组成员均要承担一部分责任并相互配合，大家各抒己见，激发其他学习者的思维,最后达到相对的协调和统一,这都为学习者学会与他人合作和承担责任提供了机会。

（四）"学起于思"——研究性学习

1. 什么是研究性学习（RBL） 研究性学习（research-based learning）是由学习者在一定情境中发现问题、选择课题、设计方案,通过主体性的探索求得问题解决的学习活动过程,又称探究性学习。主要围绕问题的提出和解决来组织学习者的学习活动,学习内容是综合开放的。通过研究性学习,学习者可以获得亲身参与研究探索的体验,培养发现问题和解决问题的能力,培养收集分析和利用信息的能力,学会分享与合作,培养科学态度和科学道德,培养对社会的责任心和使命感。

2. 研究性学习的优点 研究性学习是实施信息素养教育的最佳方式之一。与传统学习模式相比,研究型学习具有以下优势。首先,研究型学习是以学习者为中心的学习,学习者采取主动学习的方式,如进行小组交流、调查研究、讨论批评来解决问题。其次,研究型学习有助于培养学习者的自学能力和创新思维。第三,研究型学习有助于培养学习者的个性,每名学习者可以有自己的学习风格,学习时间灵活,学习方式多样,可以发挥每名学习者的特长,对学习者良好个性的形成有很大的促进作用。

21世纪是护理飞速发展的世纪。唯有终身学习,才符合护理学科不断发展的要求;唯有具备信息素养的人,才能实现终身学习;唯有通过勤奋、扎实、持之以恒的学习,才能使自己成为符合社会需要的人才。信息素养和终身学习是护理人员在知识经济时代和信息化时代两张必备的"通行证"。

"吾生也有涯,而知也无涯"。勤奋学习的人生,是进步的人生、富有的人生。面对21世纪的信息革命和学习革命,护理工作者应学有所获、学有所用、学有所成!

本章小结

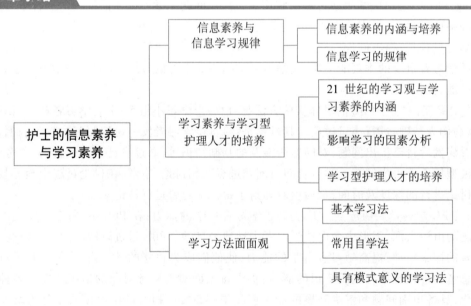

【思考题】

1. 信息学习的一般规律有哪些?

2. 谈谈影响自己学习的因素。

3. 结合自己的学习体会,探讨并总结适合自己的学习方法。

4. 探讨总结适合护理专业学生学习的方法。

5. 谈谈你将如何把自己打造成学习型护理人才。

【实例分析】

《人民日报》报道,上海某保温瓶厂花 10 年时间,试验成功以镁代银镀膜工艺,殊不知此项发明专利早在 1929 年即由一家英国公司申请,花 5 美元左右便可买到。吉林某电力局从 20 世纪 60 年代起开始自己研制一种新型开关,然而一个技术难题竟卡住他们 20 多年。后来,当地科技情报所帮他们从国内外有关资料中选出十几种解决方案,结果数月之内便告完成。全国几次计算机软件成果交易会上,我国一些管理软件的低水平重复开发率都在 70% 以上。

请结合本章第一节的导入事例(日本人分析大庆油田)讨论:这两个案例分别说明了什么? 它们使你对信息素养的意义理解最深刻的方面是什么? 正反两个案例对你有何启示?

【能力提升】

在现有的文献管理软件中,NoteExpress 与 EndNote 使用广泛,请课后学会使用该两种软件,方便对资料的管理和实用。

【实践演练】

1. 小比赛:请背诵圆周率到小数点后第 12 位:"3.141592653589793238462。"看谁在 1 分钟内背得快而准,并相互交流记忆方法。

2. 小实践:以 4~5 人为一个学习小组,实践本章介绍的具有模式意义的学习方法,就其优缺点进行组间心得交流。

【网上练习】

1. 利用网络资源,获取"影响学习的心理因素"方面的专业信息,对教材的该部分内容进行补充。

2. 学习如何又快又准地使用"PubMed"获取自己所需的外文全文资料。

【思维拓展】

无论你是一名在校护生还是临床一线工作的护士,请结合自己目前的学习情况,谈谈自己在学习上存在的问题,并制订一份切实可行的学习计划。

(陈　瑜　于冬梅)

参 考 文 献

[1] 胡涵锦,顾鸣敏.医学人文教程.上海:上海交通大学出版社,2007.

[2] 符壮才.医院文化管理与建设.上海:上海科学技术出版社,2007.

[3] 秦泗河.医生、医术与人文.北京:清华大学出版社,2007.

[4] 郑兰英.文化、医学与教育.北京:中国中医药出版社,2005.

[5] 刘太刚,鲁克成.大学生文化修养讲座.北京:高等教育出版社,2003.

[6] 唐新华,易利华.医院服务战略概论.北京:人民卫生出版社,2003.

[7] 吴克礼.文化学教程.上海:上海外语教育出版社,2002.

[8] 张忠利,宗文举.中西文化概论.天津:天津大学出版社,2002.

[9] 余党绪.人文探究.上海:上海教育出版社,2003.

[10] 王一方.医学人文十五讲.北京:北京大学出版社,2006.

[11] 许智宏.《人文社会科学是什么》丛书.北京:北京大学出版社,2002.

[12] 郑杭生.社会学概论新修.3 版.北京:中国人民大学出版社,2002.

[13] 邱泽奇.社会学是什么.北京:北京大学出版社,2002.

[14] 戴维·波谱诺.社会学.李强,译.北京:中国人民大学出版社,2001.

[15] 王崇宪.护理社会学.北京:北京科学技术出版社,2001.

[16] 李培林,李强,孙立平等.中国社会分层.北京:社会科学文献出版社,2004.

[17] 董学文.美学概论.北京:北京大学出版社,2003.

[18] 杨辉,王斌全.护理美学.北京:人民卫生出版社,2002.

[19] 刘宇.护理礼仪.北京:人民卫生出版社,2006.

[20] 姜晓鹰.护理伦理学.北京:人民卫生出版社,2006.

[21] 史瑞芬.护理人际学.北京:人民军医出版社,2012.

[22] 李永利.人际关系黄金法则.北京:中国纺织出版社,2003.

[23] 李洁.礼仪是一种资本.北京:北京出版社,2007.

[24] 鲍健强.科学思维与科学方法.贵阳:贵州科技出版社,2002.

[25] 周慧敏.与时俱进的创新思维方式.上海:上海人民出版社,2004.

[26] 傅世侠,罗玲玲.科学创造方法论.北京:中国经济出版社,2000.

[27] 马清江.科学思维方法.济南:黄河出版社,2002.

[28] 张厚生,袁曦临.信息素养.南京:东南大学出版社,2007.

[29] 刁生富.学会学习——大学生学习心理与学习方法.广州:暨南大学出版社,2002.

[30] 葛振,卢建明.学习的智慧.济南:黄河出版社,2002.

[31] 姚红,黄紫华.医学生学习导论.广州:广东高等教育出版社,2002.

[32] 凯文·保罗.美国学习法.王宝泉,译.北京:九州出版社,2004.

[33] 陈瑜.大学生心理健康辅导.北京:中国医药科技出版社,2007.

[34] 王雯.护理社会学.北京:北京大学医学出版社,2011.

［35］李小妹.护理学导论.2 版.北京:人民卫生出版社,2012.

［36］史瑞芬.护士人文修养.北京:人民卫生出版社,2012.

［37］杨丽莎,梅铭惠.临床思维与创新能力.北京:人民卫生出版社,2008.

［38］史宝欣.多元文化与护理.北京:高等教育出版社,2010.

［39］史瑞芬.医疗沟通技能.北京:人民军医出版社,2008.

［40］梁立,翟惠敏.护士人文修养.杭州:浙江大学出版社,2010.

［41］李小寒.护理中的人际沟通学.上海:上海科学技术出版社,2010.

［42］Julia Balzer Riley.护理人际沟通.北京:人民卫生出版社,2010.

［43］乔纳森·西尔弗曼.医患沟通技巧.北京:化学工业出版社,2009.

［44］孙宏玉.护理美学.北京:北京大学医学出版社,2010.

［45］耿洁.护理礼仪.北京:人民卫生出版社,2009.

［46］王继红,吴晓璐.护理美学与礼仪.南京:江苏科学技术出版社,2011.

［47］周国平.医学与人文.医学与哲学:人文社会医学版,2006,27(5):1.

［48］赵美娟.敬畏生命.医学与哲学:人文社会医学版,2006,27(8):52－54.

［49］施卫星.人文精神:整体护理发展的内在动力.中华护理杂志,2000,35(7):391－393.

郑重声明

高等教育出版社依法对本书享有专有出版权。任何未经许可的复制、销售行为均违反《中华人民共和国著作权法》，其行为人将承担相应的民事责任和行政责任；构成犯罪的，将被依法追究刑事责任。为了维护市场秩序，保护读者的合法权益，避免读者误用盗版书造成不良后果，我社将配合行政执法部门和司法机关对违法犯罪的单位和个人进行严厉打击。社会各界人士如发现上述侵权行为，希望及时举报，本社将奖励举报有功人员。

反盗版举报电话　（010）58581897　58582371　58581879
反盗版举报传真　（010）82086060
反盗版举报邮箱　dd@hep.com.cn
通信地址　北京市西城区德外大街4号　高等教育出版社法务部
邮政编码　100120

护理微信教学平台

护理专业教材均配套建设基于微信的教学平台。您可以打开手机微信，查找公众号"护理专业资源库"，或者扫描教材封底的二维码添加关注。

该微信平台融医护最新信息推送与护理专业资源库教学内容于一身，对应护理专业多门主干课程，可直接查询各知识点、技能点对应的微课、图片、动画、视频、虚拟仿真等全媒体资源，并支持学生在线自测以及错题汇总，能有效服务于移动教学的需求。